总主编简介

马继红 女，硕士学位，主任护师。

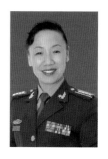

1989 年在中国人民解放军白求恩和平医院创建了北京军区第一个 ICU，为首任护士长。历任医院质量考核办公室主任、医务部副主任、护理部主任、医院教学办主任等职。曾被军队授予大校军衔，现为专业技术 4 级，文职 2 级。同时，先后担任全军护理专业委员会委员、原北京军区护理专业委员会副主任委员、河北省急重症护理专业委员会主任委员、原北京军区卫生系列高职考评委委员、解放军卫生专业专家库成员。

从业 40 余年来，在重症监护、护理管理和医院教学管理岗位上不断探讨研究，100 余篇论文被《中华医院管理杂志》《中华护理杂志》《解放军护理杂志》《解放军医院管理杂志》等国家核心杂志刊登录用。主研的课题获军队科技进步奖和医疗成果二等奖 2 项、三等奖 15 项；主编专著 19 部，参与著书 10 部。四次荣立三等功、一次荣立二等功；被原北京军区授予"青年岗位成才标兵""优秀护士""三八先进个人""巾帼建功优秀女军人"等称号；还被原总后勤部授予"全军模范护士"称号。

总主编 马继红

护理一本通丛书

急危重症监护一本通

主编 白永菊 王聪敏

第3版

中国健康传媒集团

中国医药科技出版社

内容提要

为适应急危重症监护的发展，不断提高急危重症医护人员的素质和水平，特编写本书。全书共十五章，以"实用、严谨、方便"为写作宗旨，理论与实践相结合，条理清晰，简洁实用，便于学习、记忆。本书适合各级护理人员和护理管理人员参考使用。

图书在版编目（CIP）数据

急危重症监护一本通／白永菊，王聪敏主编．—3 版．—北京：中国医药科技出版社，2022.7

（护理一本通丛书）

ISBN 978-7-5214-3161-2

Ⅰ．①急… Ⅱ．①白… ②王… Ⅲ．①险症-护理 Ⅳ．①R459.7

中国版本图书馆 CIP 数据核字（2022）第 068651 号

美术编辑 陈君杞
版式设计 南博文化

出版　**中国健康传媒集团**｜中国医药科技出版社
地址　北京市海淀区文慧园北路甲 22 号
邮编　100082
电话　发行：010-62227427　邮购：010-62236938
网址　www.cmstp.com
规格　787×1092mm $^1/_{32}$
印张　17
字数　298 千字
初版　2013 年 6 月第 1 版
版次　2022 年 7 月第 3 版
印次　2022 年 7 月第 1 次印刷
印刷　三河市万龙印装有限公司
经销　全国各地新华书店
书号　ISBN 978-7-5214-3161-2
定价　**49.00 元**

获取新书信息、投稿、为图书纠错，请扫码联系我们。

编 委 会

前言

QIAN YAN

　　随着现代医学科技的进步与发展，医疗高新技术在临床得到广泛应用，护理工作的内涵也不断丰富和延伸，护理新理论、新技术、新业务的不断更新，对临床护理工作提出更高要求和挑战。为了帮助广大临床护理人员掌握现代临床护理理论与技术知识，满足广大患者对护理工作日益提高的需求，我们组织临床一线医护药技专家重新修订完善了"护理一本通丛书"。

　　本丛书主要以广大护理人员在临床基本理论、基本技能、基本操作、专病护理、急危重症护理、现代护理操作技术和护理管理科研中常见问题为出发点，以提高护理综合技术水平和实际工作能力为目标，以高新突发新型疑难重症传染病及流行病为更新点，精选研究出临床一线工作中亟需掌握的重点基础、薄弱部位、关键环节、前沿知识、制度规定等问题，并以指导流程和问答的形式进行系统规范。本丛书共6个分册，即《护士长管理一本通》《急危重症监护一本通》《护理科研与论文写作一本通》《临床疾病护理指导流程一本通》《临床护理技术指导流程一本通》《临床护理技术考试一本通》。本套丛书收集了近年国内外权威医疗护理专著及最新法律法规知识，内容丰富、涉及面广，简明扼要，针对性强，是一套非常实用的工具书。

本丛书在编写过程中得到许多前辈以及医疗、药学、医技等医务界同行们的支持和帮助，还得到了参加海外维和任务的医护人员给予的丰富的流行病、传染病处理方面的经验，在此表示衷心的感谢！

由于我们学识与经验有限，难免会有疏漏和不足之处，恳请广大读者批评指正。

编　者

2022 年 5 月

目录

MULU

第一章　ICU 监护质量管理

重症加强病房(intensive care unit，ICU)是重症医学学科的临床基地，它对因各种原因导致一个或多个脏器及系统功能障碍、危及生命或具有潜在高危因素的病人，及时提供系统的、高质量的监护和救治技术，是医院集中监护和救治危重症病人的专业科室。ICU 是先进的医疗护理组织形式，是现代化医院不可缺少的部分，ICU 护理水平的高低，直接影响医院工作的成效。为此，在 ICU 多项护理管理中，首要应做好护理质量管理，强化科学的组织管理是各项抢救监护工作有条不紊、高质量完成的重要保证。

第一节　ICU 各级人员职责

一、ICU 护士长职责

1. 在护理部和科主任的领导及科护士长指导下，负责本科室行政管理、临床护理、护理教学及科研工作。

2. 负责年度护理工作计划、护理质量监测控制方案的制定、实施、监督、检查和总结，不断改进工作。

3. 检查本科室护理人员履行职责、落实各项规章制度、预防护理并发症和院内感染情况，有效控制护理不良事件的发生，杜绝事故。

4. 根据病房情况和护士的业务能力，合理安排班次。督促检查各项护理工作的落实。按照规定组织护理查房、护理会诊，参加并指导重危、大手术病人抢救和监护。负责监护记录单的审阅和修改。

5. 随同科主任查房，了解所有病人病情，参加疑难、危重、死亡病例讨论。

6. 安排专人负责各类仪器、设备和药品、器材的管理以及各类物品的请领、报销、统计、登记工作。及时、合理地提出仪器、器材等用品的采购建议。

7. 有计划地组织护士业务培训及专题讲座，使护士熟练掌握各种监护技术及新仪器的安装、使用等，定期进行业务考核。安排进修、实习人员的培训及带教。

8. 节假日每日到科查房。针对护理重点环节、重点部位、重点人员进行查房，了解质量情况，解决疑难问题。

9. 不断积累资料、总结经验，开展新业务、新技术，做好护理科研工作，撰写论文，提高ICU护理质量。

10. 加强医护合作，定期听取医师对护理工作建议。征求病人和家属的意见及建议，不断提高病人满意度。

11. 组织实施对医院各科室护理骨干监护技术的培训和考核，为医院培养护理人才。

二、ICU 护理小组组长职责

1. 在护士长的领导下，带领本小组护理成员完成临床监护工作。

2. 参加晨会和交接班，负责分析本组病人病情及变化过程，提出监护问题，建立监护目标，制定护理措施和监护评价。对本组护理工作中存在的问题及时发现、纠正，并向护士长汇报。

3. 每日根据病人病情及当班护士工作能力，合理进行护士分工，确保护理质量。

4. 指导、检查本组护士的临床工作。指导护士正确执行医嘱，执行各项操作规程和各项制度，预防护理不良事件的发生。

5. 在病人转出前负责对病人的全面监测及皮肤检查等，与转入科室做好病人的交接及相关记录。认真听取病人或家属的意见，了解病人需求，不断改进护理工作，提高病人的满意度。审阅本组监护记录。

6. 定时检查各种仪器、抢救物品及药品，及时保养、维修和补充。在质量记录单上做好记录。

7. 与护士长共同进行护理质量控制检查。组织并参加护理查房和护理会诊。参加护理科研，工作中不断总结经验，撰写专科论文。

8. 协助护士长对护士及进修实习人员进行业务培训，评估学习情况，指导带教和考核。

三、ICU 护士职责

1. 在科主任和护士长领导及护理小组长的指导下进行护理工作。

2. 自觉遵守医院及科室各项规章制度和各项技术操作规程，严防护理不良事件及事故纠纷的发生。

3. 全面了解分管病人的病情，能运用护理程序护理危重病人；参加主管医师的查房，及时了解病人的治疗监护重点；及时、准确、无误地执行医嘱，熟练掌握各种仪器设备的使用及监护技能。准确完成监护记录，及时、全面地反映病人病情动态变化。

4. 协助医师进行各种诊疗工作，负责采集各种检验标本。积极配合医师做好急危重症病人的抢救工作。

5. 及时了解病人需求，最大限度满足病人需要，做好与病人家属的沟通工作。做好新入或转入病人及家属入科介绍，办理入院、转入、转科、出院手续及登记工作。

6. 妥善使用保管各种仪器设备，做好病房管理，严格消毒隔离制度，预防院内感染。

7. 参加护理教学和科研，指导护生和护理员工作，工作中不断总结经验，积极撰写护理文章。

四、ICU带教老师职责

1. 塑造职业角色。协助护士长重点负责科室临床护理教学工作的管理和实施。

2. 负责本科室内新入科护士、各类进修护士、实习护生的专科培训。评价受训人员的学习需求，规划其学习内容，实施计划，进行效果评价及考核。

3. 组织并承担具体的教学活动，如讲课、床边教学、操作示范、病历讨论、理论操作考试、总结评价、教学查房等。

4. 根据受训人员具体情况，安排有带教资格的护士带教，检查教学计划落实情况，及时给予评价和反馈，不断总结教学经验，提高教学水平。

5. 关心受训人员的心理及专业发展，帮助其尽快适应ICU环境，及时发现实习中的问题并给予协调解决。

6. 负责本科护士的专科培训，与护士长一起定期进行理论及操作考核。

7. 负责院内护理骨干的进修学习。评价其学习需求，有针对性地选择病例，进行理论授课，指导专科技能操作，评价学习效果，出科前进行考核。

五、对 ICU 护士素质的要求

1. 具有高度的执行各项规章制度和护理标准的自觉性和敬业精神。

2. 具有熟练掌握各种仪器性能、特点及使用方法，同时能够排除常见故障，发现问题及时处理的能力。

3. 对于急性重症病人，具有根据随时发生的病情变化，不失时机地作出合适判断的能力。

4. 熟练掌握各种急救技术的能力。

5. 掌握基础护理技术的能力。在护理工作中，应有尊重病人同意权、知情权的意识和保护病人隐私的意识。

6. 掌握与病人沟通交流技巧的能力。

7. 具有自学的能力。

8. 具有自我调节情绪的能力。

第二节　ICU 工作制度

一、ICU 护士准入制度

1. 具有护理本科学历、取得护士资质证书、参加医院人力资源办公室的统一招聘，方可进入 ICU 从事护理工作。

2. 进入 ICU 前经过内科、外科轮转半年以上（内、外科各不少于 3 个月），具有一定的临床护理经验。

3. 根据受训人员业务能力及技术水平，依据《ICU护士专科培训指南》由带教老师制定详细的阶段培训计划，建立学习情况登记表，培训时间3~6个月。

4. 以饱满热情的工作态度投入岗前培训，尽快熟悉工作环境和各项规章制度，积极参加科内组织的各项业务活动。

5. 认真做好学习笔记，在带教护士的指导下认真完成受训内容。做到虚心好学、胆大心细、主动学习，确保学习效果。

6. 根据培训计划要求，完成阶段考核，常规1个月、3个月、6个月、1年进行理论及操作考核，考核成绩要求80分以上。由护理病情平稳病人逐步胜任接诊新转入ICU病人、护理危重病人，为以后独立工作奠定良好的基础。

7. 定期向护士长及带教护士汇报思想及学习情况，提出学习需求，尽早成为一名合格的ICU护士。

二、ICU进修护士管理制度

1. 科室为进修护士提供便利的工作、学习环境，进修护士要遵守院、科各项规章制度，服从科室工作安排，积极主动学习。

2. 严格遵守劳动纪律，进修期间若临时有事请假，要报请院内相关部门批准。

3. 进修护士不允许单独值班，应在带教护士指导下工作。

4. 按时参加晨会交接班，参加科室或院内组织的护理查房、专题讲座及学术活动等，做好进修笔记。

5. 进修期间，若发生不遵守规章制度或操作规程，经批评教育仍不改者，或因工作严重不负责任出现纠纷或缺陷者，由科室提出意见报请护理部或相关部门批准可终止进修，退回原单位。

6. 进修结束前 1 周，科室带教老师对进修护士进行专业技术考核，由进修生本人完成进修总结表。

三、ICU 实习护生管理制度

1. 科室为护生提供便利的学习环境，要求遵守科室各项规章制度，尊重带教老师，遵守工作时间，积极参加科内组织的业务学习、护理查房等。

2. 了解 ICU 实习计划要求，做好实习笔记。

3. 不允许单独完成护理工作，需在带教护士协助和指导下，参与病人的各项护理及操作，实习结束前及时完成各项实习内容。

4. 遇有少见疑难病种或某些重大抢救时，接到护士长或带教老师通知后应及时赶到科室学习。

5. 离科前进行理论和操作考试，及时完成实习鉴定，向护士长及带教护士反馈实习信息。

四、ICU 护理人员工作制度

1. 值班护士必须坚守岗位，严格履行岗位职责，有严肃认真的工作态度。

2. 严格执行查对制度，除抢救外不执行口头医嘱。

3. 做到四轻：即走路轻、说话轻、操作轻、开关门窗轻；工作有条不紊，分清轻、重、缓、急。

4. 保持安静、整洁的病区环境，床单位清洁整齐，做到物归原处。

5. 仪器及物品不得随意外借，必须经主任和护士长批准。

6. 按规定时间探视，工作人员不准会客、大声喧哗、打私人电话、闲谈，保持病区安静。

7. 严格执行保护性医疗制度。

8. 病人转入后要耐心解释各项监测目的，治疗、检查的必要性。

9. 转出时要说明原因及注意事项，护送病人转回相关科室。

五、ICU 抢救制度

1. 备好各种急救器材和急救药品。

2. 态度严肃、动作准确、争分夺秒。

3. 熟练掌握专科护理技术、重症护理技术、急救技术；熟悉急救药品的作用、不良反应、剂量、用法。

4. 积极主动配合医师抢救，密切观察病情，果断处理。

5. 密切监测生命体征，抢救给药时要严格查对，准确及时应用抢救药物，避免差错发生。

6. 抢救时做好组织工作，合理安排人力，做到忙而不乱。护理人员各司其职，密切配合，维持气管插管、胃管、静脉输液管路通畅，防止脱出。

7. 及时通知有关科室参加会诊抢救。详细做好抢救记录。

8. 安排好其他病人的监护，防止意外情况的发生。

六、ICU 交接班制度

1. 每日早晨护士长或责任组长带领夜班、白班护士按床号顺序详细交接班，交班内容包括：病人神志、生命体征，双肺呼吸音、皮肤情况、各引流管情况、特殊体位要求、输液通路情况、治疗用药、手术情况、仪器参数及特殊问题、病人家属联系电话等。

2. 各班要保持病室及床单位整洁、病人卧位正确、舒适。

3. 交接班护士共同检查液路和监测线路、各管道是否通畅、位置是否正确等情况。

4. 保持伤口敷料清洁，及时更换。

5. 核查医嘱本、监护记录，以了解掌握各项治疗实施情况，做到心中有数。

6. 交接毒麻药使用情况及数量并签字。

7. 交班过程中有疑问必须弄清楚后交班者方可离去，交接班时出现的问题由交班者负责，接班后发现的问题由接班者负责。

七、ICU 病人转入和转出交接制度

（一）接转入病人制度

（1）值班护士接到电话通知后立即备好床单位，检查监护仪、呼吸机(氧气)等是否处于完好备用状态。

（2）安置病人，做到动作轻柔，保护病人隐私。连接监护仪、呼吸机等，需抢救者立即抢救。

（3）与送病人科室按顺序认真交接病人皮肤、液路、各种管道、药品及物品等情况，病人贵重物品交家属保管，在交接病人登记表上签字。

（4）书写监护记录单，及时处理医嘱，对病人进行监护。

（5）向病人家属交代病人所需物品及探视时间，留好家属联系的电话，了解病人家属的心理，做好与病人家属的沟通工作。

（二）接手术病人制度

（1）根据约床信息准备好床单位及相关仪器。

（2）平稳搬运病人至病床上，根据病情需要，连接呼吸机、监护仪（心电、血压、血氧饱和

度），检查引流管并妥善固定。

（3）同手术室护士检查病人皮肤、交接输液液体及药物、病历资料等物品。

（4）向麻醉师及手术医师了解术中情况及特殊病人术后护理注意事项（如体位、引流管、病情观察等）。

（5）接诊护士填床头卡和腕带信息。腕带上标明病区、床号、姓名、性别、年龄、住院号、诊断，作为各种诊疗前识别病人身份依据。

（6）遇有义齿或其他贵重私人物品，及时交给家属并签字。

（7）随时观察病人病情变化，处理临时医嘱，做好监护记录。

（8）向病人家属交代病人所需物品及探视时间，留好与家属联系的电话，了解病人家属的心理，做好与病人家属的沟通工作。

（三）接急症入院或其他病房转入病人制度

（1）平稳搬运病人至病床上，立即接心电监护仪或呼吸机等，心跳呼吸骤停者立即进行抢救。

（2）认真检查病人皮肤，向交班人员或家属询问病情，与急诊科或病房护士交接病人输液液体及药物、病历资料等物品。

（3）安置好病人，接诊护士填写床头卡和腕带信息。

（4）病人的贵重物品交给家属，记录监护记录单，处理临时医嘱，随时观察病情变化。

(5)向病人家属交代病人所需物品及探视时间，留好家属的联系电话，了解病人家属的心理，做好与病人家属的沟通工作。

(四)转出ICU病人制度

(1)医师下达转科医嘱后，电话通知相关科室转出病人姓名，大约转出时间，是否备微量泵等仪器，并通知家属在门口等候。

(2)清洁病人皮肤，视病情去除电极片，各种管道妥帖固定，为病人穿好病员衣，查看填写交接登记本，携带病人的物品及病历，责任护士护送病人到相关科室，根据病情携带氧气枕或便携监护仪。

(3)将病人的主要病情、相关治疗、物品(气管套管芯、剩余的药品、微量泵等)及病历等与病房护士交接清楚，填写《ICU病人与病房交接登记表》，双方签字。

(4)将病人的私人物品交给其家属，向病人表示问候后离开。

(5)清点平车上物品返回ICU。

八、ICU医疗仪器管理制度

1. 全部医疗仪器及设备由专人保管，定时登记使用情况及仪器状态，定期维修保养。

2. 仪器使用前认真检查机器性能，仔细核对各相关参数，参数有疑问时，反复测量或更换一台仪器进行对照。严格遵守操作规程，非本科室人员不准随便操作仪器和调试。

3. 仪器定时充电并登记。保持各仪器清洁，使用期间每日擦拭一次；每次用后彻底清洁或消毒；备用仪器每周至少常规清洁一次，所有仪器均保持良好备用状态。

4. 一般情况下仪器不外借，经主任或护士长同意外借时做好登记，写明仪器配件及线路，督促及时归还，归还时要检查完好情况并登记。

5. 仪器设备严格执行消毒管理规范，防止医源性交叉感染。

6. 仪器发生故障及时报告科室领导。

九、ICU 药品器材管理制度

1. 各室药品器材固定放置，严格交接班。

2. 药品使用后及时领取补充。

3. 器材使用后要及时清洁消毒和补充。

4. 专人定时检查药品数量、有效期、器材功能到位情况，发现变质、失效、失灵等要及时更换维修。

5. 氧气瓶、空气瓶要标明空、满标示。

6. 各物品时刻处于齐全、完好状态。

十、ICU 查对制度

1. 严格执行"三查七对"制度。

2. 医嘱需经两人查对后方可执行。临时医嘱谁执行谁签字，记录执行时间并签全名，对有疑问的医嘱，需向有关医师询问清楚后方可执行。

3. 在班期间随时查看医嘱本、监护记录，下一班查对上一班医嘱，夜班查对全日医嘱。

4. 护士长每日检查医嘱执行情况。每周组织一次总查对医嘱。

5. 医师下达口头临时医嘱，要求用普通话清晰读出药物的名称、剂量、给药途经与时间等，护士要清楚地复述两遍以上医嘱并得到医师的确认，现场有第二个人听到了同样的口头医嘱后，应直接记录下来留作凭证，以备核查。超常规用药时，需医护双方核查无误后方可执行。抢救完毕，保留抢救用品，由医护双方进行确认核查，护士督促医师及时补开医嘱和处方。应在6小时内完成已执行的口头医嘱的补记。

第三节　ICU 基础监护内容及质量要求

一、护理查体

病人转入 ICU 后，接诊护士应进行基本的护理查体。

（1）意识状态　判断病人意识；查瞳孔及对光反射、肢体活动及感觉。

（2）循环状态　测量血压及脉搏；查心电图；观察周围循环、皮肤颜色、温度、湿度及完整性。

（3）呼吸状态　观察呼吸节律及频率；氧疗；血气分析结果。

(4)了解血糖及血生化的最后一次检查结果；现有静脉通路输入液体、滴速、治疗药物。

(5)检查各种引流管是否通畅，观察引流液量、颜色及性质；注意单位时间内的变化。

(6)测量体温，询问药物过敏史，了解专科护理要求。

(7)清醒病人，了解饮食、生活习惯及心理需求，以便对病人实施整体护理。

二、基础监护

所有 ICU 病人需要进行基础监护。

(1)安置心前区综合监护导联进行心电监护，持续 ECG、心率监测。

(2)给予吸氧或放置人工气道、呼吸机给氧等。

(3)开放 1~2 条确实的静脉通路，采用外周浅静脉或中心静脉置管；严格调整输液滴速，合理分配输入液体，用微量注射泵控制血管活性药物输入，以保持病情稳定。

(4)留置尿管，记录每小时尿量。

(5)安置好各种引流管和其他专科特殊治疗装置。

(6)向病人介绍主管护士和医师；向家属介绍探视时间和联系方法。

(7)根据病情准备所需的各种记录单。

(8)病情允许时按时协助病人更换卧位。

（9）按时采集标本，及时送检。

三、基础护理要求

做好基础护理是防止各种并发症、决定总体治疗成功与否的基本条件。

1. 保持病人"三短六洁"。

（1）三短 头发、胡须、指（趾）甲短。

（2）六洁

1）口腔洁 口腔护理，每日 2 次，无臭味，无残渣。

2）头发洁 洗头，每周 1 次，头发清洁、整齐，无汗味。

3）手足洁 定时清洗无污垢，指（趾）甲短。

4）会阴洁 会阴护理每日 2 次。

5）肛周洁 卧床病人便后清洗肛周，保持清洁无便迹。

6）皮肤洁 病人无血渍、汗迹、污迹、胶布迹、碘酒迹。

2. 保持各种导管位置正确通畅，固定美观，多种管道排列有序，标记清楚；按要求时间进行更换。

3. 保持病人卧位舒适，并符合治疗、护理的要求。

4. 床单位：清洁、平整，中线正、四角紧，无碎屑、无汗渍、无尿渍、无血渍。

5. 负责护士对病人做到"九知道"，即：护士了解病人的床号、姓名、诊断、病情、治疗、护理、饮食、护理问题和护理措施。

6. 所有护理表格的书写要客观、及时、准确，内容完整，医学术语准确，要有可靠参考价值。

四、脏器功能监护

ICU 中的脏器功能监护一般按系统进行，目前较为公认的有九大系统监护。

（一）循环系统监护

1. 心电图　通过连续心电示波观察，分析有无心律失常、心肌损害、电解质紊乱等，对有意义的波形要描记分析。

2. 血压　一般使用无创血压监测，按病情需要决定监测的间期。

3. 脉搏　根据触诊脉搏的快慢、节律、充盈度、血管壁弹性等以估计外周循环状态。

4. 中心静脉压（CVP）　危重病人放置 CVP 测压管，通过测定 CVP 评估右心功能和有效循环血量，对调节输液量和速度、了解强心利尿药物的应用效果有较大的参考价值。

5. 放置 Swan–Ganz 导管　监测心脏前后负荷、心肌收缩力和心肌的供氧情况。

（二）呼吸系统监护

1. 一般内容　呼吸次数、节律、呼吸肌动作状态，病人是否有苍白、发绀、潮红、湿冷，呼吸机参数，观察自主呼吸与呼吸机是否同步，所设参数是否合适，呼吸形态、频率，有无低氧血症及呼吸困难，必要时及时调整。

2. 呼吸道　呼吸道是否通畅，有无分泌物、异物梗阻，了解痰液性质、量、呼吸道刺激征，是否需要湿化或气道吸引，气管切开及气管插管防止滑脱及并发症。听诊双肺呼吸音是否对称，有无痰鸣音、哮鸣音等。

3. 通气力学　监测呼吸频率、潮气量、分钟通气量、吸呼比、气道压力。

4. 气体交换功能　通过 SpO_2、血气分析，监测 PaO_2、$PaCO_2$ 等。

（三）肾功能

包括肌酐、尿素氮测定，尿蛋白定量分析及代谢废物清除率，每小时尿量监测。

（四）水、电解质平衡与代谢

（1）血生化　钾、钠、氯、钙、镁离子的测定。

（2）24 小时出入量平衡计算。

（3）监测输入热量、氮平衡、血糖、血浆蛋白等。

（五）中枢神经系统

包括意识、瞳孔及对光反射、肢体活动、颅内压及昏迷指数评定等。

（六）血液系统

以检查血红蛋白、血细胞比容、血细胞计数

和分类、血小板等为基本监测。

（七）出凝血状态

出凝血时间、"三P"试验等。

（八）肝功能

血红蛋白、白蛋白、球蛋白、丙氨酸氨基转移酶及球蛋白的絮状试验等。

（九）胃肠系统

胃液 pH 测定及便潜血试验和细菌培养、检查腹胀、腹水、腹痛、肠鸣音等。

第四节　ICU 护理风险管理

一、ICU 护理风险的管理程序

1. 对高危病人筛选与填表　对新入住病人进行各项危险因素评估，并建立危险因素评估表。

2. 对高危病人预报　若评估为高危病人，评估护士在评估表上注明预防措施，报告护士长并签名，针对病人具体情况向病人及家属进行宣教，请病人或家属在评估表上签字。

3. 对高危病人警示　评估者在病人床头挂警示标识，严格床头交接班，反复对病人进行相关健康教育。

4. 评估危险因素　根据病情变化至少每周评估一次危险因素，及时上报总护士长，病人出院后此表交护理部备案。

5. 若病人发生意外情况处理要求

（1）如发生坠床、误吸、气管插管脱出或其他各种引流管脱出等，当班护士应立即报告责任组长及值班医师，针对当时的情况进行抢救或紧急处理，防止出现严重后果。

（2）情况严重立即报告护士长及科主任，做好抢救工作并做好记录。

（3）及时填报病人发生意外事件上报表，逐级上报。

（4）当事人及科室认真总结经验教训，引以为戒。

例：压疮评估报告程序

（1）按护理不良事件上报制度要求，采用压疮危险因素评估——诺顿评分表对 ICU 内危重病人进行评估，有发生压疮高危病人，尽早采取积极的预防措施。

（2）对院外带来或院内发生的压疮，填写压疮程度评估治疗记录表，请家属知情签名。详细记录换药及创面情况，24 小时内报总护士长。

（3）密切观察病人病情变化，准确记录皮肤相关情况，并及时与病人家属沟通。

（4）当病人转科时，要详细进行皮肤情况交接，并将科室压疮危险因素评估表及压疮程度评估治疗记录表交所转科室。

（5）出院病人有压疮者要与家属交接皮肤情况，交代注意事项。

二、ICU 护理风险防范措施

1. 急救装备和措施应常备不懈。如呼吸道窒息的抢救器械：吸痰器、喉镜、气管内插管、口咽导管、鼻咽导管；心脏复苏及室性心动过速转复心律所需的除颤器和有关心、肺、脑复苏的设备，护士长要经常检查，做到有备无患。

2. 监测参数必须定时观察、记录、储存、提取、分析、综合和判断，以便能对病情变化作出迅速处理。

3. 报警信号就是呼救，不能等闲视之，必须立即检查并研究报警原因，迅速采取措施。

4. 病人在机械通气时，护士不能离开现场，否则，呼吸机发生故障或插管脱落，即使发出警号，也无人检查纠正，特别是对自主呼吸微弱或呼吸肌麻痹的病人尤应提高警惕。

5. 在应用血管扩张剂或增加心肌收缩力药物时，宜使用注射泵，选择中心静脉通路输注。密切观察输注速度和穿刺部位皮肤情况，调整药液剂量时逐渐增加或减少。

6. 严格执行无菌操作和隔离制度以减少污染及感染率。

7. 病人的转送与进手术室一样，用清洁车和活动床。

8. ICU 工作人员要经常做鼻咽拭子培养，以了解其细菌移生的变化。

9. 各种鲜花不应拿入室内，病人只能通过玻璃窗观赏。

10. 护士长每日查房 2～3 次。

11. 安静舒适的环境

（1）ICU 各种监护仪造成的噪声已足以使病人和工作人员精神紧张，如若工作人员再大声喧哗，便会变成恶性刺激，对病人极为不利，应建立安静舒适的环境，把各种噪声降到最低限度。

（2）采用柔和的灯光，要避免强光照射病人面部。晚间要尽量避免用天花板灯，最好使用台灯。

（3）温、湿度的控制。温度控制在(24±1.5)℃，相对湿度 30%～60% 为宜。

第五节　ICU 医院感染管理

重症监护病房是重症病人集中治疗的场所，由于基础病、免疫功能低下及各种侵入性操作的应用，增加了病人医院感染的危险性，是医院感染管理的重点部门。

一、工作人员管理

1. 工作服：可穿着普通工作服进入 ICU，但应保持服装的清洁。不建议常规穿隔离衣，但接触特殊病人如 MRSA 感染或携带者，或处置病人可能有血液、体液、分泌物、排泄物喷溅时，应穿隔离衣或防护围裙。

2. 口罩：接触有或可能有传染性的呼吸道感染病人时，或有体液喷溅可能时，应戴一次性外科口罩；接触疑似为高传染性的感染如禽流感、SARS 等病人，应戴 N95 口罩。当口罩潮湿或有污染时应立即更换。

3. 穿鞋套或更换鞋：进入病室可以不换鞋。但如果所穿鞋子不洁，或 ICU 室外尘埃明显时，应穿鞋套或更换不裸露脚背的 ICU 内专用鞋。

4. 工作帽：一般性接触病人时，不必戴帽子。无菌操作或可能会有体液喷溅时，需戴帽子。

5. 手套：接触黏膜和非完整皮肤，或进行无菌操作时，需戴无菌手套；接触血液、体液、分泌物、排泄物，或处理被它们污染的物品时，建议戴清洁手套。护理病人后要摘手套，护理不同病人或医护操作在同一病人的污染部位移位到清洁部位时要更换手套。特殊情况下如手部有伤口、给 HIV/AIDS 病人进行高危操作，应戴双层手套。

6. 手卫生：应严格执行手卫生标准。下列情况应进行手卫生：接触病人前、接触病人后、进行清洁或侵入性操作前、接触病人体液或分泌物后、接触病人使用过的物品后。建议乙醇擦手液（ABHR）消毒法作为 ICU 内主要的手卫生方法。当手上有血迹或分泌物等明显污染时，必须洗手。摘掉手套之后，医护操作在同一病人的污染部位移位到清洁部位时，也必须进行手卫生。有耐药菌流行或暴发的 ICU，建议使用抗菌皂液洗手。

7. 人员数量：必须保证有足够的医护人员。医师和护士人数与 ICU 床位数之比不低于 0.8∶1 和 3∶1。

8. 患有感冒、腹泻等可能会传播的感染性疾病时，应避免接触病人。

9. 预防接种：岗前应注射乙肝疫苗（乙型病毒性肝炎指标阴性者），每年注射流感疫苗。

10. 每年应接受医院感染控制相关知识的培训，尤其要关注卫生保洁人员的消毒隔离知识和技能的培训、监督。

二、病人管理

1. 应将感染与非感染病人分开安置。

2. 对于疑似有传染性的特殊感染或重症感染，应隔离于单独房间。对于空气传播的感染，如开放性肺结核，应隔离于负压病房。

3. 对于 MRSA、泛耐药鲍曼不动杆菌等感染或携带者，尽量隔离于单独房间，并有醒目的标识。如房间不足，可以将同类耐药菌感染或携带者集中安置。

4. 对于重症感染、多重耐药菌感染或携带者和其他特殊感染病人，建议分组护理，固定人员。

5. 接受器官移植等免疫功能明显受损病人，应安置于正压病房。

6. 医务人员不可同时照顾正压、负压隔离室内的病人。

7. 如无禁忌证，应将床头抬高 30°。

8. 重视病人的口腔护理。对存在医院内肺炎高危因素的病人，建议氯己定漱口或口腔冲洗，每 2~6 小时一次。

三、访客管理

1. 尽量减少不必要的访客探视。

2. 若被探视者为隔离病人，建议穿访客专用的清洁隔离衣。访客着鞋不洁，或 ICU 室外尘埃明显时，建议穿鞋套或更换 ICU 内专用鞋。

3. 探视呼吸道感染病人，建议戴一次性口罩。对于疑似有高传染性的感染如禽流感、SARS 等，应避免探视。

4. 进入病室探视病人前和结束探视离开病室时，应洗手或用乙醇擦手液消毒双手。

5. 探视期间，尽量避免触摸病人周围物体表面。

6. 访客有疑似或证实有呼吸道感染症状时，或婴、幼儿，应避免进入 ICU 探视。

7. 在 ICU 入口处，建议以宣传画廊、小册子读物等多种形式，向访客介绍医院感染及其预防的基本知识。

四、建筑布局和相关设施的管理

1. 放置病床的医疗区域、医疗辅助用房区域、污物处理区域和医务人员生活辅助用房区域等，应相对独立。

2. 每个 ICU 管理单元，至少配置 2 个单人房间，用于隔离病人。设正压病室和负压病室各 1 个。设置病床数量不宜过多，以 8 ~ 12 张床位为宜。尽量多设为单间或分隔式病房。

3. ICU 每病床使用面积不得少于 $15m^2$，床间距应在 1.5m 以上；单人房间的每床使用面积建议为 18 ~ $25m^2$。

4. 配备足够的手卫生设施。医疗区域包括单人房间，必须设置洗手池。采用脚踏式、肘式或感应式等非手接触式水龙开关，并配备擦手纸和手套。每张病床旁需放置手部消毒装置(乙醇擦手液)1 套。

5. 不主张在入口处设置风淋。

五、医疗操作流程管理

1. 留置中心静脉导管：置管时遵守最大限度的无菌操作要求，包括戴口罩、帽子、铺设大无菌单、无菌手术衣、戴无菌手套前洗手或乙醇擦手。权衡利弊后选择合适的穿刺点，成人尽可能选择锁骨下静脉。建议 2% 氯己定消毒穿刺点皮肤。更换穿刺点敷料的间隔时间，建议无菌纱布为 2 日，专用贴膜可达 7 日，但敷料出现潮湿、松动、沾染时应更换。对无菌操作不严的紧急置管，应在 48 小时内更换导管，选择另一穿刺点。

怀疑导管相关感染时，应考虑拔除导管，但不要为预防感染而定期更换导管。由经过培训且经验丰富的人员负责留置导管的日常护理。每日评估能否拔除导管。

2. 留置导尿：尽量避免不必要的留置导尿。插管时应严格无菌操作，动作轻柔，减少黏膜损伤。对留置导尿病人，采用密闭式引流系统。不主张使用含消毒剂或抗菌药物的生理氯化钠溶液进行膀胱冲洗或灌注来预防泌尿道感染。悬垂集尿袋不可高于膀胱水平。保持尿液引流系统的完整性，不要轻易打开导尿管与集尿袋的接口。保持尿道口清洁，日常用肥皂和水保持清洁即可，但大便失禁的病人清洁以后还需消毒。每天评估能否拔除导尿管。

3. 气管插管/机械通气：严格掌握气管插管或切开适应证。使用呼吸机辅助呼吸的病人应优先考虑无创通气。对气管插管者，吸痰时应严格执行无菌操作。呼吸机螺纹管每周更换 2 次，有明显分泌物污染时应及时更换。湿化器添加水需使用无菌水，每日更换。螺纹管冷凝水应及时清除，不可直接倾倒在室内地面，不可使冷凝水流向病人气道。每日评估是否可以撤机和拔管。

4. 放置引流管应严格执行无菌操作，保持整个引流系统的密闭性，减少因频繁更换而导致的污染机会。对于胸腔引流管留置时间较长的病人，水封瓶可以每周更换 1 次，更换时应严格执行无菌操作。必须保持水封瓶在引流部位以下、直立，并告知病人协助及时报告发生的问题。

5. 除非紧急状况或生命体征不稳定，气管切开、大伤口的清创术等，应尽量在手术室中进行。更换伤口敷料时遵守外科无菌技术。

六、物品管理

1. 呼吸机及附属物品：500mg/L 含氯消毒剂擦拭外壳，按钮、面板则用 75% 乙醇擦拭，每日 1 次。耐高热的物品如金属接头、湿化罐等，首选压力蒸汽灭菌。不耐高热的物品，如一些种类的呼吸机螺纹管、雾化器，首选洗净消毒装置进行洗净、80～93℃ 消毒、烘干自动完成，清洁干燥封闭保存备用。亦可选择 2% 戊二醛、氧化电位水、0.1% 过氧乙酸或 500mg/L 含氯消毒剂浸泡消毒，无菌水冲洗晾干密闭保存备用。不必对呼吸机的内部进行常规消毒。

2. 其他医疗仪器：诊疗、护理病人过程中所使用的非一次性物品，如监护仪、输液泵、微量注射泵、听诊器、血压计、氧气流量表、心电图机等，尤其是频繁接触的物体表面，如仪器的按钮、操作面板，应每日仔细消毒擦拭，建议用 75% 乙醇消毒。对于感染或携带 MRSA 或泛耐药鲍曼不动杆菌的病人，医疗器械、设备应该专用，或一用一消毒。

3. 护理站桌面、病人的床、床挡、床旁桌、床头柜、治疗车、药品柜、门把手等，每日用500mg/L 含氯消毒剂擦拭。电话按键、电脑键盘、鼠标等，应定期用 75% 乙醇擦拭消毒。当这些物品有血迹或体液污染时，应立即使用 1000mg/L 含氯消毒剂擦拭消毒。为避免含氯消毒剂对物品的腐蚀，消毒一定的时间（通常 30 分钟）后，应使用清水擦抹。

4. 勤换床单、被服，如有血迹、体液或排泄物等污染，应及时更换。枕芯、被褥等使用时应防止体液浸湿污染。

5. 便盆及尿壶应专人专用，每日消毒，对腹泻病人应一用一消毒，方法：1000mg/L 含氯消毒剂浸泡 30 分钟。

七、环境管理

1. 空气：开窗通风、机械通风是保持 ICU 室内空气流通、降低空气微生物密度的最好方法。洁净 ICU，气体交换每小时至少 12 次。普通 ICU，建议开窗换气每日 2 ~ 3 次，每次 20 ~ 30 分钟。室外尘埃密度较高的 ICU，自然通风对精密仪器防护存在隐患。动态空气消毒器，可作为替代方法，但要正确估算仪器的数量和安放位置，并进行效果评价。不建议紫外线照射或消毒剂喷洒消毒空气。负压隔离病室气体交换每小时至少 6 次。

2. 墙面和门窗：应保持无尘和清洁，更不允许出现霉斑。通常用清水擦洗即可，但有血迹或体液污染时，应立即用 1000mg/L 含氯消毒剂擦拭消毒。各室抹布应分开使用，使用后清洗消毒，晾干分类放置。

3. 地面：所有地面，包括病人房间、走道、污物间、洗手间、储藏室、器材室，每日可用清水或清洁剂湿式拖、擦。对于多重耐药菌流行或有医院感染暴发的 ICU，必须采用消毒剂消毒地面，每日至少一次，推荐的消毒剂包括 0.2% 过氧乙酸和 1000mg/L 含氯消毒剂，但后者刺激味较大。地面被呕吐物、分泌物或粪便所污染，可用 1000mg/L 含氯消毒剂擦拭。不同房间使用的清洁工具，应分开放置，每日至少消毒 1 次，可用巴斯德消毒法（常用 65℃ 10 分钟）或消毒剂浸泡消毒。

4. 禁止在室内摆放干花、鲜花或盆栽植物。

5. 不宜在室内及走廊铺设地毯，不宜在 ICU 入口处放置踏脚垫并喷洒消毒剂，不宜在门把手上缠绕布类并喷洒消毒剂。

八、抗菌药物管理

参见最新版《抗菌药物临床应用管理办法》。

九、废物与排泄物管理

1. 处理废物与排泄物时医务人员应做好自我防护，防止体液接触暴露和锐器伤。

2. 拥有 ICU 的医院，应有完善的污水处理系统，病人的感染性液体可直接倾倒入下水道。否则在倾倒之前和之后应向下水道加倒含氯消毒剂。

3. 生活废物弃置于黑色垃圾袋内密闭运送到生活废物集中处置地点。医疗废物按照《医疗废物分类目录》要求分类收集、密闭运送至医疗机构医疗废物暂存地，由指定机构集中无害化处理。

4. 病人的尿液、粪便、分泌物和排泄物应倒入病人的厕所或专门的洗涤池内。

5. ICU 室内盛装废物的容器应保持清洁，不必加盖。

十、监测与监督

1. 应常规监测 ICU 医院感染发病率、感染类型、常见病原体和耐药状况等，尤其是三种导管（中心静脉导管、气管插管和导尿管）相关感染。

2. 加强医院感染耐药菌监测，对于疑似感染病人，应采集相应微生物标本做细菌、真菌等微生物检验和药敏试验。

3. 应进行 ICU 抗菌药物应用监测，发现异常情况，及时采取干预措施。

4. 不主张常规进行 ICU 病室空气、物体表面、医务人员手部皮肤微生物监测，但怀疑医院感染暴发、ICU 新建或改建、病室环境的消毒方法改变，应进行相应的微生物采样和检验。

5. 医院感染管理人员应经常巡视 ICU，监督各项感染控制措施的落实，发现问题及时纠正解决。

6. 早期识别医院感染暴发和实施有效的干预措施：短期内同种病原体如 MRSA、鲍曼不动杆菌等连续出现 3 例以上时，应怀疑感染暴发。通过收集病例资料、流行病学调查、微生物检验，甚至脉冲场凝胶电泳等工具，分析判断确定可能的传播途径，并据此制定相应的感染控制措施。例如鲍曼不动杆菌常为 ICU 环境污染，经医务人员手导致传播和暴发，对其有效的感染控制方法包括严格执行手卫生标准、增加相关医疗物品和ICU 环境的消毒次数、隔离和积极治疗病人，必要时暂停接收新病人。

第六节　ICU 护理紧急风险应急预案及处理程序

一、停电或突然停电应急预案及处理程序

（一）应急预案

（1）接到停电通知后，立即做好停电准备，备好应急灯、手电灯等，如有需要吸痰病人，备好脚踏吸引器。

（2）突然停电后，立即使用抢救病人机器运转的动力方法，维持抢救工作，开启应急灯照明。

（3）使用呼吸机的病人，观察呼吸机备用电池是否正常工作，在呼吸机旁备简易呼吸器，停

电时，若呼吸机备用电已耗尽，立即分离呼吸机管道，使用简易呼吸器辅助呼吸。

（4）突然停电时，立即电话通知电工查询停电原因，并电话通知行政总值班室或医务部值班室。

（二）处理程序

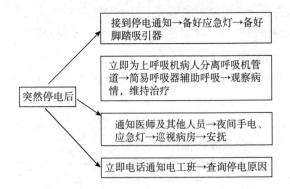

二、中心供氧突然停氧应急预案及处理程序

（一）应急预案

（1）使用呼吸机的病人，立即脱机，分离呼吸机管道，应用简易呼吸器辅助呼吸，将备用氧气瓶推至床旁，安装减压表接呼吸机，以保证呼吸机正常运转。

（2）立即打开备用氧气瓶，调节流量连接吸氧管，继续为病人吸氧，并向病人或家属做好解释及安抚工作。

（3）电话通知中心供氧及时维修，必要时通知行政总值班室或医疗部门值班室。

（4）应用过程中密切观察病人缺氧症状有无改善以及其他病情变化。

（二）处理程序

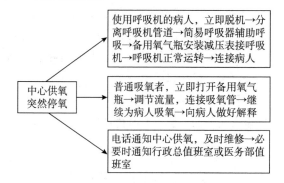

中心供氧突然停氧 → 使用呼吸机的病人，立即脱机→分离呼吸机管道→简易呼吸器辅助呼吸→备用氧气瓶安装减压表接呼吸机→呼吸机正常运转→连接病人

中心供氧突然停氧 → 普通吸氧者，立即打开备用氧气瓶→调节流量，连接吸氧管→继续为病人吸氧→向病人做好解释

中心供氧突然停氧 → 电话通知中心供氧，及时维修→必要时通知行政总值班室或医务部值班室

三、病人发生误吸护理应急预案及处理程序

（一）应急预案

（1）病人发生误吸，立即清除口鼻分泌物及呕吐物，报告医师，必要时气管插管或气管镜吸出异物，遵医嘱对症处理，备好急救物品，监测病人生命体征并做好记录，通知家属。

（2）高危病人应预防为主，病人经危险因素评估，显示误吸易发生，应采取以下相应措施。

①有呛咳、呃逆现象时，注意观察程度，少进流质食物，严重者停止口入食物，给予鼻饲饮食。

②鼻饲前给予吸痰，鼻饲时取斜坡卧位，鼻饲后30分钟不易搬动。

③监测胃部残余容量。胃管进食建议采用滴注泵持续慢速喂饲，避免胃部容量过大。每4小

时经胃管抽出胃内残余物，以确定胃部是否过度膨胀，胃内容物是否排入肠道，以降低呕吐及误吸的风险。如4小时经胃管抽出胃内残余物超过200ml，会增加呕吐及误吸的风险，处理方法：把其中200ml注回胃内，剩余的丢弃。

④避免口咽部分泌物误吸。及时清除病人口咽部分泌物，保持口腔清洁。

⑤易发生误吸者，床头备压舌板、吸引器，协助病人头偏向一侧，及时清理口鼻分泌物。

（二）处理程序

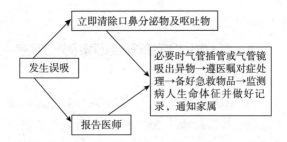

四、气管插管非计划性拔管的护理应急预案及处理程序

（一）应急预案

1. 病人发生气管插管非计划性拔管应立即进行评估 观察有无呼吸困难、发绀，口鼻腔分泌物增多，血氧饱和度下降；烦躁、大汗淋漓。

2. 立即通知医师并现场紧急处理

（1）开放气道及时清理咽喉部分泌物。

(2)人工呼吸器辅助呼吸，高流量吸氧6～8L/min。

(3)通知值班医师或麻醉科行紧急气管插管。

(4)各种抢救物品准备。

3. 准确执行医嘱

(1)配合医师紧急气管插管。

(2)镇静剂、激素等药物的应用。

(3)维持水、电解质和酸碱平衡。

4. 监测并做好记录

(1)听诊双肺呼吸音、观察胸廓运动。

(2)监测血气分析，血氧饱和度；气囊压力。

(3)气管插管妥善固定。

(4)观察口腔黏膜受损、受压程度；意识状态。

(5)静脉应用镇静药；安全有效肢体约束。

(二)处理程序

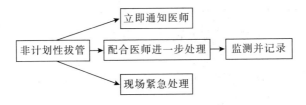

五、气管切开气管套管脱管护理应急预案及处理程序

(一)应急预案

(1)有自主呼吸的病人发生套管脱出，首先

要安慰病人，加强病人自主呼吸，给予面罩吸氧，然后重新置管。

（2）无自主呼吸的病人且切开时间超过1周窦道已形成时，立即挤压胸廓，做人工通气，改善缺氧，更换套管重新置入，插入外管时应将管芯放入外套管中，作为引导。

（3）如切开时间在1周以内，立即用血管钳撑开气管切口处，同时通知医师，进行气管插管，通知专业医师重新置管。

（4）其他医护人员应迅速准备好抢救药品物品，如病人出现心搏骤停时立即给予胸外心脏按压。

（5）严密观察生命体征及神志、瞳孔、血氧饱和度的变化，及时报告医师进行处理。

（6）病情稳定后补记抢救记录，安置好病人。

（7）病人意外脱管重在预防，护理人员应注意以下几点。

①对于颈部粗短者，使用加长型气管套管，并固定牢固。

②对于烦躁不安者，给予必要的肢体约束或根据医嘱镇静。

③为病人实施各种治疗护理（如翻身、叩背、吸痰等）时应专人固定套管。

④更换固定系带时，应两人操作，一人固定套管，一人更换。

⑤注意调整套管系带的松紧度，以带子与颈部

间放入一手指为宜，打上死结，特别是术后出现皮下气肿的病人，气肿消退后要即刻加紧系带。

（二）处理程序

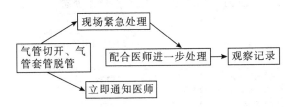

六、气管插管或气管切开发生意外堵管的应急预案及处理程序

（一）应急预案

1. 带气管插管行呼吸机辅助呼吸病人，出现下列情况应考虑有气道阻塞的可能。

（1）发现使用定容通气时，气道压力峰值骤增。

（2）使用简易呼吸器时，感到气道阻力增加。

（3）吸痰时出现异常的管性呼吸音。

（4）吸痰管不能通过人工气道。

（5）病人突然出现呼吸困难。

处理：立即气囊放气，反复吸引；经吸痰处理后仍不能改善，立即通知医师，做好气管插管准备，协助医师拔管及重新置管。

2. 气管切开病人突然出现呼吸困难，护士立即拔出内套管，反复吸痰。经吸痰后呼吸困难缓解，将内套管清洗消毒，放入外套管内。

（二）处理程序

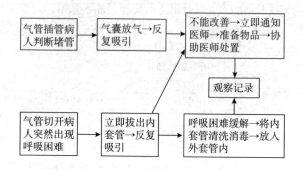

七、医务人员发生针刺伤时应急预案及处理程序

（一）应急预案

1. 医务人员进行医疗操作时如不慎被乙型病毒性肝炎（乙肝）、丙型病毒性肝炎（丙肝）、HIV污染的尖锐物体划伤刺破时，应立即挤出伤口血液，然后用肥皂水和清水冲洗，再用碘酒和乙醇消毒，必要时进行伤口包扎处理并进行血源性传播疾病的检查和随访，报告护士长，填写针刺伤登记表。

2. 被乙肝阳性病人血液、体液污染的锐器刺伤后，应在24小时内抽血查乙肝五项，看被刺伤者是否有抗体，无抗体者给予注射免疫高价球蛋白，于1个月、3个月、6个月复查。

3. 被HIV阳性病人血液、体液污染的锐器刺伤后，应在24小时内抽血查HIV抗体，必要时同时抽病人血对比，按 1 个月、3 个月、6 个月复查，同时服用相关药物，并报告院内感染科进行登记、上报、随访等。

4. 每月汇总报护理部。

（二）处理程序

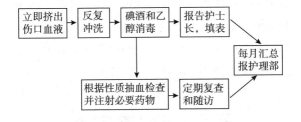

第二章 呼吸系统的监护

随着机械通气治疗技术的发展,各种监测手段更加完善,呼吸系统的监测也渐趋于复杂化。临床采用何种监测手段,应视具体条件而定。监测项目越齐全,临床治疗效果越好。

第一节 呼吸功能的监护

正常呼吸功能是维持机体内外环境稳定的重要生理活动之一,而呼吸系统的监测是判定呼吸功能状况、预防并发症和推测预后的必要手段,是临床危重病人治疗和监护的依据。

一、一般监护指标

1. 潮气量 一次吸入或呼出的气量,正常成人为500ml左右,小儿为8~12ml/kg。

2. 每分通气量 潮气量×呼吸频率,大于12L为过度通气,小于3L为通气不足。

3. 每分钟肺泡通气量(有效通气量) (潮气量–无效腔量)×呼吸频率。

4. 功能残气量 在生理上起着稳定肺泡气体分压的缓冲作用,减少了呼吸间歇对肺泡内气体交换的影响，即防止每次吸气后新鲜空气进入肺泡所引起的肺泡气体浓度过大变化。

二、临床监护指标

病人的体征是临床监护的主要内容。

1. 意识状态　清醒、朦胧、浅昏迷或深昏迷。

2. 呼吸状态　注意是否有自主呼吸以及病人呼吸频率、深浅度，是否有口唇、甲床发绀等。

3. 肺部听诊　正常时双肺呼吸音清晰；呼吸音减弱常见于疼痛、肺不张、肺淤血、肺炎、气胸、气管插管不合适等；湿性啰音见于肺部感染；干性啰音见于气道狭窄哮喘等，要及时报告医师并处理。

4. 咳嗽反射　应注意记录咳嗽反射的程度，如消失、微弱、尚可、较强、强等。

5. 观察记录痰的性状和量　粉红色泡沫状痰为肺水肿引起，大量稀薄血水样痰应考虑为呼吸窘迫综合征，黄绿色黏稠痰为感染时的分泌物，血丝或血块痰多为创伤所致。

三、动脉血气监测

(一)动脉血 pH

1. 概念　表示血浆中所含氢离子的浓度。由于氢离子浓度太小，约 4×10^{-8}/L，故一直沿用 pH(即氢离子浓度的负对数)来表示。

2. 正常值 健康人动脉血 pH：7.35～7.45。

3. 临床意义 pH < 7.35：酸中毒。pH > 7.45：碱中毒。

（二）动脉血二氧化碳分压（$PaCO_2$）

1. 概念 物理溶解于血浆（血液）中的二氧化碳气体产生的压力。它反映动脉血液中 CO_2 的浓度。

2. 正常值 4.7～6.0kPa（35～45mmHg）。

3. 临床意义 $PaCO_2$ 下降：呼吸性碱中毒。$PaCO_2$ 升高：呼吸性酸中毒。

（三）动脉血氧分压（PaO_2）

1. 概念 指血液中物理溶解的氧分子所产生的压力。

2. 正常值 9.97～13.3kPa（75～100mmHg）。

（1）轻度缺氧 8.0～9.97kPa（60～75mmHg）。

（2）中度缺氧 4.0～8.0kPa（30～60mmHg）。

（3）重度缺氧 <4.0kPa（<30mmHg）。

3. 临床意义 低氧血症见于肺部疾病导致分流、通气与血流灌注比值失调、通气不足以及弥散障碍。高氧血症见于吸氧治疗和过度通气。

四、脉搏血氧饱和度监测

（一）原理

脉搏血氧饱和度仪的发光二极管所产生的两个波长的光线可以透过波动的血管床被光学感受器接收。

（二）准确性

当氧饱和度高于 80% 时，脉搏血氧饱和度的准确性为 ±（4 ~ 5）%；当氧饱和度低于 80% 时，测定准确性进一步降低。

（三）局限性

1. SpO_2 不能很好地反映高氧血症 另外，氧饱和度也不是低通气的敏感指标。

2. 仪器和探头间的差异 不同厂家间有所差异，不同探头发光二极管的输出也存在差别。因此，病人应固定使用同一仪器以及探头。

3. 异常血红蛋白血症 氧血红蛋白会使测定结果偏高，高铁血红蛋白使测量值总是接近 85%。而胎儿血红蛋白则不会影响测量结果。

4. 内源性和外源性染料 染料如亚甲蓝能够影响测量准确性，指甲油也是如此。而高胆红素血症对测量没有影响。

5. 皮肤色素 皮肤色素较深会影响测量结果。

6. 血流灌注 心排血量下降或严重的外周血管收缩，测量结果不可靠。

7. 贫血 重度贫血会使测量准确性下降。

8. 周围光线过强 周围光线过强会影响测量结果。

9. 脉搏异常 静脉波动和大的动脉波重搏切迹会影响测量准确性。

第二节　无创正压通气

无创正压通气（NPPV）是指无须建立人工气道的正压通气，常通过鼻/面罩等方法连接病人。NPPV 可以减少急性呼吸衰竭的气管插管或气管切开以及相应的并发症，改善预后。

一、呼吸机的选择

要求能提供双相的压力控制/压力支持，其提供的吸气压力可达到 20～30cmH$_2$O，能够提供满足病人吸气需求的高流量气体（60～100L/min），具备一些基本的报警功能；若用于 I 型呼吸衰竭，要求能提供较高的吸氧浓度（>50%）和更高的流速需求。

二、连接方式

无创通气以口/鼻面罩与病人相连。面罩种类包括全脸面罩、口罩、鼻罩等。应根据不同病人选择合适的面罩。

三、适应证

（1）呼吸窘迫伴呼吸困难，辅助肌群参与呼吸，腹部反常运动。

（2）pH <7.35 且 PaCO$_2$ >45mmHg。

（3）呼吸频率 >25 次/分。

四、相对禁忌证

(1)呼吸停止。

(2)心血管状态不稳定。

(3)病人依从性差。

(4)面部、胃、食管手术。

(5)颅面部创伤或烧伤。

(6)误吸风险高。

(7)需要大剂量镇静者。

(8)极度肥胖。

(9)呼吸道大量分泌物。

五、通气模式与参数调节

1. 通气模式

(1)持续气道正压(CPAP)　在自主呼吸条件下，整个呼吸周期气道保持正压。病人完成全部的呼吸功。

(2)双水平正压通气(BiPAP)　BiPAP有两种工作方式：自主呼吸通气模式(S模式，相当于PSV + PEEP)和后备控制通气模式(T模式，相当于PCV + PEEP)。BiPAP的参数设置包括吸气压(IPAP)、呼气压(EPAP)及后备控制通气频率。当自主呼吸间隔时间低于设定值(由后备频率决定)时，即处于S模式；自主呼吸间隔时间超过设定值时，即由S模式转向T模式，即启动时间切换的背景通气PCV。在ACPE病人首选CPAP，如果存在高碳酸血症或呼吸困难不缓解可考虑换用BiPAP。

2. 参数调节

（1）BiPAP 参数调节原则　IPAP/EPAP 均从较低水平开始，待病人耐受后再逐渐上调，直到达到满意的通气和氧合水平，或调至病人可能耐受的最高水平。

（2）参数设置常用参考值

IPAP/潮气量：$(10 \sim 25)$ cmH$_2$O/$(7 \sim 15)$ml/kg。

EPAP：$3 \sim 5$cmH$_2$O（Ⅰ型呼吸衰竭时用 $4 \sim 12$cmH$_2$O）。

后备频率(T 模式)：$10 \sim 20$ 次/分。

吸气时间：$0.8 \sim 1.2$ 秒。

六、护理要点

1. 保证安全而有效的通气治疗　做好解释以充分取得病人的配合，确保连接质量，设置适当的参数，监测动脉血气及 SpO$_2$。

2. 保证足够的氧气和通气　做好各项监测，包括动脉血气、SpO$_2$、呼吸频率和状态、病人是否耐受呼吸机等。

3. 减少病人焦虑　做好解释工作，指导病人使用呼吸机。

4. 减轻病人不适　包括面部压迫、磨损、眼睛不适、胃肠胀气等。

5. 密切观察并发症的发生　误吸、呼吸衰竭、意识水平下降等。

第三节 机械正压通气

机械通气最早是作为肺脏通气功能的支持治疗手段，经过多年来医学理论的发展及呼吸机技术的进步，已经成为涉及气体交换、呼吸做功、肺损伤、胸腔内器官压力及容积环境、循环功能等，可产生多方面影响的重要干预措施。并主要通过提高氧输送、肺脏保护、改善内环境等途径成为治疗多器官功能不全综合征的重要治疗手段。

一、机械通气的生理与临床目标

合理的机械通气首先必须明确机械通气的目标。明确有创机械通气的生理和临床目标，既有助于解决指征问题，以免延误治疗，又能使机械通气治疗实现个体化，获得最佳疗效。

1. 改善或维持动脉氧合 改善低氧血症，提高氧输送是机械通气最重要的生理目标。吸入氧浓度适当的条件下，动脉血氧饱和度 > 90%，或动脉血氧分压 > 60mmHg 是保证氧输送的前提。

2. 支持肺泡通气 使肺泡通气量达到正常水平，将动脉二氧化碳分压水平维持在基本正常的范围内，是基本生理目标之一。根据病情需要，可保持二氧化碳分压低于或高于正常范围。

3. 维持或增加肺容积　通过应用控制性肺膨胀、间歇性高水平呼气末正压、俯卧位通气等肺泡复张手段，可明显增加呼气末肺泡容积（功能残气量），改善呼吸窘迫和低氧血症。

4. 减少呼吸功　机械通气替代病人呼吸肌肉做功，降低呼吸肌氧耗，有助于改善其他重要器官和组织的氧供。

5. 机械通气的临床目标　①纠正低氧血症；②纠正急性呼吸性酸中毒；③缓解缺氧和二氧化碳潴留引起的呼吸窘迫；④防止或改善肺不张；⑤防止或改善呼吸肌疲劳；⑥保证镇静和肌松剂使用的安全性；⑦减少全身和心肌氧耗；⑧降低颅内压；⑨促进胸壁的稳定，维持通气和肺膨胀。

二、机械通气中应遵循的原则

1. 个体化原则　不同疾病和不同病程，机械通气的设置应有所不同。

2. 氧输送原则　机械通气的根本目的是保证全身氧输送，改善组织缺氧。

3. 肺保护原则　机械通气不当可引起呼吸机相关性肺损伤等严重并发症。

4. 动态监测原则　机械通气过程中，应动态监测潮气量、气道压力、呼吸频率、分钟通气量、PEEP 及内源性 PEEP 等呼吸生理参数。

5. MODS 防治原则　机械通气不当不但可加

重肺损伤，而且可引起或加重肺外的多器官功能障碍（MODS）。

三、机械通气的基本模式

（一）分类

1. 根据吸气向呼气的切换方式 根据吸气向呼气的切换方式不同可分为"定容"型通气和"定压"型通气。

（1）定容型通气 呼吸机以预设通气容量来管理通气，即呼吸机送气达预设容量后停止送气，依靠肺、胸廓的弹性回缩力被动呼气。

常见的定容通气模式有容量控制通气（VCV）、容量辅助-控制通气（V-ACV）、间歇指令通气（IMV）和同步间歇指令通气（SIMV）等，也可将它们统称为容量预置型通气（volume preset ventilation，VPV）。VPV能够保证潮气量的恒定，从而保障分钟通气量；VPV的吸气流速波形为恒流波形，即方波，不能和病人的吸气需要相配合，尤其是存在自主吸气的病人，这种人-机的不协调增加镇静剂和肌松剂的需要，并消耗很高的吸气功，从而诱发呼吸肌疲劳和呼吸困难；当肺顺应性较差或气道阻力增加时，产生过高的气道压，易致呼吸机相关性肺损伤（VILI）。

（2）定压型通气 以气道压力来管理通气，当吸气达预设压力水平时，吸气停止，转换为呼气，故定压性通气时，气道压力是设定的独立参数，而通气容量（和流速）是从属变化的，与呼吸系统顺应性和气道阻力相关。

常见的定压型通气模式有压力控制通气（PCV）、压力辅助控制通气（P－ACV）、压力控制－同步间歇指令通气（PC－SIMV）、压力支持通气（PSV）等，将它们统称为压力预置型通气（pressure preset ventilation，PPV）。PPV 时潮气量随肺顺应性和气道阻力而改变；气道压力一般不会超过预置水平，利于限制过高的肺泡压和预防VILI；易于人－机同步，减少使用镇静剂和肌松剂，易保留自主呼吸；流速多为减速波，肺泡在吸气早期即充盈，利于肺内气体交换。

2. 根据开始吸气的机制 根据开始吸气的机制分为控制通气和辅助通气。

（1）控制通气（controlled ventilation，CV） 呼吸机完全代替病人的自主呼吸，呼吸频率、潮气量、吸呼比、吸气流速完全由呼吸机控制，呼吸机提供全部的呼吸功。

CV 适用于严重呼吸抑制或伴呼吸暂停的病人，如麻醉、中枢神经系统功能障碍、神经－肌肉疾病、药物过量等情况。对病人呼吸力学进行监测时，如静态肺顺应性、内源性 PEEP、呼吸功能的监测，也需在 CV 时进行，所测得的数值才准确可靠。

如潮气量、呼吸频率等参数设置不当，可造成通气不足或过度通气；应用镇静剂或肌松剂可能将导致低心排、低血压、分泌物廓清障碍等；长时间应用 CV 将导致呼吸肌萎缩或呼吸机依赖。

（2）辅助通气（assisted ventilation，AV）　依靠病人的吸气努力触发或开启呼吸机吸气活瓣实现通气，当存在自主呼吸时，气道内轻微的压力降低或少量气流触发呼吸机，按预设的潮气量（定容）或吸气压力（定压）将气体输送给病人，呼吸功由病人和呼吸机共同完成。

AV 适用于呼吸中枢驱动稳定的病人，病人的自主呼吸易与呼吸机同步，通气时可减少或避免应用镇静剂，保留自主呼吸可避免呼吸肌萎缩，有利于改善机械通气对血流动力学的不利影响，有利于撤机过程。

（二）常见模式

1. 辅助控制通气　辅助控制通气（assist - control ventilation，ACV）是辅助通气（AV）和控制通气（CV）两种通气模式的结合，当病人自主呼吸频率低于预置频率或无力使气道压力降低或产生少量气流触发呼吸机送气时，呼吸机即以预置的潮气量及通气频率进行正压通气，即 CV；当病人的吸气用力可触发呼吸机时，通气以高于预置频率的任何频率进行，即 AV。结果：触发时为辅助通气，无触发时为控制通气。参数设置如下。

（1）容量切换　触发敏感度、潮气量、通气频率、吸气流速/流速波形。

（2）压力切换　触发敏感度、压力水平、吸气时间、通气频率。

2. 同步间歇指令通气 同步间歇指令通气(synchronized intermittent mandatory ventilation, SIMV)是自主呼吸与控制通气相结合的呼吸模式,在触发窗内病人可触发和自主呼吸同步的指令正压通气,在两次指令通气周期之间允许病人自主呼吸,指令呼吸可以以预设容量(容量控制 SIMV)或预设压力(压力控制 SIMV)的形式来进行。

参数设置:潮气量、流速/吸气时间、控制频率、触发敏感度,当压力控制 SIMV 时需设置压力水平及吸气时间。

3. 压力支持通气 压力支持通气(pressure support ventilation, PSV)属于部分通气支持模式,是病人触发、压力目标、流量切换的一种机械通气模式,即病人触发通气并控制呼吸频率及潮气量,当气道压力达预设的压力支持水平时,且吸气流速降低至低于阈值水平时,由吸气相切换到呼气相。

参数设置:压力、触发敏感度,有些呼吸机有压力上升速度、呼气敏感度(ESENS)。

4. 持续气道正压 持续气道正压(continuous positive airway pressure, CPAP)是在自主呼吸条件下,整个呼吸周期以内(吸气及呼气期间)气道均保持正压,病人完成全部的呼吸功,是呼气末正压(PEEP)在自主呼吸条件下的特殊技术。

参数设置:仅需设定 CPAP 水平。

5. 双水平气道正压通气　双水平气道正压通气(biphasic positive airway pressure，BIPAP)是指自主呼吸时，交替给予两种不同水平的气道正压，高压力水平(Phigh)和低压力水平(Plow)之间定时切换，且其高压时间、低压时间、高压水平、低压水平各自独立可调，利用从 Phigh 切换至 Plow 时功能残气量(FRC)的减少，增加呼出气量，改善肺泡通气。

参数设置：高压力水平(Phigh)、低压力水平(Plow)即 PEEP、高压时间(Tinsp)、呼吸频率、触发敏感度。

（三）机械通气参数的调整

1. 潮气量的设定　在容量控制通气模式下，潮气量的选择应确保足够的气体交换及病人的舒适性，通常依据体重选择 $6 \sim 8ml/kg$，并结合呼吸系统的顺应性、阻力抗进行调整；依据肺机械参数，维持气道压最低时的 VT，其压力最高应低于 $30 \sim 35cmH_2O$，可避免气压伤及呼吸机相关性肺损伤(VILI)；在压力控制通气模式下，潮气量是由选定的目标压力、呼吸系统的阻力及病人的自主呼吸方式决定的；依据 P－V 曲线将 VT 设定于 P－V 曲线陡直段。

依据肺机械参数，以维持气道压最低时的 VT，其压力最高应低于 $35cmH_2O$。最终应以血气分析进行调整。

2. 呼吸频率的设定　呼吸频率的选择根据通

气模式、无效腔/潮气量比、代谢率、目标 $PaCO_2$ 水平及自主呼吸强度等决定，原则上，成人通常设定为 12 ~ 20 次/分，急/慢性限制性肺疾病时也可根据分钟通气量和目标 $PaCO_2$ 水平设定超过 20 次/分。

3. 流速调节　理想的峰流速应能满足病人吸气峰流速的需要，成人常用的流速可设置在 40 ~ 60L/min，根据分钟通气量和呼吸系统的阻力和肺的顺应性调整，控制通气时由于吸气时间的限制，峰流速可低于 40L/min，压力控制型通气模式下流速由选择的压力水平、气道阻力及病人的吸气努力决定。流速波形在临床常用恒流（方波）或减速波。

4. 吸气时间/吸呼比（I∶E）的设置　I∶E 的选择是基于病人的血流动力学、氧合状态及自主呼吸水平，适当的设置能保持良好的人 – 机同步性，根据血流动力学、氧合、自主呼吸选择吸气时间或吸呼比，自主呼吸病人通常设置吸气时间为 0.8 ~ 1.2 秒或吸呼比为 1∶（1.5 ~ 2）。

5. 触发灵敏度调节　一般情况下，压力触发常为 -0.5 ~ $-1.5cmH_2O$，流速触发常为 2 ~ 5L/min，合适的触发灵敏度设置将明显使病人更舒适，促进人机协调。

6. 吸入氧浓度（FiO_2）　机械通气初始阶段，可给高 FiO_2（100%）以迅速纠正严重缺氧，后依据目标 PaO_2、PEEP 水平、MAP 水平和血流动力学状态，酌情降低设定 FiO_2 至 50% 以下，并设法维持 $SaO_2 > 90\%$，若不能达上述目标，即可加用 PEEP、增加平均气道压，应用镇静剂或肌松剂；若适当 PEEP 和 MAP 可以使 $SaO_2 > 90\%$，应保持最低的 FiO_2。

7. PEEP 的设定 设置 PEEP 的作用是使萎陷的肺泡复张，增加平均气道压，改善氧合，减少回心血量，减轻左室后负荷。克服 PEEP 引起呼吸功的增加。虽然 PEEP 设置的上限没有共识，但下限通常在 P－V 曲线的低拐点(LIP)或 LIP 之上 $2cmH_2O$。

(四)机械通气过程中的监测与管理

1. 进行常规呼吸功能监测

(1)观察胸廓运动情况。

(2)听诊肺部判断呼吸音情况。

(3)观察口唇、肢端颜色，判断有无缺氧现象。

(4)观察甲床按压后恢复时间，判定血流灌注时间，一般在 0.5 秒恢复。

(5)观察精神症状及神经状况。

(6)观察有无颈外静脉怒张情况，可判断胸膜腔内压高低和右心功能状态。

2. 呼吸功能的监测 潮气量、呼吸频率、每分通气量、吸呼比、气道平均压、血气分析、血氧饱和度。

（五）机械通气的并发症

机械通气是重要的生命支持手段之一，但机械通气也会带来一些并发症，甚至是致命的并发症。合理应用机械通气将有助于减少甚至避免并发症的产生。

1. 人工气道相关的并发症　人工气道是将导管直接插入或经上呼吸道插入气管所建立的气体通道。临床上常用的人工气道是气管插管和气管切开。

（1）导管异位　插管过深或固定不佳，均可使导管进入支气管。因右主支气管与气管所成角度较小，插管过深进入右主支气管，可造成左侧肺不张及同侧气胸。

（2）气道损伤　困难插管和急诊插管容易损伤声门和声带，长期气管插管可以导致声带功能异常，气道松弛。气囊充气过多、压力太高，压迫气管，气管黏膜缺血坏死，形成溃疡，可造成出血。

（3）人工气道梗阻　是人工气道最为严重的临床急症，常威胁病人生命。导致气道梗阻的常见原因包括：导管扭曲、气囊疝出而嵌顿导管远端开口、痰栓或异物阻塞管道、管道坍陷、管道远端开口嵌顿于隆突、气管侧壁或支气管。

（4）气道出血　人工气道的病人出现气道出血，特别是大量鲜红色血液从气道涌出时，往往威胁病人生命，需要紧急处理。气道出血的常见原因包括气道抽吸、气道腐蚀等。

（5）气管切开的常见并发症　根据并发症出现的时间，可分为早期、后期并发症。

1）早期并发症　指气管切开一般 24 小时内出现的并发症。主要包括：①出血是最常见的早期并发症；②气胸是胸腔顶部胸膜受损的表现，胸膜腔顶部胸膜位置较高者易出现，多见于儿童、肺气肿等慢性阻塞性肺疾病病人等；③空气栓塞是较为少见的并发症，与气管切开时损伤胸膜静脉有关；④皮下气肿和纵隔气肿是气管切开后较常见的并发症。皮下气肿和纵隔气肿本身并不会危及生命，但有可能伴发张力性气胸，需密切观察。

2）后期并发症　指气管切开 24～48 小时后出现的并发症，发生率高达 40%。主要包括：①切口感染；②气管切开后期出血；③气道梗阻；④吞咽困难；⑤气管食管瘘；⑥气管软化。

2. 正压通气相关的并发症

（1）呼吸机相关肺损伤　指机械通气对正常肺组织的损伤或使已损伤的肺组织损伤加重。包括气压伤、容积伤、萎陷伤和生物伤。

（2）呼吸机相关肺炎　是指机械通气 48 小时后发生的院内获得性肺炎。气管内插管或气管切开导致声门的关闭功能丧失，机械通气病人胃肠内容物反流误吸是发生院内获得性肺炎的主要原因。

(3)氧中毒　　即长时间地吸入高浓度氧导致的肺损伤。当病人病情严重必须吸高浓度氧时，应避免长时间吸入，浓度尽量不超过60%。

(4)呼吸机相关的膈肌功能不全　　特指在长时间机械通气过程中膈肌收缩能力下降。保留自主呼吸可以保护膈肌功能。机械通气病人使用肌松剂和大剂量糖皮质激素可以导致明显肌病的发生。机械通气病人应尽量避免使用肌松剂和糖皮质激素，以免加重膈肌功能不全。

3. 机械通气对肺外器官功能的影响

(1)对心血管系统的影响

1)低血压与休克　　机械通气使胸腔内压升高，导致静脉回流减少，心脏前负荷降低，其综合效应是心排血量降低，血压降低。

2)心律失常　　机械通气期间，可发生多种类型心律失常，其中以室性和房性期前收缩多见。

(2)对其他脏器功能的影响

1)肾功能不全　　机械通气引起病人胸腔内压力升高，静脉回流减少，导致抗利尿激素释放增加，机体水钠潴留；同时机械通气导致静脉回流减少，使心脏前负荷降低，导致心排血量降低，使肾脏血流灌注减少。可能导致肾脏功能不全。

2)消化系统功能不全　　机械通气病人常出现腹胀、卧床、应用镇静剂肌松剂等原因可引起肠道蠕动降低和便秘，咽喉部刺激和腹胀可引起呕吐，肠道缺血和应激等因素可导致消化道溃疡和出血。另外，PEEP 的应用可导致肝脏血液回流障碍和胆汁排泄障碍，可出现高胆红素血症和转移酶轻度升高。

3）精神障碍　极为常见，表现为紧张、焦虑、恐惧，主要与睡眠差、疼痛、恐惧、交流困难有关，也与对呼吸机治疗的恐惧、对治疗的无知及呼吸道造成的强烈刺激有关。

4. 镇静与肌松相关的并发症　镇静剂的应用可导致血管扩张和心排血量降低，导致血压降低、心率加快。镇静不足不能达到镇静目的，镇静过度抑制了咳嗽反射，使气道分泌物易发生潴留而导致肺不张和肺部感染。

四、撤离呼吸机的指征

呼吸机的撤离指征如下。

（1）导致机械通气的病因好转或被去除。

（2）氧合指标　$PaO_2/FiO_2 \geq 150 \sim 200$；$PEEP \leq 5 \sim 8 cmH_2O$；$FiO_2 \leq 0.40$。对于 COPD 病人：$pH > 7.30$，$FiO_2 < 0.35$，$PaO_2 > 50mmHg$。

（3）血流动力学稳定　无心肌缺血动态变化，临床上无明显低血压（不需要血管活性药物治疗或只需要小剂量药物，如多巴胺 $<5\mu g/(kg \cdot min)$）。

（4）有自主呼吸能力　存在咳嗽和吞咽反射。

五、撤离呼吸机的方法

（一）直接撤机

适用于机械通气前肺功能良好，因手术等突

发因素或急性疾病行机械通气的病人。

（1）降低呼吸机辅助条件　包括 PEEP、PSV 水平直至达到撤机标准；降低 FiO_2 至 0.40 以下。

（2）呼吸机参数降至以上水平后，病人通气及氧合指标满意（$PaO_2 > 60mmHg$，$SaO_2 > 93\%$），可考虑撤除呼吸机。

（二）分次或间断撤机

（1）根据临床状况及血气分析指标逐渐降低 FiO_2。

（2）采用 SIMV 通气方式　在呼吸较弱期间给予辅助，随着自主呼吸增强，辅助呼吸次数逐渐减少，直到自主呼吸完全恢复。当 SIMV 频率降至 5 次/分，如果病人呼吸平稳、血气大致正常、能较好地维持通气和氧合，可考虑撤机。

（3）采用 PSV 通气方式　开始可逐渐增加 PSV 的压力支持水平，利于肺的充分膨胀。以后再逐渐降低压力支持水平，至撤机水平后，可考虑脱机。

（4）采用 CPAP 通气方式　方法与 PSV 通气模式基本相同，逐渐降低压力支持水平，如自主呼吸频率过快时，应寻找原因，必要时更换通气模式。

（5）间断脱机　每日分次脱机，并根据病情逐渐延长脱机时间和增加脱机次数，直至完全脱机。

六、应用呼吸机的注意事项

（1）呼吸机安装完毕后调试各参数，开机顺序为：压缩空气→氧气→主机。中心供氧和供气情况下，先连接氧气、空气，再开主机。进行试机后处于待用状态，并请第二人查对。

（2）使用前重新检查呼吸机性能、调试参数及运转情况，用检测模肺试行通气，确保准确无误后连接病人。

（3）定期听双肺呼吸音，检查通气效果。

（4）检查呼吸机监测指标和管道有无故障并排除。

（5）机械通气30分钟后查血气分析，根据结果调整各项参数。

（6）密切注意相关脏器功能状态，记录血压、心率、呼吸、尿量等。

七、机械通气过程中异常情况的处理

（一）漏气

因导管气囊充气不足、缓慢逸气、破裂和呼吸机管道连接松脱所致。

1. 临床所见　呼吸机容量监控报警装置发出声光报警指示潮气量下降，胸廓活动幅度减少，气道压力明显下降。

2. 处理　应排除气囊漏气的可能，如属气囊内气体的缓慢逸散，应注意经常充气。气囊破裂应更换气管导管。寻找呼吸机本身常见漏气原因，雾化罐水槽是否旋紧；呼吸机管道系统连接有无松脱等。如找不到漏气原因，考虑呼吸机机械装置失灵所致，应断离呼吸机，暂由手控呼吸囊给氧并更换呼吸机。

（二）通气停止

呼吸机与气管导管接头处及本身管道的完全脱开或扭曲致通气完全停止；气源或电源的突然中断及呼吸机管道接错所致致命性危险。

预防：应用呼吸机前，应对呼吸机的运转功能及管道连接进行全面检查，确认一切正常方可使用，并注意应用中的监护。

（三）报警失灵

在机械通气中，如呼吸机报警失灵或关闭后就有可能忽视一些可能发生的问题。因而强调注意临床观察，不能完全依赖报警装置。

八、呼吸机相关性肺炎与呼吸机集束干预策略

呼吸机相关性肺炎（VAP）是病人使用呼吸机48小时后出现的一种院内感染式的肺炎。有研究显示，接受呼吸机给氧的病人出现 VAP 的发病率是22.8%，而使用呼吸机的病人比未使用呼吸机的病人出现肺炎的风险高 3～10 倍，还有研究显示，VAP 可使病人住院天数增加、住院成本增加及病死率增加。

（一）VAP 的病理

VAP 分为早期 VAP 及后期 VAP。

早期 VAP 出现于插管后 48～96 小时内，通

常与抗生素敏感的微生物有关。常见的微生物有：金黄色葡萄球菌、肺炎链球菌、流感嗜血杆菌、变形杆菌、黏质沙雷菌、肺炎克雷伯杆菌、大肠埃希菌。

后期 VAP 出现于插管后 96 小时后，并与抗生素耐药的微生物有关。常见的微生物有：铜绿假单胞菌、金黄色葡萄球菌、不动杆菌属。一般 VAP 的预防应在插管前开始施行，直到拔管时为止。

（二）产生 VAP 的原因及途径

1. 细菌定植 是指肺内发现有细菌，但没有产生活跃的宿主反应或感染。细菌可以从身体的其他部位传到肺部，包括口咽、鼻腔、牙石、消化道、呼吸机管道及气管插管等。气管插管（ETT）会使细菌定植更加容易发生，首先，ETT 会产生旁路使细菌直接经 ETT 绕过上呼吸道进入肺部；口腔分泌物积聚 ETT 的气囊上，当气囊充气不足时，气囊上方分泌物会流入肺部。ETT 插管 12 小时后在插管内壁形成一层生物膜，在肺部物理治疗时或吸痰时，因注入生理氯化钠溶液而被推注肺部。病人咳嗽、咳痰及 ETT 管移动时生物膜的细菌可被送入肺部，增加 VAP 的风险。

2. 误吸 是指病人胃内容物在呕吐时误吸入肺部。

由于 ICU 病人大部分带胃管，使胃部括约肌不能有效关闭，使误吸的风险加大；鼻饲使胃的

pH 增高，偏碱性和碱性环境使细菌繁殖增快；过量的鼻饲饮食使胃内容量增大，易导致误吸的风险。

（三）VAP 预防措施

1. 呼吸机集束干预策略　研究显示，实施呼吸机集束干预策略（Ventilator Bundle）能平均减低 VAP 发生率的 45%。集束干预策略（Bundle of Care）译为集束治疗策略或集束干预策略，是指集合一系列有循证的治疗及护理措施，处理某种难治的临床疾患。呼吸机集束干预策略是指执行一系列有循证的治疗及护理措施，以预防 VAP 的发生。需要强调的是，在临床工作中一定要对所选择的病人持续地执行集束干预策略中的每一项措施，而不是间断地执行或选择其中一两项来执行，才能真正实施集束干预。呼吸机集束干预策略包括 4 项措施。

（1）抬高床头　将病人床头抬高 30°～40°，防止因床头过低产生的误吸。另外，抬高床头，可改善病人的通气功能，有利于呼吸；已脱机病人，抬高床头使病人更容易用力做自主式呼吸。除非患有颈椎骨折，一般情况均可将床头抬起。护理中应注意抬高床头后，病人身体会出现下滑使背部皮肤受损，所以，抬高床头后，要将床尾稍抬高，使病人感到舒适。

（2）镇静休假　指每日暂时停止使用镇静药物及试行脱机和拔管，也称"每日唤醒"。因为越早脱机，VAP 产生的机会可减低。执行"镇静休假"计划时，护理应注意观察病人有无疼痛、躁动、焦虑等不适症状，防止出现呼吸机对抗及意外拔管。

（3）消化道溃疡的预防　危重病人若出现消化道溃疡及其他相关并发症，如消化道出血、消化道缺血坏死、消化道感染等，不但延长病人使用呼吸机天数及住院时间，还会大大增加 VAP 的发生。H_2 受体抑制剂能有效减低消化道溃疡。

（4）中心静脉栓塞的预防　危重病人假若不采取预防中心静脉栓塞发生的措施，出现中心静脉栓塞及肺栓塞的机会可能会增加。预防措施一般采用弹性袜子或下肢顺序加压泵应用，增加下肢静脉内血液回流。高风险病人如骨科术后病人、老年病人等。

2. 预防细菌定植的措施

（1）口腔护理　用牙刷清除牙石或用含有抗微生物的漱口水进行口腔护理。

（2）避免经气管插管滴注生理氯化纳溶液　研究显示，采用生理氯化纳溶液冲洗气管插管，不但不能稀释痰液，反而引起病人氧合下降，血压和心率加快，颅内压升高及发生 VAP 风险增大，护理中应采取其他方法稀释痰液，如增加静脉补液量、适当采用呼吸道湿化及化痰药物等。

（3）预防误吸的措施

1）气管插管气囊压力　保持在 $25 \sim 30 cmH_2O$，

避免气囊上方分泌物及细菌经插管流入肺内。

2) 声门下吸痰　为了避免声门下分泌物积聚，建议插管超过 3 日应采用声门下吸痰，以清除声门下分泌物。

3) 监测胃部残余容量　胃管进食建议采用滴注泵持续慢速喂饲，避免胃部容量过大。每 4 小时经胃管抽出胃内残余物，以确定胃部是否过度膨胀，胃内容物是否排入肠道，以降低呕吐及误吸的风险。如 4 小时经胃管抽出胃内残余物超过 200ml，会增加呕吐及误吸的风险。处理方法：把其中 200ml 注回胃内，剩余的丢弃。

3. 其他措施

(1) 正确的手卫生　保持手部卫生是最基本和最有效的减低交叉感染的措施。最有效的方法是洗手，但如果手部没有明显的污染，可以进行手部消毒液擦手。在以下五种情形下应进行洗手或擦手：① 接触病人前；② 接触病人后；③ 接触病人物品后；④ 为病人进行有创操作前；⑤ 接触病人的血液或体液后。

(2) 更换气管插管　一般留置气管插管的时间是 10 日至 2 周，或病人有呼吸系统感染症状才更换气管插管。专家建议使用表面为硝酸银镀制的气管插管可能会减低 VAP。

(3) 呼吸机管道的更换　呼吸机的管道也会产生细菌定植。频繁更换(每日更换)呼吸机管道不会降低 VAP。研究发现，每 7 日更换呼吸机管道与每隔 2 日更换一次在感染率上没有区别。

（4）吸痰 采取开放式吸痰和密闭式吸痰在 VAP 发生率上没有明显分别。

（5）加湿系统 包括加热加湿器及加湿交换器，研究显示，加湿交换器会使 VAP 发生降低。

（6）病人体位 定时（每 2 小时）为病人翻身，不但可以预防压疮，也可肺部引流降低 VAP 发生。

第四节 氧疗与人工气道管理

氧是生命活动必不可少的物质。当组织氧供不足或其利用氧气发生障碍而致使机体发生代谢功能和形态异常时，称为缺氧。缺氧有许多类型，但低氧血症是其主要类型之一。氧疗即是通过吸入氧气提高肺泡氧分压，进而提高动脉血氧分压，达到纠正缺氧的一种方法。

人工气道是指为保证气道通畅而在生理气道与空气或其他气源之间建立的有效连接。做好人工气道的管理是关系到危重症病人重要脏器功能保障和救治是否得到顺利转归的重要环节。

一、氧气疗法

（一）低氧血症的定义

低氧血症是血液中氧分不足的一种状态。动

脉血氧分压（PaO_2）低于 75mmHg。可分为轻、中、重度。低氧血症可引起广泛的组织细胞损伤。

轻度低氧血症：$PaO_2 < 75mmHg$。

中度低氧血症：$PaO_2 < 60mmHg$。

重度低氧血症：$PaO_2 < 30mmHg$。

（二）引起低氧血症的原因

1. 吸入氧分压低　主要见于高原居住或工作、高空飞行、潜水等。

2. 肺部疾病

（1）肺泡通气不足　主要见于慢性阻塞性肺疾病、重症肌无力等。

（2）通气/血流比例失调　见于动静脉分流、肺不张、肺栓塞、急性呼吸窘迫综合征等。

（3）弥散障碍　见于急性肺水肿、肺间质纤维化。

（4）氧气运输障碍　氧供降低，见于低血压、贫血、氧合降低等。

（5）组织氧合降低　正常组织摄氧率为 25%。摄氧率降低见于脓毒症、碱中毒、CO 中毒。

（三）缺氧的类型

1. 乏氧性缺氧　各种原因所致动脉血氧分压降低引起的缺氧。

2. 贫血型缺氧　因血红蛋白减少或变性导致氧运输发生障碍，组织器官不能得到氧供引起的缺氧。

3. 循环淤滞型缺氧　循环功能障碍，使得全身或局部的血流缓慢或淤滞，造成组织或器官氧供减少。

4. 组织中毒型缺氧　中毒引起组织和细胞利用氧的能力下降或障碍引起的缺氧。

(四)缺氧的诊断

1. 病因　存在缺氧的病因。

2. 临床表现　呼吸频率增快、气喘、气促或伴有呼吸困难；低血压、心动过速、肢端湿冷、发绀；意识障碍。

3. 动脉血气分析　$PaO_2 < 75mmHg$，$SaO_2 < 90\%$。

(五)氧气疗法

1. 适应证

(1)吸入氧分压低　例如高原反应。

(2)肺泡通气不足　如慢性阻塞性肺疾病病人、重症肌无力病人呼吸功能障碍。

(3)通气/血流比例失调　如肺不张、肺栓塞。

(4)弥散障碍　急性肺水肿、肺间质纤维化。

(5)氧供降低　低血压、贫血、氧合不足等。

(6)组织氧合降低　脓毒血症、碱中毒、CO中毒等。

2. 临床应用

(1)轻度缺氧　给予鼻塞或鼻导管吸氧，2～4L/min，也可面罩吸氧，<4L/min。

(2)中度缺氧　无 $PaCO_2$ 升高，给予面罩吸氧 4～10L/min。

(3)中度缺氧并 $PaCO_2$ 升高　采取持续低流

量的方式吸氧，可使用 Venturi 面罩。必要时采用间歇正压给氧和适当的辅助通气治疗。

（4）严重缺氧，使用呼吸机。

3. 不良反应

（1）呼吸抑制　尤其长时间、高浓度给氧可引起呼吸中枢抑制，加重 COPD 病人 CO_2 潴留。

（2）氧中毒　长时间、高浓度给氧可引起氧中毒，发生肺毛细血管充血、肺泡膜增厚、肺不张、肺纤维化等病理改变。

二、人工气道的管理

（一）人工气道的作用

（1）为防止误吸提供相对的保护。

（2）维持气体交换所需的通畅气道。

（3）提供肺与呼吸机连接的途径。

（4）建立清除分泌物的通道。

（二）建立人工气道的适应证

（1）上呼吸道梗阻。

（2）气道保护性机制受损。

（3）气道分泌物潴留。

（4）实施机械通气。

（三）人工气道的类型

1. 上人工气道　包括口咽通气道和鼻咽通气道。

2. 下人工气道　包括气管插管和气管切开，常用的人工气道为下人工气道。

（四）人工气道对病人的影响

（1）破坏了呼吸道的正常防御机制。

（2）抑制正常咳嗽反射。

（3）语言交流障碍。

（4）自尊、自我形象受损。

（五）气管插管过程中的配合与监测

（1）病人取仰卧位，头部靠近床头，如床头拦可移动，撤掉床头拦，便于医师插管操作。如床头拦不能撤掉，将病人摆成对角线体位，即：头在床头右上角，脚朝向床尾左下角，清醒病人做好解释工作，有义齿的即刻取出。

（2）遵医嘱备咪达唑仑注射液，在近心端血管，最好是中心静脉导管给药，使其快速发挥药效。

（3）必要时备黏膜麻醉剂，如1%丁卡因喷咽、喉部表面麻醉。

（4）备吸引物品，做好插管过程中的吸引准备。

（5）在床旁，备摆放插管等物品的操作台面，如床头桌、移动餐桌等。

（6）适当约束病人。

（7）插管过程中，严密监测病人的呼吸频率、幅度、方式；观察口唇、四肢末梢、皮肤黏膜的颜色；监测血压、ECG、SpO_2。

（六）人工气道的固定

1. 经口气管插管的固定

（1）使用专用固定器固定气管插管。

（2）带牙垫固定法　先用胶布将牙垫与气管插管进行固定，再使用寸带给予固定。寸带与病人皮肤接触处，应有保护措施，预防皮肤损伤。

（3）去牙垫固定法　用于无牙、有牙但镇静满意或有牙配合良好的病人。以胶布在插管位于门齿处缠绕一圈，再将寸带固定于胶布处，寸带较长的一端绕过病人头部，与另一端打结。此方法可增加病人舒适度。

2. 经鼻气管插管的固定　以胶布在插管位于鼻翼处缠绕一圈，再将寸带固定于胶布处，寸带较长的一端绕过病人头部，与另一端打结。

3. 气管切开插管的固定　取两根寸带，一长一短，分别系与套管两侧，较长的一根绕过病人头部，与另一根打结。注意应打死结，避免自行松开。

（七）人工气道的湿化

1. 常用方法

（1）保证充足的液体入量　如果机体液体量不足，即使呼吸道进行湿化，呼吸道内的水分也会进入失水的组织中去，呼吸道仍处于缺水状态。

（2）加温湿化器　湿化罐内应注入蒸馏水，加热温度以气管插管的气体温度达到 37℃ 为宜，以使吸入气体的湿度达到 100% 。

（3）湿热交换器　也称人工鼻。可放置在 "Y" 型管与气管导管之间，为被动湿化。呼气时，随温度的下降，呼出的水分被截留在人工鼻中，吸气时，温度逐渐升高，人工鼻内的水分进入吸入气体中。如病人呼吸道分泌物黏稠或呈血性、体温过低、呼出潮气量过高或过低时，不宜使用人工鼻。

2. 湿化效果评价

（1）湿化满意　痰液稀薄，容易吸出或咳出；吸痰管壁上留有少量痰液，容易被冲洗干净；听诊呼吸道内无干鸣音或大量痰鸣音。

（2）湿化过度　痰液过度稀薄，需不断吸引；听诊呼吸道内大量痰鸣音；病人频繁咳嗽、人－机对抗。

（3）湿化不足　痰液黏稠，不易吸出或咳出；吸痰管壁上留有较多痰液，不易被冲洗干净；听诊呼吸道内有干鸣音。

（八）气囊的管理

1. 气囊压力

（1）理想的气囊压力为 18mmHg。正常成人气管黏膜的动脉灌注压约为 30mmHg，毛细血管静脉端的压力为 18mmHg。当气囊压力大于 18mmHg时，会引起气管黏膜静脉回流受阻而出现淤血。气囊压力过高，会造成黏膜损伤；压力过低，则不能有效封闭气囊与气管间的间隙。因此，应注意检查气囊压力，保持在合适状态。而且，气囊不需要定时放气。

（2）气囊充气量　在没有气囊测压表时，气囊充气量可采用最小漏气技术和最小闭合技术。

1）最小漏气技术　即气囊充气后，吸气时允许有少量气体漏出。方法：将听诊器置于病人气管处，听漏气声。向气囊内缓慢注气直到听不到声音，然后从 0.1ml 开始抽出气体，直到吸气时能听到少量漏气声为止。

2）最小闭合技术　即气囊充气后，吸气时恰好无气体漏出。方法：将听诊器置于病人气管处，边向气管内注气边听漏气声，直到听不到声音，然后抽出 0.5ml 气体时，又可听到少量气体漏气声，再注气，直到吸气时听不到漏气声为止。该方法可在一定程度上减少气囊对气管壁的损伤，进食时不易发生误吸，不影响潮气量。

2. 气囊上分泌物的清除

（1）使用带声门下吸引的气管导管。

（2）将气管插管内痰液吸干净，将吸痰管插入至超过气管插管长度约 2cm 处，一人放气囊另一人吸痰，使得气囊上分泌物被清除，然后及时将气囊充气。

（3）在气囊放气的同时，通过呼吸机或简易呼吸器，经人工气道给予较大的潮气量，在塌陷的气囊周围形成正压，将分泌物吹到口咽部，经口腔和鼻腔给予吸引。

（九）吸痰

1. 吸痰的时机　应强调按需吸痰。吸痰指征：①病人咳嗽或有呼吸窘迫；②听诊或病床旁听到有痰鸣；③呼吸机气道压力升高报警；④氧分压或氧饱和度突然降低；⑤体位变化前后。

2. 吸痰管的选择　吸痰管材质应对气管黏膜

损伤小；吸痰管能顺利通过气管导管；合适的长度，较气管导管长至少 5cm；粗细合适，吸痰管外径小于气管导管内径的一半；单根独立无菌包装。

3. 操作要点　严格遵守无菌操作原则，冲洗液应为无菌生理氯化纳溶液；吸痰前应提高氧浓度或吸纯氧；吸痰管进入气管导管时，应不带负压，到达合适位置后，再在开启负压；吸痰管在人工气道内的时间不超过 15 秒；吸痰过程中应密切观察病人生命体征。

4. 吸痰的并发症　低氧血症、心律失常、低血压、肺萎陷或肺不张。

第三章 循环系统功能的监护

循环系统是人体最重要的器官之一，其功能是推动血液流经人体的每一个部分，以达到输送氧及营养物质、运送代谢产物的目的。对循环系统的监护包括基本监测指标血压、中心静脉压等，及血流动力学监测。

第一节 无创血压监测

无创血压监测（NIBP）是通过加压袖带阻断动脉血流，在持续放气时测定袖带压力振荡，或袖带放气时血流继续流经动脉时的压力。

一、测量技术

（一）手动法

尽管手动法测定无创血压耗时较长且个体差异较大，但由于其操作简便、成本低廉，仍得到广泛应用。

1. 听诊法 首先利用袖带加压阻断血管血流，随着袖带压力降低，血管内逐渐形成湍流，而产生 Korotkoff 音，通过听诊可以确定收缩压，而当血流声音消失时的压力即为舒张压。

2. 示波测量法（oscillometry） 该方法将袖带与压力表相连，随着袖带逐渐放气，第一个振荡出现时的压力即为收缩压，而振荡消失时的压力即为舒张压。

（二）自动无创测量技术

此法由于使用方便而得到广泛应用。多数自动测量血压设备均采用示波测量技术。一般而言，袖带充气至超过前次收缩压40mmHg（或达到约170mmHg），此后在逐渐放气的同时用传感器监测袖带内的压力振荡。最大振荡出现时的最低压力与 MAP 有很好的相关性。收缩压和舒张压可通过运算法则确定，但通常分别于最大振荡波形的初始上升和最后下降相对应。

二、注意事项

注意事项包括如下内容。

1. 袖带宽度适中 袖带宽度应覆盖上臂或大腿长度的 2/3，即袖带宽度相当于肢体直径的120%。袖带过窄可导致测量值过高，袖带过宽可导致测量值过低。

2. 停止活动 活动可能导致测量时间过长，此时部分仪器甚至无法测量血压。

3. 常规监测时测量周期不应少于 2 分钟，如果设定测量血压过于频繁，可能导致静脉淤血；某些仪器设有 STAT 模式，可快速反复测量血压，但可能影响肢体灌注并损害外周神经。

4. 心律失常病人有时没有正常的心脏冲动，因此在袖带逐渐放气时可能无法记录实际血压。血压很低或很高，电子测压仪很难感知压力振荡。

5. 在一次血压测量完毕后，将袖带完全放气，需等待30秒，方可进行下一次血压监测。

6. 血压计袖带内垫一次性衬布，每4小时松开袖带片刻或更换肢体进行血压测量，以减少因持续充气而对肢体血液循环产生的影响，并减轻给病人带来的紧张与不适。

7. 无论电子测压仪还是手动血压计，因长时间使用，精确度会降低，因而每半年有专业技师检测一次准确度。当电子测压仪测量血压异常与病人体征不相符时，要用人工测量法进行核实。

8. 病人转出ICU时，血压计袖带放臭氧消毒柜消毒后备用。

第二节 有创动脉血压监测

有创血压监测(invasive blood pressure monitoring，IBPM)是将动脉导管置入动脉内直接测量动脉内血压的方法。IBPM为持续的动态变化过程，不受人工加压、减压、袖带宽窄及松紧度的影响，准确、直观，可根据动脉波形变化来判断分析心肌的收缩力。病人在应用血管活性药时及早发现动脉压的突然变化，有利于医务人员根据动脉压的瞬间变化及时调整治疗。还可以反复动脉抽血监测血气分析，避免反复动脉穿刺，减轻病人痛苦和护士工作量，也可为临床诊治提供可靠监测数据。

一、概念

IBPM 为直接感知血液内的压强，将套管针置于动脉血管内连接延长管、传感器及监护仪，传感器将导管内液体压转换为电信号输入监测仪，最终将其转换成数字和波形，显示于屏幕上。有创压较无创压高 5 ~ 20mmHg（1mmHg = 0.133kPa）。一般股动脉收缩压较桡动脉高 10 ~ 20mmHg，而舒张压低 15 ~ 20mmHg，足背动脉收缩压可能较桡动脉高 10mmHg，而舒张压低 10mmHg。

二、置管方法

穿刺部位首选桡动脉，因为桡动脉位置表浅，易触及、易定位、易观察，易于护理和固定。其次是股动脉、足背动脉、肱动脉等。以桡动脉为例，操作时，常规消毒铺巾，操作者左手示指、中指扪及病人桡动脉搏动，右手持穿刺针，在搏动最强处进针，穿刺针与皮肤呈 30° ~ 40°角，若有鲜红色的血液喷至针蒂，表明针芯已进入动脉，此时将穿刺针压低 15°，再向前进针约 2mm，如仍有回血，送入外套管，拔出针芯，有搏动性血液喷出，说明导管位置良好，即可连接测压装置，此为直接法；如果不再有回血表明已经穿透血管，再进少许针，退出针芯，接注射器缓慢回吸后退，当回血通畅时，保持导管与血管方向一致，捻转推进导管，此为穿透法。

三、IBPM 管道的管理

(一)测压管道的连接

在穿刺成功后，应立即连接冲洗装置，调整压力传感器的高度平右心房的水平，一般放在腋中线第四肋间。压力袋内的肝素盐水（配置浓度为 2~4U/ml），24 小时更换 1 次。压力袋外加压至 300mmHg，主要起抑制动脉血反流的作用。

(二)压力换能器的调零

监测取值前实施调零操作(关近端，通大气，归零，关闭大气，打开近端)，最好 4 小时调零 1 次。测压过程中如对数值有疑问，需随时调零。如监护仪上动脉波形消失，可能是动脉堵塞引起，应用注射器抽吸，如无回血，需立即拔出动脉导管，严禁动脉内注射加压冲洗。

(三)从测压管抽取血标本

从测压管抽取血标本时，应先将管道内液体全部抽出后再取血，以避免因血液稀释而影响检查结果。

(四)严防气体进入血液

在测压、取血、调零或冲洗管道等操作过程中，要严防气体进入血液而造成动脉气栓。

（五）注意事项

定时冲洗管道，保持通畅，防止血液凝固堵塞，确保动脉测压的有效性和预防动脉内血栓形成。

四、波形的识别与分析

正常动脉压力波形分为升支、降支和重搏波。升支表示心室快速射血进入主动脉，至顶峰为收缩压，正常值为 $100 \sim 140mmHg(1mmHg = 0.133kPa)$；降支表示血液经大动脉流向外周，当心室内压力低于主动脉时，主动脉瓣关闭与大动脉弹性回缩同时形成重搏波。之后动脉内压力继续下降至最低点，为舒张压。正常值为 $60 \sim 90mmHg$。从主动脉到周围动脉，随着动脉管径和血管弹性的降低，动脉压力波形也随之变化，表现为升支逐渐陡峭，波幅逐渐增高。

五、常见并发症的预防及护理措施

（一）防止血栓形成

实施 IBPM 引发血栓形成的概率为 $20\% \sim 50\%$，其主要是由于置管时间过长、导管过粗或质量较差、反复穿刺或血肿形成以及重症休克或低心排综合征等因素引起。因此，为防止血栓形成应做到：①避免反复穿刺损伤血管；②发现血凝块应及时抽出，禁止注入，如抽出有困难，立刻拔管；③取血标本后立即将血液冲回血管内；④发现缺血征象如肤色发白、发凉及有疼痛感等异常变化，应及时拔管；⑤动脉置管时间长短与血栓形成相关，一般不宜超过 7 日；⑥防止管道漏液，应把测压管道的各个接头连接紧密。

(二)预防感染

IBPM 诱发的感染通常主要是由于导管直接与血管相通，破坏了皮肤的屏障作用，导管放置时间长，细菌容易通过三通或压力传感器进入体内。为预防此类感染发生，穿刺过程要求严格执行无菌技术，局部皮肤感染应及时拔管更换测压部位。在留取血标本、测压及冲洗管道等操作时，应严格执行无菌操作原则。每日消毒穿刺点及更换无菌贴膜 1 次。密切观察穿刺部位有无出血，防止细菌从导管入口进入血液而导致逆行感染发生菌血症及败血症。三通管应用无菌巾包好，24 小时更换。拔管后要进行常规导管尖端细菌培养。

(三)预防出血和血肿

套管针脱出或部分脱出、拔除导管后压迫时间过短、接头衔接不牢或脱离等，易导致局部出血、渗血或形成血肿。因此在进行各项治疗护理工作时，避免牵拉导管，将动脉置管处暴露，加强巡视。同时因肝素在肝脏代谢，大部分代谢物从肾脏排除，对老年人及肝肾功能不良者尤应注意出血倾向。对于意识不清和烦躁病人给予约束带约束置管侧肢体，固定牢套管针。拔管后，局部按压 5~10 分钟，再用绷带加压包扎，30 分钟后予以解除。如果出现血肿可局部用30%硫酸镁湿敷。

(四)预防动脉空气栓塞

由于冲洗装置排气不彻底、管道系统连接不紧密以及更换肝素帽或采集血标本时，空气很容易进入。残留的空气不仅能引起空气栓塞，还会影响测压数值，因为气泡常使机械信号减弱或衰减，从而导致一个减幅的类似波和错误的压力读数。因此在实施护理时，要拧紧所有的接头，确保开关无残气；避免增加不必要的开关和延长管；应在取血或调零后，快速冲洗开关处。

第三节 中心静脉压监测

中心静脉压(central venous pressure，CVP)是指腔静脉与右心房交界处的压力，反映右心前负荷的指标。将导管经颈内静脉或锁骨下静脉插入上腔静脉，导管末端再与充满液体的延长管和换能器相连，通过测压装置与多功能监护仪相连，即可由监护仪上获得中心静脉压的波形与数值。CVP由四种成分组成：①右心室充盈压；②静脉内壁压力即静脉内血容量；③作用于静脉外壁的压力，即静脉收缩压和张力；④静脉毛细血管压。CVP是临床观察血流动力学的主要指标之一。

一、正常值及临床意义

CVP 正常值为 5 ~ 12cmH$_2$O(2 ~ 8mmHg)。

CVP $< 2 \sim 5$cmH$_2$O 常提示右心房充盈欠佳或血容量不足，CVP $> 15 \sim 20$cmH$_2$O 时，则表示右心功能不良，心脏负荷过重。当病人出现左心功能不全时，CVP 也就失去了参考价值。CVP 结合其他血流动力学参数综合分析，在 ICU 中对病人右心功能和血容量变化的评估有很高的参考价值。因而在输血补液及使用心血管药物治疗时连续观察 CVP 的变化极为重要。临床上根据 CVP 与血压、尿量的关系来分析病情，特别是心脏大手术后病人 CVP 与血压、尿量受各种因素影响而变化。因此，ICU 护士必须具备高度的责任心和丰富的临床经验，根据不同的情况及时配合医师采取相应的急救措施。

（一）CVP 与血压、尿量的关系及病情分析

CVP 与血压、尿量的关系及病情分析

CVP	血压	尿量	临床提示	处理原则
↓	↓	↓	血容量不足或血管扩张	充分补液
↓	正常	↓	回心血量不足，周围血管收缩	适当补液
↑	↓	↓	血容量相对过多，心肌收缩无力或输液量过多	给予强心药，纠正酸中毒，舒张血管
↑	↑	↓	右心功能不全，肺循环阻力增加，血管收缩或肾功能不全	舒张血管
正常	↓	↓	右心功能不全，血管收缩，心排血量降低	补液试验
↑	↑	↓	血容量过多，组织间液回流量大	

1. 补液试验　取等渗盐水 250ml，于 5～10 分钟内经静脉滴入，若血压升高而 CVP 不变，提示血容量不足；若血压不变而 CVP 升高 3～5cmH$_2$O（0.29～0.49mmHg），则提示心功能不全。

2. Weil"5 – 2 法则"　也是补充血容量治疗中的指导方法之一。在输液中如 CVP 值升高超过原基础值 5cmH$_2$O，应暂停输液；如输液后 CVP 值升高低于 5cmH$_2$O，但高于 2cmH$_2$O，则短时间暂停输液，如 CVP 值持续升高 2cmH$_2$O 以上，应进行监护观察；如 CVP 值升高随后降至 2cmH$_2$O 以下，可再开始冲击补液。

（二）不同病情对 CVP 的要求不尽相同

例如，某些左心手术或左心功能不全的病人，虽然左房压已超出正常范围，但 CVP 仍可能为正常或低于正常，而有些右心手术病人，CVP 虽然已超出正常范围，但仍存在容量不足。临床上要调节和保持最适合病人病情需要的 CVP。

二、适应证

CVP 监测适用以下几种情况。

（1）各类大型手术，尤其是心血管、颅脑和胸部大而复杂的手术。

（2）各种类型的休克。

（3）脱水、失血和血容量不足。

（4）右心功能不全。

（5）大量静脉输血、输液。

三、CVP 的监测方式及注意事项

（一）CVP 的监测方式

1. 经玻璃水柱测定

（1）将 T 型管和三通分别连接病人的中心静脉导管、有刻度数字的消毒测压管和静脉输液系统，柱内充满输液液体。

（2）测压计垂直地固定在输液架上。

（3）水柱零点通常在第四肋间腋中线部位，平右心房水平，水柱向中心静脉压开放。

（4）至水柱逐渐下降停止，在呼气末时读的水柱对应的刻度数字的数值即为中心静脉压的值（cmH_2O）。

（5）机械通气病人应关闭 PEEP 后测定或者按 PEEP 每 $4cmH_2O$ 约 $1mmHg$ 计算。

2. 经换能器测定

（1）留置中心静脉导管成功。

（2）测压装置与导管接头应连接紧密，妥善固定，以防滑脱。

（3）每次测压前要先抽吸测压管有无回血，如回血不畅或无回血应考虑到导管是否已脱出，或导管紧贴静脉壁，或为静脉瓣所堵塞，此时应及时调整导管位置后方可测定。

（4）确保管道通畅 每间隔 2 ~ 4 小时，快速滴注 10 ~ 15ml 液体，以确定管道的通畅性，必要时可用肝素溶液冲洗。同时导管连接要紧密牢固，防止因接头松脱而导致出血。

（5）保持测压的准确性　每次测压均应调整零点。使换能器指示点对准腋中线与腋前线之间与第四肋间的交叉点，以此点作为右心房水平，旋转三通，使换能器与大气相通，校对零点；对好零点后，再次旋转三通，使中心静脉导管与测压装置相通，待显示器显示的数值稳定后，即为此刻 CVP 值。

（二）注意事项

1. 判断导管插入上、下腔静脉或右心房无误。

2. 将零点置于第四肋间右心房水平腋中线。

3. 确保静脉内导管和测压管道系统内无凝血、空气，管道无扭曲等。

4. 测压时确保静脉内导管畅通无阻。

5. 加强管理，严格无菌操作。

四、影响 CVP 的因素

（一）CVP 上升的常见因素

1. 右心泵功能低下，如充血性心力衰竭、心源性休克。

2. 心包填塞。

3. 肺循环阻力升高，如肺水肿、严重肺不张、肺循环高压。

4. 药物影响，如使用强烈收缩血管的药物时，小动脉收缩，回心血量相对增加，致使中心静脉压上升。

5. 胸膜腔内压升高时，如气胸、血胸或使用呼吸机正压通气时，气管内吸引或剧烈咳嗽时。

6. 电解质紊乱或酸碱平衡失调时，可影响心血管功能。

7. 三尖瓣狭窄或反流时右房扩大，压力上升，即使在血容量不足时，中心静脉压亦高或正常。

8. 补液量过多或过快。

(二) CVP 下降的常见因素

1. 血容量不足。

2. 应用血管扩张剂的影响。

五、CVP 监测护理

1. 根据病情或医嘱监测中心静脉压，并注意观察变化趋势。

2. 预防感染　导管置入过程中严格遵守无菌操作原则，压力监测系统保持无菌，避免污染。如穿刺部位出现红肿、疼痛情况时，应立即拔出导管。

3. 调定零点　导管置入后，连接充满液体的压力延长管及换能器，换能器应置于腋中线第四肋间水平。每次测压前应调定零点。病人更换体位后应重新调定零点。

4. 测压通路应尽量避免滴注升压药或其他抢救药物，以免测压时药物输入中断引起病情波动。

5. 穿刺部位护理　密切观察穿刺部位情况，每日用安尔碘消毒一次，特殊情况随时消毒。局部以透明敷贴覆盖以利于观察，并视具体情况随时更换。

6. 接受正压呼吸机辅助呼吸的病人，吸气压 $>25cmH_2O$ 时胸膜腔内压增高，会影响中心静脉压值。咳嗽、呕吐、躁动、抽搐或用力时均可影响中心静脉压，应在安静 10 ~ 15 分钟在进行测定。

六、并发症及防治

（一）感染

中心静脉置管感染率为 2% ~ 10%，因此在操作过程中应严格遵守无菌技术，加强护理，每日更换敷料，每日用肝素稀释液冲洗导管。

（二）出血和血肿

颈内静脉穿刺时，穿刺点或进针方向偏向内侧时，易穿破颈动脉，进针太深可能穿破椎动脉和锁骨下动脉，在颈部可形成血肿，肝素化后或凝血机制障碍的病人更易发生。因此，穿刺前应熟悉局部解剖，掌握穿刺要点，一旦误穿入动脉，应做局部压迫，对肝素化病人，更应延长局部压迫时间。

（三）其他

包括气胸、血胸、气栓、血栓、神经和淋巴管损伤等。虽然发病率很低，但后果严重。因此，必须加强预防措施，熟悉解剖，认真操作，一旦发现并发症，应立即采取积极治疗措施。

第四节　有创血流动力学监测

有创血流动力学监测用于心肌梗死、心力衰竭、急性肺水肿、急性肺栓塞，各种原因导致的休克、心跳呼吸骤停、严重多发伤、多器官功能衰竭、严重心脏病、围手术期等需严密监测循环系统功能变化的病人，提供可靠的血流动力学指标，指导治疗。

一、用品

1. Swan‑Ganz 导管　目前常用四腔导管，有 3 个腔和 1 根金属线。导管顶端用于测量肺动脉压；近端开口距离顶端 30cm，用于测量 CVP；与气囊相通的腔；气囊附近有一热敏电阻，用于热稀释法测定心排血量。

2. 测压装置　包括换能器、压力延长管、三通、加压输液袋、0.2% 肝素盐水等。

3. 其他　多功能床旁监护仪。

二、肺动脉压力监测

1. 肺动脉压（PAP）　由导管肺动脉压力腔测得。肺动脉收缩压正常情况下与右心室收缩压相等，正常值为 $(15 \sim 28)\,\mathrm{mmHg}/(5 \sim 14)\,\mathrm{mmHg}$。升高见于低氧血症、肺栓塞、肺不张、肺血管疾病等。降低见于低血容量性休克。

2. 肺小动脉楔压（PCWP） 测压管连接于肺动脉压力腔，向气囊内注入 1.2ml 气体，导管顶端进入肺动脉分支，此时测得的压力为 PCWP，正常值为 8～12mmHg。PCWP 可较好地反映左房平均压及左室舒张末压。升高见于左心功能不全、心源性休克、二尖瓣狭窄或关闭不全、胸腔压力增加、使用升压药物等。降低见于血容量不足、应用扩张血管的药物。

3. 右心房压（RAP） 由导管中心静脉压腔测得，正常值为 2～8mmHg。反映循环容量负荷或右心房前负荷变化，比 CVP 更为准确。心包积液及心力衰竭时可造成相对性右室前负荷增加，右室注入道狭窄（如三尖瓣狭窄）时右房压不能完全代表右室前荷。

4. 右室压（RVP） 在导管进出右室时测得。正常值为（15～28）mmHg/（0～6）mmHg。舒张末期压力与右房压相等。

5. 心排血量（CO） 利用热稀释法测得。向右房内快速而均匀注入 5～10ml 室温氯化钠溶液或冰氯化钠溶液，导管尖端热敏电阻即可感知注射前后导管尖端外周肺动脉内血流温度之差，此温差与心排血量之间存在着一定的关系，通过多功能监护仪的计算便可直接显示心排血量。此方法所得结果有一定误差，因此，至少应重复 3 次，取平均值。静息状态下正常值为 4～8L/min。CO 降低常见于各种原因引起的心功能不全以及脱水、失血、休克等原因引起的心排血量降低。

三、与 CO 有关的血流动力学指标

1. 心脏排血指数（CI） 为 CO/BSA。正常值为 $2.8 \sim 4.2 L/(min \cdot m^2)$。经体表面积化后排除了体重不同对心排血量的影响，更准确地反映了心脏泵血功能。$< 2.5 L/(min \cdot m^2)$ 提示心功能不全，$< 1.8 L/(min \cdot m^2)$ 会出现心源性休克。CI 升高见于某些高动力性心力衰竭，如甲状腺功能亢进、贫血等。

2. 心脏搏出量（SV） 正常值为 $50 \sim 110 ml$。SV 反映心脏每搏泵血能力，影响因素有心肌收缩力、前负荷、后负荷，一些作用于心肌细胞膜内 β 受体及能改变心肌浆网钙离子释放的药物能明显增加 SV；在一定范围内，增加心脏的前负荷或后负荷亦可适当增加 SV，但在心肌有严重损伤时心肌耗氧量会增加。

3. 肺血管阻力(PVR) 正常值为 $15 \sim 25 kPa \cdot s/L$。PVR 反映右心室后负荷大小，肺血管及肺实质病变时亦可影响结果。表示为 PVR = (MPAP − PCWP) × 8/CO。

4. 全身血管阻力（SVR） 正常值为 $90 \sim 150 kPa \cdot s/L$。反映左心室后负荷大小。左室衰竭、心源性休克、低血容量性休克、小动脉收缩等使 SVR 升高；贫血、中度低氧血症使 SVR 降低。表示为 SVR = (MAP − CVP) × 8/CO。

四、监测指标的临床意义

1. 循环功能的判断　根据血流动力学指标，大体可了解循环灌注状况、心脏泵血功能、循环容量和心脏前负荷、循环阻力或心脏后负荷等。

2. 帮助临床鉴别诊断　心源性与非心源性肺水肿的鉴别，在排除影响 PCWP 因素后，可用 PCWP 指标来鉴别，PCWP > 2.4kPa（18mmHg）时心源性可能性大，> 3.3kPa（25mmHg）时则心源性肺水肿可以肯定，< 1.9kPa（14mmHg）则可基本排除心源性肺水肿。急性肺栓塞临床表现类似心源性休克，血流动力学均可表现为 PAP、PVR 升高，MAP、CI 降低，但前者 PCWP 偏低，后者 PCWP 偏高。急性心包填塞与缩窄性心包炎时均可出现 SV、CI、MAP 下降，RAP 与 PCWP 升高值相似，但后者 RAP 监测波形呈"平方根号"样特征性改变。血流动力学监测对区别不同类型休克亦有鉴别意义。心源性休克常出现 CI 下降、心脏前负荷增加；低血容量性休克表现为心脏前负荷下降、CI 降低、SVRI 增加；过敏性休克时全身血管扩张而阻力降低、心脏前负荷下降、CI 减少；感染性休克按血流动力学可分为高心排低阻力型和低心排高阻力型休克。

3. 指导临床治疗　危重病人血流动力学监测的目的是确定输液量、血管活性药物应用的种类和剂量以及利尿剂的应用，以便维持有效的血液灌注，保证充足的氧供，同时又不过多增加心脏负担和心肌氧耗量，故应根据监测指标综合分析，及时解决主要矛盾。

（1）一般型　$CI > 2.5 L/(min \cdot m^2)$、$PCWP < 2.0 kPa$，本组病人无须特殊处理，当心率 > 100 次/分，可考虑应用镇静剂或小剂量 β 受体阻滞剂。

（2）肺淤血型　$CI > 2.5 L/(min \cdot m^2)$、$PCWP < 2.015 mmHg$，治疗目标为降低 PCWP，可应用利尿剂、静脉扩张药。

（3）低血容量型　$CI < 2.5 L/(min \cdot m^2)$、$PCWP < 15 mmHg$，治疗目标为适当静脉输液，增加心脏前负荷，提高心排血量。

（4）左心功能不全型　$CI < 2.5 L/(min \cdot m^2)$、$PCWP > 15 mmHg$，治疗目标为提高 CI、降低 PCWP，使用血管扩张剂、利尿剂，必要时加用正性肌力药物。

（5）心源性休克型　$CI < 1.8 L/(min \cdot m^2)$、$PCWP > 30 mmHg$，治疗目标为提高 CI、降低 PCWP，以正性肌力药及血管扩张药为主，同时可采用主动脉内气囊反搏治疗。

（6）右心室梗死型　$CI < 2.5 L/(min \cdot m^2)$、CVP 或 RAP 升高，PCWP < CVP（或 RAP），治疗目标是提高 CI，以静脉补液为主，维持 RAP 在 $18 mmHg$ 以下为宜，有利于提高左心室心排量，禁用利尿剂。

4. 了解肺换气功能及全身氧动力学状况 根据动脉和混合静脉血血气结果、吸入氧浓度等，可经有关公式计算出肺的换气功能和全身动力学。

五、监测及管理

1. 根据病情需要，及时测定各项参数，换能器应置于心脏水平，每次测压前应调整零点。通过压力波形确定导管所在部位。

2. 肺动脉导管和右房导管应间断以 2‰肝素液 3ml/h 静脉滴注，防止凝血。

3. 导管固定应牢固，防止移位或脱出。当波形改变时，应及时调整，使之准确。必要时，拍 X 线床旁像，以确定导管位置。

4. 严格执行无菌操作原则，测压和测心排血量时应注意预防污染。病情好转后应尽早拔除。

5. 持续监测心律的变化，测量肺小动脉楔压时，充气量不可超过 1.5ml，且应间断、缓慢地充气。气囊过度膨胀或长时间嵌楔，血管收缩时气囊受压，可致导管内血栓形成。应持续监测肺动脉压力波形，定时拍胸片检查导管尖端位置，预防肺栓塞。肺动脉高压的病人，其肺动脉壁脆而薄，气囊充气过度可引起肺出血或肺动脉破裂。

6. 漂浮导管拔除时，应在监测心率的条件下进行。拔管后，施行局部压迫止血。

第五节　脉搏指示持续心排血量监测

脉搏指示持续心排血量监测(pulse - indicated continuous cardiac output，PiCCO)，依据质量守恒定律即某特定物质在系统末端流出的量等于该物质流入端的量与系统流入端与流出端之间减少或增加的量之和，将单次心排血量测定发展为以脉搏的每搏心排血量为基准的连续心排血量监测技术。与其他 CO 监测方法相比，具有微创伤、低危险、简便、精确、连续等优点。可监测胸腔内血容量、血管外肺水含量、每搏排出量变异度等容量指标，从而反映机体心脏前负荷及肺水肿状态。

一、方法

为病人行中心静脉置管，于股动脉放置一根 PiCCO 专用监测导管，中心静脉导管及温度感知接头与压力模块相连接，动脉导管连接测压管路，与压力及 PiCCO 模块相连接。测量开始，从中心静脉注入一定量的冰生理氯化钠溶液(2～15℃)，经过上腔静脉→右心房→右心室→肺动脉血管外肺水→肺静脉→左心房→左心室→升主动脉→腹主动脉→股动脉→PiCCO 导管接收端。监护仪可将整个热稀释过程描绘成曲线，再对曲线波形进行分析，得出一参数，再结合测得的股动脉压力波形，计算出一系列数值。热稀释测量需进行 3 次，取平均值作为常数，以后只需连续测定主动脉压力波形下的面积，即可得出病人的连续心排血量。

二、监测参数

1. 经肺温度稀释　心排血量（CO）、胸内血容量（ITBV）、血管外肺水（EVLW）。

2. 脉波轮廓计算　连续心排血量（CCO）、心搏容积（SV）、心搏容积变量（SVV）、外周血管阻力（SVR）。

三、适应证

凡需要心血管功能和循环容量状态监测的病人，诸如外科、内科、心脏、严重烧伤以及需要中心静脉和动脉插管监测的病人，均可采用 PICCO。

1. 休克。

2. 急性呼吸窘迫综合征（ARDS）。

3. 急性心功能不全。

4. 肺动脉高压。

5. 心脏及腹部、骨科大手术。

6. 严重创伤。

7. 脏器移植手术。

四、禁忌证

有些为相对禁忌证，例如股动脉插管受限的

可考虑腋动脉或其他大动脉，下列情况有些是测定值的变差较大，也列入了其中。

1. 出血性疾病。

2. 主动脉瘤、大动脉炎。

3. 动脉狭窄，肢体有栓塞史。

4. 肺叶切除、肺栓塞、胸内巨大占位性病变。

5. 体外循环期间。

6. 体温或血压短时间变差过大。

7. 严重心律失常。

8. 严重气胸、心肺压缩性疾患。

9. 心腔肿瘤。

10. 心内分流。

第六节　主动脉内气囊反搏术

20 世纪中期是应用科学技术和生物医学工程飞速发展的起步时期，一些研究人员致力于研究应用机械方法支持衰竭的心室和改善冠状动脉血流灌注。早在 1953 年 Kantrowitz 兄弟就提出了体外反搏的概念。1961 年 Clauss 及其同事、1962 年 Moulopoulos 及其同事相继在实验室获得了"舒张期反搏"的效果。1968 年 Kantrowitz 等报道了首次在临床应用主动脉内气囊反搏并获得成功。主动脉内气囊反搏(intro - aortic balloon pump, IABP)导管植入术最初需要外科操作，1980 年 Bregman 和 Casarella 介绍了采用鞘和扩张器的经皮气囊导管植入术，此后科学家们对插管技术和对导管的设计、制造以及工艺和材料等进行了不断的革新和改造，以使 IABP 治疗更适用，同时降低潜在的并发症的发生率。目前 IABP 多用于经药物治疗无效改善的心源性休克或心脏手术后无法脱离体外循环支持的危重病人。它的使用是临时性的，通过一段时间的辅助或使心脏功能改善，或为终末期心脏病病人行心脏移植术赢得一些准备的时间，是临床应用比较广泛和有效的一种机械循环辅助装置。

一、原理

IABP 是利用"反搏（counterpulsation）"的原理与心脏的心动周期同步运行，使冠状动脉的血流量增加和心脏的后负荷下降的装置。将带有一个气囊的导管植入降主动脉近心端，在心脏收缩期，气囊内气体迅速排空，造成主动脉压力瞬间下降，心脏射血阻力降低，心脏后负荷下降，心脏排血量增加，心肌耗氧量减少。舒张期主动脉瓣关闭同时气囊迅速充盈向主动脉远、近两侧驱血，使主动脉瓣根部舒张压增高，增加了冠状动脉血流和心肌氧供，全身灌注增加。总的效果是：使心肌氧供/氧需比率得到改善，并伴有外周灌注的增加。

二、适应证

1. 各种原因引起的心泵衰竭，如急性心肌梗死并发心源性休克、围手术期发生的心肌梗死、心脏手术后难以纠正的心源性休克、心脏挫伤、病毒性心肌炎等。

2. 急性心肌梗死后的各种并发症，如急性二尖瓣关闭不全、梗死后室间隔缺损、乳头肌断裂、大室壁瘤等。

3. 内科治疗无效的不稳定型心绞痛。

4. 缺血性室性心动过速。

5. 其他　高危病人行各种导管及介入和手术治疗、心脏移植前后的辅助治疗、人工心脏的过渡治疗。

三、禁忌证

1. 主动脉瓣反流。

2. 主动脉夹层动脉瘤。

3. 脑出血或不可逆性的脑损害。

4. 心脏病或其他疾病的终末期。

5. 严重的凝血机制障碍。

四、主动脉气囊反搏的安装使用程序

（一）主动脉气囊反搏导管的选择

现在使用中的主动脉气囊反搏导管采用的是硅酮化多聚氨基甲酸乙酯材料，具有很好的柔韧性并可将在气囊表面血栓形成的危险减少到最小。在选择导管时应考虑气囊充气时可阻塞主动脉管腔的 90% ～95%。目前有多种型号的导管可供选择，主要为 4.5～12.0F，气囊容积为 2.5～50.0ml，临床可以根据病人的体表面积和股动脉的粗细选择气囊的大小。

(二)主动脉气囊反搏导管插入技术

1. 主动脉气囊反搏导管的插入方法

(1)经皮股动脉穿刺　是目前使用最广泛的方法。插入前评价病人股动脉和足背动脉搏动、双下肢皮肤颜色、温度等有助于气囊插入后对肢体缺血的迅速识别。采用严格无菌技术在腹股沟韧带下方穿刺股动脉，送入导引钢丝后拔除穿刺针，沿导引钢丝送扩张器扩张股动脉穿刺口后撤除扩张器，再沿导引钢丝送入鞘管至降主动脉胸段，将主动脉气囊反搏导管插入引导鞘管，使其顶端位于左锁骨下动脉开口以下 1～2cm 气囊的末端在肾动脉开口水平以上，可通过胸部 X 线片观察导管尖端是否位于第二至第三肋间，将鞘管退出至留在体内 2～4cm 后固定，连接压力传感器和床旁反搏机。

(2)经股动脉直视插入　手术暴露股动脉，将一段长 5cm，直径 8～10mm 的人工血管以 45°至股动脉，将主动脉气囊反搏导管经人工血管插入动脉，同前所述定位后，用带子结扎人工血管固定气囊反搏导管。

(3)经胸骨正中切开插入　当有腹主动脉瘤或严重的外周血管病变而不能经股动脉插入主动脉气囊反搏导管时，可在行心脏手术时经胸骨正中切开，直接将气囊反搏导管插入升主动脉或主动脉弓，经主动脉弓将气囊推进至降主动脉胸段。

2. 主动脉气囊反搏导管插入前的准备和插入过程中的监护

（1）主动脉气囊反搏导管插入前的准备

1）协助医师评价病人情况，包括：双下肢皮肤颜色、温度、动脉搏动、基础感觉和运动能力以及病人插管前的血流动力学状态，并进行全面的神经系统的检查。向病人及家属简单、概括地解释与 IABP 治疗相关的问题，如治疗的目的、反搏的原理、可能出现的并发症、使用中如何配合等，取得病人及家属对操作的理解，消除他们的恐惧，并签署知情同意书。

2）保持静脉通路开放，以备在导管插入过程中出现紧急情况可以快速给药；检查病人正在使用的仪器设备的运行是否正常以及报警设备是否正确，如呼吸机、心电监护仪、输液泵以及负压吸引装置等。护士应常规进行备皮准备，协助医师进行皮肤消毒。插管前提醒医师检查气囊是否存在漏气情况。

（2）主动脉气囊反搏导管插入过程中的监护　主动脉气囊反搏导管插入过程中可能发生的并发症包括栓塞、动脉内膜剥脱、主动脉穿通、气囊位置放置错误等。监护护士必须密切观察、测量并记录病人的血压、心率、心律、尿量及双下肢温度、颜色、动脉搏动等，对病人出现的每一个临床表现尤其是疼痛有所警觉(如胸前或后背疼痛均提示主动脉内膜剥脱),及早发现和处理并发症。插管后常规立即进行床旁 X 线胸片检查,明确主动脉气囊反搏导管的位置。

(三)主动脉气囊反搏泵主机的准备

1. 触发方式的选择　触发时生理性的相关信号,它使得放置在主动脉内的气囊进行充气和放气时相连续不断地切换。触发启动点在主机显示屏上的一个时间点上标明,指示气囊充气或排气,并且可以听到主机发出的声音。一般的主动脉内气囊反搏泵常采用心电图 R 波作为触发的识别标识,同时还具备有更精细、复杂的系统使之可以采用其他触发方式,如根据动脉压力波形触发、心室或房室起搏器起搏信号触发等方式。主动脉气囊反搏泵还可以由操作者选择内部强制触发方式,例如当进行心肺复苏时,病人的心电和血压均不足以触发反搏而采取的内部强制触发方式。基本的触发方式有以下几种。

(1)心电图触发方式　是最常用的触发方式,心电图 R 波信号反馈到一个微程序处理器,经过整合后将控制信号传递到气体传输系统,驱动气囊充气和排气。外部的电干扰如起搏器发出的起搏信号、电刀干扰等可能严重地干扰触发启动探测的可信性,现在许多主动脉气囊反搏装置已经安装有滤波装置,以保证在这些不利情况下保持适当的触发和时相判定。

(2)压力触发方式　各种原因心电图不能有效触发或心电图信号不清楚时，可选择压力触发方式，触发的信号标志可以从气囊导管中心测压腔获得，要求收缩压>50mmHg，脉压差>20mmHg。因为不规则的心律可导致动脉压力波形形态发生变化，所以不建议用于不规则的心律。

(3)起搏状态触发方式　当病人正在应用起搏器进行心房起搏、心室起搏或房室顺序起搏时，可以选择利用起搏信号触发模式。在这种触发方式下，高尖的起搏信号成为触发识别的信号，因此既要兼顾主动脉气囊反搏达到最大效益，同时又要让起搏器继续起搏。

(4)内部强制触发方式　主动脉气囊反搏主机还设有一个非同步的触发方式，其用于病人不能产生心脏输出时，如心搏骤停时心脏的电活动和搏动不足以启动主动脉内气囊反搏泵，此时主机强制触发反搏可以固定的频率(自动状态为80次/分)触发产生冠状动脉的血流灌注。为了防止相反的作用，主机自动监测病人心脏的自主电活动，并在监测到R波时排气。一旦病人出现自主的心脏电活动，可将触发模式转换回心电图触发方式。

2. 时相转换　在反搏过程中，时相转换适当可以使主动脉内气囊在每个心动周期中的充气和排气协调地相互交替发生作用。理想的反搏结果是：产生高的动脉舒张压(理想的 PDA)，从而增加冠状动脉的灌注；降低主动脉舒张末压（后负荷），从而减少心肌氧耗，增加心排血量。达到理想的舒张期增量不仅仅依靠充气的时相，而且还取决于气囊的位置、气囊充气的速度、排血量的多少、主动脉的顺应性以及主动脉瓣的情况等。

气囊充气起始点在主动脉波形重脉切迹（DN点）处，产生显著的舒张压增高，舒张末期压力降低，收缩峰压下降。

气囊排气时相假设预期在收缩期有一个使心肌氧需求下降的结果，气囊排气刚好在心室射血期前主动脉内血液容积突然锐减，致使主动脉内压力下降，从而有效降低了左心室的后负荷，最终减少心肌对氧的需求。

主动脉内气囊反搏充气/排气时相转换适当地获得安全有效应用的前提，需要监护室医师和护士具有有关心动周期的基础知识和操作上的一些技巧。首先，操作者一定要能够明确舒张期的开始。在主动脉压力波形上表示舒张期开始的标志是重脉切迹，它代表主动脉瓣关闭，气囊充气最好在此点稍前。其次，操作者一定要能够确定收缩期的开始。动脉压力波形向上快速升高表示主动脉瓣开放、心室射血，气囊排气最好发生在此之前。

主动脉瓣内气囊充气/排气时相设置不当会造成以下四种情况。

（1）充气过早　IABP 在主动脉瓣关闭之前充

气→主动脉瓣提前关闭→每搏射血量减少（CO减少）。

（2）充气过迟　PDP 低于理想状态。主动脉舒张压放大效果降低冠状动脉的灌注量减少（疗效欠佳）。

（3）排气过早　APSP = PSP，BAEDP 处成"U"型。后负荷未减轻，心肌耗氧未减轻。

（4）排气过迟　BAEDP 大于 PAEDP。左室的后负荷增加→心肌耗氧量增加、CO 减少。

为了能够达到理想的充气/排气时相和简化临床操作，现代的主动脉内气囊反搏仪具有自动控制时相的功能，它可以在心率和心律的变化中自动校正时相对衰竭的心脏进行支持。

五、主动脉内气囊反搏治疗病人的监护要点

在接受 IABP 支持治疗病人的整个治疗监护过程中，重症监护室（ICU）护理人员的作用是非常重要的。进行 IABP 支持治疗的病人需要 24 小时不间断的监护，他们的病情一般都非常严重，随时可能发生变化，所以监护人员必须做到正确地、安全地处理各种病情变化。监护人员对 IABP 技术掌握的熟练程度、对解剖学和病理生理学知识的理解程度决定了他们在监护过程中是否可以及时提供极其重要的信息，对医师作出应用 IABP 支持治疗的选择、在整个过程中正确处理病情变化和调整 IABP 支持治疗非常有帮助。

1. 妥善固定插管　无菌敷料包扎插管部位，并妥善固定，当 IABP 治疗开始以后，监护人员要按照无菌原则对插管部位进行包扎处理，将主动脉气囊反搏导管固定在病人的大腿上，防止脱位。每 24 小时更换敷料，必要时随时更换。

2. 体位和活动　对安装 IABP 的病人，监护人员一定要强调其绝对卧床。插管侧大腿弯曲不应超过 30°，床头抬高也不应超过 30°，以防导管打折或移位。但是护理人员还是应鼓励和协助在限制允许的范围内多移动。

3. 心理护理　病人应用 IABP 支持治疗时对他的病情和治疗现状感到焦虑，经常会提出有关治疗和预后方面的问题；病人也可以因为在自己体内存在一个治疗装置而感到困惑或不安，还可以为经济、家庭关系等方面的问题而焦虑。护士应耐心解释病人提出的问题，安慰鼓励病人，为病人创造一个安静的、能够充分休息的环境非常重要。在条件允许的情况下可以遵医嘱给予镇静药。

4. 血流动力学状态的监测　根据需要每 15 ~ 60 分钟评估并记录病人血流动力学状态及对 IABP 支持治疗的反应。主要观察和记录数据包括：生命体征、中心静脉压、肺动脉压、肺毛细血管楔压（PCWP）、心排血量、液体出入量、血气分析及其他实验室检查。在 IABP 支持治疗开始 15 分钟各种血流动力学指标可以得到改善。

5. 主动脉血管并发症的预防 IABP治疗中最常见的并发症是主动脉血管并发症，发生率在6%~24%。通常与插入操作有关，主要危险因素有：糖尿病、高血压、外周血管疾病病人和女性病人。护士应该密切观察病人是否出现血管性并发症的症状和体征，如突然剧烈的疼痛、低血压、心动过速、血红蛋白下降、肢体末梢凉等，并及时向医师报告。

6. 下肢缺血的预防 下肢缺血发生率在5%~19%。监护室护士对应用IABP支持治疗的病人应加强观察其穿刺侧肢体的脉搏、皮肤颜色、感觉、肢体运动、皮肤温度等。在主动脉内气囊导管插入后第一小时内每隔15分钟观察判断一次，此后每小时测量、判断一次。当发生插入术后的下肢缺血时，应撤出气囊导管。

7. 预防血栓、出血和血小板减少症 注意要把主动脉气囊反搏泵因故障不工作的时间控制在15分钟内，1:3 IABP不超过1小时。观察足背动脉情况、下肢温度及颜色变化；观察尿量变化：如尿量减少、尿比重低，应考虑是否肾衰竭或肾动脉栓塞。正确执行肝素抗凝治疗及全身凝血酶原激活时间(ACT)监测，维持ACT在180~200秒。监测血小板计数、血红蛋白、血细胞比容。如果发生出血，根据需要进行输血，必要时输血小板。

8. 预防感染 按照无菌原则进行伤口换药，注意伤口有无红、肿、热、痛和分泌物。常规预防性使用抗生素。对病人进行细致的生活护理，包括口腔护理、中心静脉插管护理、导尿管护理等。密切监测病人的体温、白细胞计数等，必要时进行血培养。

9. 保持最佳的主动脉内气囊反搏效果 IABP治疗的有效性取决于病人的血流动力学状态和仪器的有关参数的正确选择。监护人员可以通过IABP治疗期间主动脉压力波形的变化来判断辅助治疗效果。另外监护人员还要知道如何判断主机工作状态和常见问题和故障的排除。

10. 其他治疗 在施行 IABP 期间，应同时执行其他有关治疗，如补足血容量、纠正酸中毒、纠正心律失常、应用血管活性药物维持血管张力和呼吸机治疗等。

六、（撤离）主动脉内气囊反搏

1. IABP 撤离的指征

（1）心排指数 >2.0L/（min·m^2）。

（2）动脉收缩压 >90mmHg。

（3）左心房和右心房压 <20mmHg。

（4）心率 <100～110 次/分。

（5）尿量 >0.5～1.0ml/（kg·h）。

（6）无正性肌力药物支持或用量 <5μg/（kg·min）。

2. 酌情早期撤离 有主动脉血管内并发症、下肢缺血、气囊导管内形成血栓等并发症时，应酌情早期撤离 IABP。

3. 撤离步骤

（1）撤离 IABP 的过程要在医师的指导下逐步地减少主动脉内气囊反搏的辅助比例，从 1：1 减少到 1：2 最终到 1：4，并逐渐减少抗凝剂的应用，在拔除气囊导管前 4 小时停止用肝素，确认 ACT<180 秒，这样可减少出血并发症。

（2）给予少量镇静药，剪断固定缝线。

（3）停机后用 50ml 注射器将气囊内气体抽空，将气囊导管与鞘管一起拔除。

（4）让血液从穿刺口冲出几秒或 1~2 个心动周期，以清除血管内可能存在的血栓碎片。

（5）局部压迫 30 分钟，继以沙袋压迫 8 小时。护士应嘱咐病人平卧 6~12 小时，严密观察穿刺部位出血情况，最初 30 分钟观察一次，2~3 小时后可适当延长观察时间。

（6）在拔除气囊导管后，护士应立即检查远端动脉搏动情况和病人血流动力学状态等，及早发现异常并及时处理。

第七节　氧代谢监测

生理情况下，机体细胞正常活动有赖于持续不断的氧供给，当细胞内氧的利用发生障碍时，导致机体出现一系列的功能、代谢和形态的改变，甚至危及生命。恰当的氧供给取决于心、肺及血液系统功能的协调。机体的氧代谢主要包括摄取、输送和消耗 3 个环节。监测氧代谢，可及时发现脏器组织氧代谢的障碍，实施能改善组织的氧输送和氧消耗的有效措施，是提高危重病人治疗水平的关键一环。组织氧合的全身性测定包括全身性氧输送（DO_2）、氧消耗（VO_2）、氧摄取率（ERO_2）、混合静脉血氧饱和度（SvO_2）及动脉血乳酸测定值（ABL）。

一、氧输送

DO_2 是指每分钟心脏向外周组织输送的氧量。由 CI 及动脉血氧含量（CaO_2）所决定。动脉血氧含量由血红蛋白、动脉血氧饱和度及动脉血氧分压决定，即：

$$DO_2 = CI \times CaO_2 \times 10$$

$$CaO_2 = 1.34 \times Hb \times SaO_2 + 0.003 \times PaO_2$$

二、氧消耗

VO_2 是指每分钟机体实际的耗氧量，在正常情况下，VO_2 反映机体对氧的需求量，但并不代表组织的实际需氧量。VO_2 的决定因素是 DO_2、血红蛋白氧解离曲线的 P50、组织需氧量及细胞的摄氧能力。VO_2 主要有 2 种测定方法。

（1）直接测定单位时间内吸入气和呼出气中氧含量并计算其差值。

（2）通过反向 Fick（reverse – Fick）法计算，即：

$$VO_2 = CI \times (CaO_2 - CvO_2) \times 10$$

$$CvO_2 = 1.34 \times Hb \times SvO_2 + 0.003 \times PvO_2$$

三、氧摄取率

ERO_2 是指每分钟氧的利用率，即组织从血液中摄取氧的能力，反映组织的内呼吸，与微循环灌注及细胞内线粒体功能有关。即

$$ERO_2 = VO_2/DO_2$$

正常基础状态 ERO_2 为 $0.25 \sim 0.33$，即 VO_2 为 DO_2 的 $1/4 \sim 1/3$。

四、混合静脉血氧饱和度

SvO_2 反映组织器官摄取氧的状态，正常范围在 $60\% \sim 80\%$。全身氧输送降低或氧需求大于氧输送时，SvO_2 降低；组织器官利用氧障碍或微血管分流增加时，SvO_2 升高。肺动脉内的血是理想的混合静脉血标本，通常经 Swan - Ganz 导管抽取肺动脉血。SvO_2 与中心静脉血氧饱和度（$ScvO_2$）有一定相关性，$ScvO_2$ 的值比 SvO_2 的值高 $5\% \sim 15\%$。

五、动脉血乳酸测定

血乳酸和乳酸清除率是近年来评价疾病严重程度及预后的重要指标之一。组织缺氧使动脉血乳酸升高，但仅以血乳酸浓度不能充分反映组织的氧合状态，研究表明，病人乳酸清除率能够更好地反映病人预后。监测乳酸 > 2mmol/L 所持续的时间、连续监测血乳酸及乳酸清除率的动态变化，能够更好地指导危重病人的救治。

第四章　中枢神经系统的监护

中枢神经系统是人体意识行为的控制系统，其解剖结构和功能十分复杂。ICU 护理人员要具有监测中枢神经系统功能的基本知识和技能，有效、及时地发现病人病情的动态变化，对重症病人有着重要的意义。

第一节　意识状态的观察

意识状态(consciousness)是指人对周围环境和自身状态的认知与觉察能力，是大脑高级神经中枢功能活动的综合表现。意识活动主要包括认知、思维、情感、记忆和定向力五个方面。

凡能影响大脑功能活动的疾病均会引起不同程度的意识改变，称为意识障碍(disturbance of consciousness)，可表现为兴奋不安、思维紊乱、语言表达能力减退或失常，情感活动异常，无意识动作增加等。

一、意识障碍病因与发生机制

正常意识状态的维持取决于大脑皮质及皮质下网状结构功能的完整性。受感染或非感染性因素（如肿瘤、外伤、中毒或脑部病变及氧供不足）影响，均可能发生病理损害，引起脑细胞代谢紊乱、功能低下，从而产生意识障碍。

二、意识障碍的临床表现

意识障碍可根据意识清晰程度、意识障碍范围、意识障碍内容的不同而有不同表现。临床上常见的意识障碍有嗜睡、意识模糊、昏睡、昏迷和谵妄等。

（一）嗜睡

嗜睡（somnolence）是一种轻度的意识障碍。病人呈病理性持续睡眠状态，经刺激可唤醒，醒后能回答问题，能配合体格检查。刺激停止后又复入睡。

（二）意识模糊

意识模糊（confusion）是一种较嗜睡更重的意识障碍。病人虽能保持简单的精神活动，但对周围事物的刺激判断能力下降，出现定向力障碍，常伴有错觉和幻觉，思维不连贯。

（三）昏睡

昏睡（stupor）是一种较严重的意识障碍，需强烈刺激方能唤醒，但很快又入睡。醒时回答问题含糊不清或答非所问，昏睡时随意运动明显减少或消失，但生理反射存在。

（四）昏迷

病人意识丧失，是一种严重的意识障碍。根

据昏迷(coma)的程度可分为以下几种。

1. 浅昏迷 病人随意运动丧失，对周围事物及声、光刺激无反应，对疼痛刺激有反应，但不能唤醒。吞咽反射、咳嗽反射、角膜反射、瞳孔对光反射存在，眼球能转动。

2. 中度昏迷 对周围刺激无反应，防御反射、角膜反射减弱，瞳孔对光反射迟钝，眼球无转动。

3. 深昏迷 对一切刺激均无反应，全身肌肉松弛，深浅反射、吞咽反射及咳嗽反射均消失。

（五）谵妄

谵妄(delirium)是一种以兴奋性增高为主的急性脑功能活动失调状态，其特点为意识模糊，定向力丧失伴有错觉和幻觉，烦躁不安，言语紊乱。可见于急性感染的发热期、颠茄类药物中毒、肝性脑病及中枢神经系统疾病等。

三、意识障碍的评估方法

判断病人意识状态多采用问诊，通过交谈了解病人的思维、反应、情感、计算、定向力等方面的情况。对较为严重者，应进行痛觉试验、瞳孔反射以及腱反射等检查以确定病人的意识状态。

（一）临床评定

根据病人的语言反应、对答是否切题、对疼痛刺激的反应、肢体活动、瞳孔大小及对光反应、角膜反射等可判断病人有无意识障碍及其程度。

（二）量表评定

目前比较常用的是格拉斯哥昏迷评分表（Glasgow Coma Scale，GCS）对意识障碍的程度进行观察与测定。主要依据对睁眼、言语刺激的回答及命令动作的情况对意识障碍的程度进行评估（表4-1）。

表4-1　格拉斯哥昏迷评分表（成人用）

检查项目	反应	得分
睁眼反应	自动睁眼	4
	呼唤睁眼	3
	针刺后睁眼	2
	针刺无反应	1
语言反应	切题	5
	不切题	4
	含混不清（言语不清，但字意可辨）	3
	只有声叹	2
	毫无反应	1
运动反应	遵嘱动作	6
	针刺时有推开动作（定位动作）	5
	针刺时有躲避反应（肢体回缩）	4
	针刺时有肢体屈曲	3
	针刺时有肢体伸直	2
	针刺时毫无反应	1

1. 量表的使用　GCS反映意识障碍等级评分的项目包括睁眼、言语反应和运动反应，分别测3个项目并予以计分，再将各个项目分值相加求其总和，即可得到有关成人病人意识障碍水平的客观评分。

2. 评分及意义 被观察总分为 3 ~ 15 分，正常人为 15 分。为获得反应所需的刺激越大，得分越低。总分低于或等于 7 分者为昏迷，3 分者为深度昏迷。

动态的 GCS 评分和记录可显示意识障碍演变的连续性，可将 3 项记录分值分别绘制成横向的 3 条曲线。如总分值减少，曲线下降，提示病人意识状态恶化，病情趋向严重。总分值增加，意识曲线上升，提示意识情况好转，病情趋于缓和。注意评估病人的反应时，必须以其最佳反应计分。

四、意识障碍伴随症状

1. 意识障碍伴持续高热

（1）先发热后意识障碍者 见于重症感染疾病。

（2）先有意识障碍后有发热 见于脑出血、蛛网膜下隙出血等。

2. 意识障碍伴抽搐 见于癫痫持续状态、尿毒症、脑炎。

3. 意识障碍伴高血压 见于高血压脑病、脑出血、子痫。

4. 意识障碍伴心动过缓 见于房室传导阻滞、颅内高压等。

5. 意识障碍伴呼吸缓慢 见于吗啡、巴比妥类药物、有机磷农药中毒。

6. 意识障碍伴瞳孔缩小 见于吗啡类、巴比妥类、有机磷农药中毒。

7. 意识障碍伴瞳孔散大 见于颠茄类、乙醇、氰化物中毒及癫痫、低血糖状态。

第二节 颅内压的监测

一、临床观察

颅内压增高的基本临床特征是头痛、呕吐、视(神经)盘水肿、意识障碍和脑疝等。然而由于不同的发病原因，根据其起病和临床经过可分为急性和慢性颅内压增高。

（一）头痛

慢性颅内压增高所致头痛多呈周期性和搏动性，常于夜间或清晨时加重，如无其他体征常易误诊为血管性头痛。如在咳嗽、喷嚏、哈欠时加重，说明颅内压增高严重。急性颅内压增高多由于外伤所致颅内血肿、脑挫伤、严重脑水肿等引起脑室系统的急性梗阻，因此其头痛剧烈，而且不能被缓解，常很快发生意识障碍，甚至脑出血。

（二）呕吐

恶心和呕吐常是颅内压增高的征兆，尤其是慢性颅内压增高唯一的临床征象。伴剧烈头痛的喷射状呕吐则是急性颅内压增高的佐证。

（三）视(神经)盘水肿

视(神经)盘水肿是诊断颅内压增高的准确依

据。由于急性颅内压增高病情进展迅速，一般很少发生此种情况。慢性颅内压增高往往有典型的视(神经)盘水肿表现，首先是鼻侧边缘模糊不清、乳头颜色淡红、静脉增粗、搏动消失；继而发展为乳头生理凹陷消失，乳头肿胀隆起，其周围有时可见"火焰性"出血。

(四)意识障碍

它是急性颅内压增高最重要的症状之一，系由中脑与脑桥上部的被盖部受压缺氧或出血，使脑干网状上行激活系统受损所致。慢性颅内压增高不一定有意识障碍，但随着病情进展，可出现情感障碍、兴奋、躁动、失眠、嗜睡等。

(五)脑疝

由于颅内压增高，脑组织在向阻力最小的地方移位时，被挤压入硬膜间隙或颅骨生理孔道中，发生嵌顿，称为脑疝。

试验证明：颅内压高达 2.9 ~ 4.9kPa 持续 30 分钟就可发生脑疝。脑疝发生后，一方面是被嵌入的脑组织发生继发性病理损害(淤血、水肿、出血、软化等)；另一方面是损害邻近神经组织，阻碍和破坏脑脊液和血液的循环通路和生理调节，使颅内压更为增高，形成恶性循环，以致危及生命。临床常见的脑疝有小脑幕裂孔疝和枕骨大孔疝。

1. 小脑幕裂孔疝　多发生于幕上大脑半球的病变，临床表现为病灶侧瞳孔先缩小后散大、意识障碍、对侧偏瘫和生命体征变化，如心率慢、血压高、呼吸深慢和不规则等。

2. 枕骨大孔疝 主要由于增高的颅内压传导至后颅凹或因后颅凹本身病变而引起。早期临床表现为后枕部疼痛，颈项强直。急性的枕骨大孔疝常表现为突然昏迷、明显的呼吸障碍(呼吸慢、不规则或呼吸骤停)，心率加快是其特征。

二、有创颅内压监测

有创颅内压(ICP)监测是将导管或微型压力传感器探头置于颅腔内，导管与传感器的另一端与 ICP 监护仪连接，将 ICP 压力动态变化转为电信号，显示于示波屏或数字仪上，并用记录器连续描记出压力曲线，以便随时了解 ICP 的一种技术。

(一)目的

颅脑创伤后常伴有 ICP 增高，根据 ICP 高低及压力波形，可及时准确地分析病人 ICP 变化，对判断颅内伤情、脑水肿情况和指导治疗、估计预后都有参考价值。

(二)实施指征

临床症状和体征可为 ICP 变化提供重要信息，但危重病人，ICP 升高的一些典型症状和体征，有可能被其他症状所掩盖，而且对体征的判断也受检测者经验和水平的影响，因此是不够准确的。判断 ICP 变化最准确的方法是进行有创的 ICP 监测。实施的指征如下。

（1）所有开颅术后的病人。

（2）CT显示有可以暂不必手术的损伤，但GCS评分<7分，该类病人有50%可发展为颅内高压。

（3）虽然CT正常，但GCS<7分，并且有下列情况两项以上者：①年龄>40岁；②收缩压<11.0kPa；③有异常的肢体姿态，该类病人发展为颅内高压的可能性为60%。

（三）方法

实施有创ICP监测的方法有四种。

1. 脑室内压监护　是颅内压监测的"金标准"，一般选择侧脑室额角穿刺，穿刺点在冠状缝前2cm，中线旁2.5cm交点。颅锥行额角穿刺，置入导管深度为6～7cm，将导管与头皮固定后，导管另一端与颅内压传感器及颅内压监护仪连接。将传感器固定并保持在室间孔水平，应用液压传感器，应定时调整零点，保证数据准确性。脑室内置管可测量整体颅内压（ICP），而且还可外接导管引流脑脊液及脑室内注入药物（如抗生素），然而，如果由于脑肿胀或颅内占位病变使脑室变小或移位时，置管变得困难。脑室内置管并发感染的发生率达11%。置管5日后感染概率增加，一般监护时间不宜超过5日。

近期研究发现，许多病人可能在置管过程中发生脑脊液感染。脑室内导管可能会堵塞，尤其是蛛网膜下隙出血或脑脊液蛋白升高时。如果脑室内导管顶部的引流孔部分阻塞，导管顶部脑脊液引流阻力增加，导管中形成压力差，那么通过导管相连的传感器所得颅内压较实际偏低。尽管通过冲洗可使导管恢复通畅，反复冲洗操作明显增加了感染概率。

2. 脑实质内压监护 是将传感器直接插入脑实质内，连接颅内压监护仪进行颅内压监护。

3. 硬脑膜外压监护 是将传感器置于硬膜外进行监测，由于硬脑膜完整并发颅内感染的机会较少，但是如果传感器探头与硬脑膜接触不均匀，可能影响压力测定的准确性。

4. 腰穿测压 在急性 ICP 升高，特别是未做减压术的病人不宜采用，因有诱发脑疝形成的可能。一旦脑疝形成后，脊髓腔内压力将不能准确反映 ICP。

三、颅内压监护时的注意事项

（1）保持病人呼吸道通畅，躁动时应用镇静剂以免影响监护。

（2）监护前调整传感器零点，监护的零参照点一般位于外耳道水平，病人平卧或头高 10°～15°。

（3）颅内压监护整个操作过程中注意严格执行无菌操作，预防性应用抗生素。

（4）颅内压监护无绝对禁忌证，但存在相对禁忌证，凝血可增加相关性出血的风险，应尽量等到 INR、PT、PTT 等指标纠正至正常范围之后再进行 ICP 监护。通常情况下 PT 应当低于 13.5 秒，并且 INR 应当小于 1.4 秒。对于存在高 INR 及

PT，而又需要 ICP 监护或神经外科手术的病人，可给予香豆素中提取的单倍剂量重组凝血因子。对于服用抗血小板药物的病人，应当给予血小板治疗，同时结合凝血时间评估血小板功能。无论是医源性或病理性免疫抑制，均为 ICP 监护的相对禁忌。

第五章 肾功能与水、电解质、酸碱平衡的监护

肾脏是人体的重要排泄器官，具有调节体内水、电解质、酸碱平衡的功能，在维持人体体内环境的稳定中起着重要的作用。当某种原因造成肾功能严重障碍时，人体内环境就会发生紊乱，其主要表现为代谢产物在体内蓄积，水、电解质平衡失调，并伴有尿量和尿质的改变以及肾分泌功能障碍所引起一系列病理、生理的变化。因此，ICU护士应熟练掌握肾功能及水、电解质及酸碱平衡的监测指标及临床意义。

第一节 肾功能的监护

一、肾功能的监测项目

（一）尿液检查

1. 一般性状检查

（1）尿量 正常成人每24小时尿量为1000~2000ml，平均为1500ml，每千克体重每小时尿量不少于1ml。大于2500ml为多尿，见于尿崩症、肾小管疾病。肾功能障碍时，常伴有少尿或无尿，

24 小时的尿量少于 400ml 为少尿，说明一定程度的肾功能损害。尿量少于 100ml 为无尿，为肾衰竭的基础诊断依据。当每小时尿量少于 30ml，多为肾灌注不足，间接反映了全身血流量的减少。

（2）尿色　正常尿色主要由尿色素所致，其每日排泄量大体恒定。肾功能障碍时，由于尿少的程度不同，尿色呈黄色、琥珀色甚至深棕色。当患有肾结核、肾肿瘤、急性肾炎、急性膀胱炎等疾病，尿液色可因含一定量的红细胞而呈红色，称为肉眼血尿。当泌尿生殖系统或邻近器官组织有感染性炎症，尿中可含有大量的白细胞，肉眼即见尿浑浊或乳白色称为肉眼脓尿。另外，肝细胞性黄疸、阵发性血红蛋白尿、有色食物及药物（如服用维生素 B_2）等均能引起尿色的异常。

（3）尿比重和渗透压的测定　尿比重和渗透压均能反映尿液中溶质含量，而比重受尿液内溶质颗粒性质的影响。如蛋白质、葡萄糖及造影剂等均可使尿比重增高，而渗透压则只与溶质颗粒数目有关，不受颗粒质的影响。因此，尿渗透压更能切实地反映肾脏的浓缩和稀释功能。

尿渗透压的测定在 24 小时内，最大范围在 $40 \sim 1400 \text{mOsm/} (\text{kg} \cdot \text{H}_2\text{O})$，一般在 $600 \sim 1000 \text{mOsm/} (\text{kg} \cdot \text{H}_2\text{O})$。

若同时测定尿、血渗透压、计算渗比，即尿渗透压/血渗透压，可以直接反映血浆通过肾脏重吸收水形成尿液后，其溶质被浓缩的倍数，参考值为 2.5 左右，比值愈大，浓缩功能愈好，比值愈小浓缩功能愈差。如尿毒症病人为 1.03 ± 0.17。

2. 尿常规检查

（1）显微镜检查　正常人每小时尿中红细胞数不超过 10 万，离心尿每高倍视野多于 3 个，即为异常表现。当肾小球有病变、滤过膜通透性增高时，红细胞能通过滤过膜进入尿中；若病变损伤肾小管、肾间质、肾血管以及肾盂、输尿管、膀胱、前列腺和尿道时，均可引起血尿。临床上以尿三杯试验确定血尿发生部位。仅第一杯有血者，血尿来自尿道；仅第三杯有血者，来自膀胱三角区或前列腺；三杯均有血来自肾脏；若见到红细胞管型或伴有重度蛋白尿，亦表明血尿来自肾脏。此外，常用显微镜检查红细胞形态，若呈多种形态畸形，则为肾小球源性血尿，单形态非畸形性红细胞则为非肾小球源性血尿。

正常人 24 小时尿中白细胞数不超过 200 万，离心尿每高倍视野超过 5~10 个即为异常。肾小球肾炎、肾病综合征可致尿内白细胞轻度增多；若发现多量白细胞，则提示有泌尿系感染，如肾盂肾炎、膀胱炎、尿道炎或肾结核。尿三杯试验对了解病变部位有帮助，若白细胞伴有白细胞管型，则可确定为来自肾脏。出现白细胞尿需进一步做清洁中段尿培养，以利诊断和治疗。

正常人尿中无管型或偶有透明管型（每 10 个高倍视野不超过 1 个）。管型是蛋白质在肾小管内凝聚而成，它的出现对肾脏疾病诊断有重要意义。

透明管型：当它多量持续出现，特别是和其他管型同时存在，才有意义，提示肾实质病变。

细胞管型：红细胞管型→提示肾脏出血；

白细胞管型→提示肾脏有炎症；

上皮细胞管型→提示肾小管有病变。

颗粒管型：提示肾小球、肾小管有损伤。

脂肪管型：见于慢性肾炎、肾管型肾炎及类脂质肾病。

肾衰竭管型：急性肾功能不全早期，此管型可大量出现，随着肾功能改善，肾衰竭管型可逐渐减少。在慢性肾功能不全时，尿中出现此管型提示预后不良。

蜡样管型：提示肾脏有长期而严重的病变。

（2）蛋白质检查 正常人尿中含有极微量蛋白（24 小时尿中少于 150mg，多数仅为 40 ~ 70mg），常规定性试验呈阳性或尿中蛋白尿含量每日超过 150mg 即为蛋白尿。病理性蛋白尿有三种：①肾小球性蛋白尿是由于肾小球疾病所致，蛋白滤过过多超过肾小管重吸收的阈值；②肾小管性蛋白尿因肾小管重吸收蛋白质功能障碍所致；③溢出性蛋白尿是由于某种中、小分子蛋白质在血液中显著增加，超过肾小管的重吸收能力，如血管内溶血性蛋白尿。病理性蛋白尿见于肾小球肾炎、肾盂肾炎、急性肾衰竭、高血压肾病、妊娠中毒、狼疮性肾炎及肾中毒、肿瘤等。

（二）肾脏功能试验

1. 内生肌酐清除率 临床常用内生肌酐清除率基本反映肾小球功能。内生肌酐清除率测定前，需要连续低蛋白饮食、忌肉类和避免消耗性运动3日，从第三日起收集24小时全部尿液（加防腐剂），同时抽血测定血肌酐含量，其计算如下：

内生肌酐清除率

$$= \frac{尿肌酐(mg/dl) \times 24小时尿量(ml)}{尿肌酐(mg/dl) \times 1440(min)}(ml/min)$$

校正内生肌酐清除率

$$= \frac{内生肌酐清除率 \times 标准体表面积(1.73m^2)}{实际体表面积}$$

校正内生肌酐清除率正常值为 80~120ml/min，50~80ml/min 为轻度肾功能损害；20~50ml/min 为中度损害；低于 10ml/min 为重度损害。

2. 肾小管功能测定 肾小管浓缩与稀释功能的检查包括尿比重、尿渗透压的测定，莫氏试验等多种方法。

莫氏试验是改良的浓缩稀释试验。正常情况下 24 小时尿量为 1000~2000ml，夜间尿量不超过750ml，昼尿量与夜尿量之比为（3~4）:1，最高比重应在 1.020 以上，最高比重与最低比重之差不少于 0.009。若各次尿比重固定在 1.010~1.012，提示肾功能严重损害，日间最高一次比重低于 1.018 提示肾功能严重损害，日间最高一次比重低于 1.018 提示肾浓缩功能不全。

肾小管酸化功能测定包括血、尿 pH 测定，血二氧化碳分压测定，滤过碳酸氢根排泄分数测定等。

(三)血液生化检查

1. 尿素氮(BUN) 正常值为 2.9～7.1mmol/L。很多因素能够影响血 BUN 含量，如蛋白质摄入过多、烧伤分解代谢增高、发热时肾血流量下降等，以上因素可导致 BUN 升高；肝功能不全时阻碍氨基酸代谢，水分摄入过多，将致 BUN 下降。

2. 肌酐(Cr) 正常值 62～133mmol/L。Cr 的影响因素较少，Cr 每日递增 44.2～88.4mmol/L 提示可能发生肾衰竭。

(四)正确留取化验标本的措施

尿常规的尿标本需清洁、新鲜，最好留早晨第一次较浓缩的尿液，取中段尿。标本若不能在 1 小时内检查，应放在冰箱内冷藏。

二、经皮肾穿刺活检术

(一)意义及目的

经皮肾穿刺活检术简称肾穿刺术。其检查意义在于：明确肾脏疾病的病理变化和病理类型，并结合临床作出疾病的最终诊断；根据病理变化、病理类型和严重程度制定治疗方案；根据病理变化的发展，判断治疗方案的正确与否，为治疗计划的继续实施或修正提供依据。

(二)适应证

理论上讲，对于大多数肾实质疾病，在没有禁忌证的情况下，均应该行肾穿刺检查。目前新的观点认为，蛋白尿、镜下血尿、不明原因的肾衰竭及有肾病表现的系统疾病均是肾穿刺的适应证。

(三)禁忌证

孤立肾、明显的出血倾向、重度高血压、精神疾病、体位不良、肾脏感染、肾脏肿瘤、肾脏位置过高或游走肾、慢性肾衰竭和心力衰竭、休克、严重贫血、妊娠、年迈等情况存在时，不易肾穿刺检查。

(四)术前准备

(1)向病人及家属解释肾穿刺的必要性，简单介绍肾穿刺的方法和过程，消除病人及家属的疑虑及恐惧心理，征得病人及家属的同意，签署手术知情同意书。

(2)教会病人穿刺时的体位配合。一般为仰卧位，并在腹部垫一高度为10cm的枕头，确定病人能耐受这种体位。教会病人在这种体位下憋气。最好分别训练吸气末憋气、呼气末憋气和吸气中憋气，以便在穿刺时可以较灵活地调整病人肾脏的高低，一般20秒即可。

(3)训练病人在床上大小便。

(五)术后观察和护理

(1)术后平车仰卧位回病房，去枕平卧位

8 小时，卧床休息 24 小时，有肉眼血尿时，要适当延长卧床时间，术后 1 周内不宜剧烈活动。

（2）密切观察血压和心率变化。

（3）在病情允许的情况下，鼓励病人多饮水，增加尿量，减少血块阻塞尿路的发生。

（4）连续检查尿常规 3 次，观察尿的颜色及变化。

（5）术后常规给予抗生素 3 日预防感染，如果出现血尿，酌情给予止血药。

（6）取出的肾组织应尽快放置在 4% 甲醛溶液中，冷存并及时送检。

第二节　水、电解质及酸碱平衡失调的监护

一、钾失衡的监护

钾离子是人体细胞内的主要电解质，绝大多数分布在细胞内液间隙。普通成年人的体内血钾正常值 3.5～5.5mmol/L。通常情况下，钾的摄入量和排泄量保持平衡。虽然常用血清钾作为反映体内钾总量的指标，但钾在不同酸碱环境、渗透压水平、胰岛素和儿茶酚胺水平时可以在细胞内外移动而重新分布。心电图有助于诊断真性钾代谢失衡，因为细胞内外的钾浓度决定了可兴奋细胞的极化强度和复极能力。

（一）低钾血症

血清钾浓度小于 3.5mmol/L。一般认为血清钾浓度每下降 1mmol/L 代表体内钾总量缺少 200 ~ 350mmol。

1. 常见病因

（1）细胞内外重新分布　①碱中毒（pH 每升高 0.1，钾浓度降低0.1 ~ 0.7mmol）；②循环中儿茶酚胺浓度增加；③胰岛素水平增加。

（2）肾脏原因　①由于使用利尿剂或渗透性利尿而引起肾脏排钾过多，从而导致体内总钾量减少；②低镁血症；③醛固酮增多症；④肾动脉狭窄；⑤肾小管性酸中毒；⑥大剂量青霉素。

（3）急性白血病。

（4）消化道钾丢失过多　①分泌性腹泻，绒毛状腺瘤；②呕吐。

（5）饮食摄入不足。

（6）锂中毒。

（7）体温过低。

2. 临床表现　肌痛、肌痉挛、肌无力、麻痹、横纹肌溶解、尿潴留、肠梗阻和直立性低血压。低钾血症逐渐恶化所导致的心电图表现依次为 T 波低平、QT 间期延长、U 波出现、ST 段压低和 QRS 间期延长。心律失常亦较为常见，包括心房颤动、室性期前收缩、室上性心动过速、交界性心动过速和莫氏 I 型二度房室传导阻滞（即文氏现象）。

3. 临床监护

(1)危重病人由于各种原因极易引起电解质紊乱，因此应密切观察病情，当发现低血钾临床指征时要及时复查血钾以确定诊断。

(2)出现低血钾或可能出现低血钾时，要定时测定血钾，尤其是对接受洋地黄和脱水利尿治疗的病人更为重要。

(3)对于严重低钾血症或不能服用口服制剂的病人宜静脉补钾。补钾速度根据临床表现决定，建议最大静脉补钾速度为 $0.5 \sim 0.7$ mmol/L（kg·h），同时需要持续监测心电图，并应在补钾过程中密切监测血清钾的水平。

(4)钾盐对外周血管刺激性较大，浓度较高时应从中心静脉输入，护士要密切观察输液部位，防止外渗造成局部坏死。

(5)口服补钾时要在进食好的情况下进行，以防刺激胃肠道造成恶心呕吐、腹部不适及腹泻。

(二)高钾血症

血清钾高于 5.5mmol/L 为高血钾。

1. 常见病因

(1)标本溶血。

(2)白细胞增多症。

(3)血小板增多症。

(4)细胞内外重新分布　①酸中毒；②胰岛素缺乏；③药物作用(洋地黄类、β 受体阻滞剂、琥珀酰胆碱)。

（5）恶性高热。

（6）细胞坏死（横纹肌溶解、溶血、烧伤）。

（7）补钾治疗和输血导致的摄入增加。

（8）肾脏排泄钾减少　①肾衰竭；②醛固酮减少症；③远端肾小管内钠减少；④药物包括肝素、血管紧张素转化酶抑制剂和保钾利尿剂（螺内酯、阿米洛利、氨苯蝶啶）。

2. 临床表现　包括肌无力和心脏传导异常，心电图改变包括房性和室性异位期前收缩（血清钾浓度在 6 ~ 7mmol/L）、QT 间期缩短和 T 波高尖。高钾血症进一步恶化会出现 P 波消失、QRS 波增宽并最终与 T 波融合而导致心室颤动。

3. 临床监护

（1）补钾时必须稀释到一定浓度才能经静脉输入，不能推入。

（2）见尿补钾，尿量≤20ml/h 持续 2 小时，立即停止使用钾盐。

（3）当出现高血钾时，可立即停止输入钾盐并报告医师，必要时 30 分钟后复查，以保证结果准确性。

（4）如果高钾血症病人出现心电图变化，则不论血钾水平如何均应进行紧急处理，尤其血钾超过 6.5mmol/L 者。建议持续心电图监测。

（5）高血钾时可使用葡萄糖酸钙或氯化钙对抗，以稳定细胞膜并降低细胞的兴奋性。

（6）采取紧急措施以使细胞外钾离子向细胞

内转移，以恢复细胞的极化状态。措施包括静脉输注碳酸氢钠＋胰岛素＋葡萄糖。

（7）降低总体钾的措施包括应用利尿剂，如呋塞米等。

二、钠失衡的监护

钠离子是人体细胞外液最主要的电解质，血清钠离子浓度的正常范围是 135～145mmol/L。血清钠浓度异常提示水平衡和钠平衡两方面的异常。钠的代谢由神经体液系统调控，包括肾素-血管紧张素-醛固酮系统、抗利尿激素、甲状旁腺素和交感神经系统。

（一）低钠血症

血清钠浓度低于 135mmol/L。常由于胃肠功能紊乱、出汗过多、使用利尿剂等引起。

1. 分类　根据血浆张性不同将低钠血症分类如下。

（1）等张性低钠血症。

（2）高张性低钠血症。

（3）低张性低钠血症　①低容量性低张性低钠血症；②高容量性低张性低钠血症；③等容量性低张性低钠血症。

2. 临床表现　厌食、恶心、呕吐、腹肌痉挛、乏力与虚弱、意识模糊、肌肉抽搐，严重者出现神经系统症状和心脏异常，如偏瘫、癫痫发作、昏迷、心律失常等。

3. 临床监护

（1）准确记录病人体重。

（2）详细记录出入量并能进行认真分析。

（3）及时准确测量血清钠以判断治疗进展情况。

（4）对于症状明显的低钠血症病人需要紧急处理。血清钠的纠正速度很重要，过慢或过快都可能引起神经病变，必须视个体情况而定。对于正常容量的病人通常可用高张氯化钠溶液（3% NaCl 溶液），而低容量病人使用生理氯化钠溶液。应控制输液速度，使血清钠在第一个 24 小时内每小时增加 1~2mmol/L 或达到 120mmol/L，然后减慢输液速度使血清钠每小时增加 0.5~1mmol/L。

（5）合理调节饮食，多食含钠类食物，控制水的入量。

（二）高钠血症

血清钠浓度大于 145mmol/L。多为摄入钠过量或水分丢失所致。

1. 分类 ①低容量性高钠血症；②等容量性高钠血症；③高容量性高钠血症。

2. 临床表现 包括震颤、易激惹、痉挛状态、癫痫发作、意识不清、烦躁不安、谵妄、嗜睡，进而昏迷。

3. 临床护理

（1）可给低张晶体液，如 0.3% 或 0.45% NaCl 溶液以降低血钠。

（2）密切监测神经系统状态。降低血钠速度不宜过快，因快速降低血钠可导致脑组织间液一过性渗透压降低，易造成脑细胞水肿。高钠血症的纠正速度应约为 1mmol/（L·h），完全纠正需 24～48 小时。

（3）严密监测血钠，定时采血，及时报告医师。

三、钙失衡的监护

钙离子是体内含量最丰富的电解质，大部分贮存于骨骼内，肠道和肾脏对于维持钙平衡起着非常重要的作用。钙是体内多种酶活动中必不可少的离子，在肌肉收缩、神经活动、凝血功能中起着重要作用。同时，钙对心肌兴奋性、收缩性有着重要影响。

（一）低钙血症

血清钙低于 2.25mmol/L 为低钙血症。主要临床表现为手指、足趾、口周麻木，肌肉痉挛，腱反射亢进、抽搐；典型体征包括 Trousseau 征（上肢肌肉痉挛引起腕部和拇指屈曲而手指伸直，可通过阻断上肢血液循环诱发）和 Chvostek 征（轻叩下颌的面神经所在部位可引起同侧面肌收缩）。心电图改变包括 QT 间期延长和心脏传导阻滞。治疗可按 4mg/kg 元素钙输注钙剂，可以 10% 葡萄糖酸钙或 10% 氯化钙 10ml 加等量葡萄糖溶液或生理氯化钠溶液静脉推注。给予负荷量后继续输液维持，因为负荷量仅能使钙离子升高 1～2 小时。使用地高辛的病人需要监测心电图。为避免形成钙盐沉淀，静脉钙溶液不能与静脉使用的碳酸氢钠溶液混合。氯化钙可损伤外周静脉，如有可能应通过中心静脉给药。

（二）高钙血症

一般高钙血症较少见，血清钙高于 2.9mmol/L 为高钙血症。临床表现包括胃肠道症状（恶心、呕吐、便秘、腹部绞痛）、关节痛、肌无力、骨痛、嗜睡、神志状态改变，严重时可出现休克和昏迷。高钙血症还可引起高血压和心律失常。心电图异常包括 QT 间期缩短、PR 间期和 QRS 间期延长、T 波低平和房室传导阻滞。由于肾脏不能浓缩尿液，还可出现多尿和脱水。紧急处理措施是输注生理氯化钠溶液进行水化以恢复容量状态，并通过稀释降低血清钙浓度。容量恢复正常后，应联合应用生理氯化钠溶液和利尿剂，目标是维持尿量 3~5ml/（kg·h）。同时需要密切监测其他电解质水平，必要时给予补充。

四、酸碱平衡的监护

（一）代谢性酸中毒

1. 原因　主要有术中组织灌注不足、氧合不佳、血液过度稀释、失血过多、低温及末梢血管收缩等。术后多因血容量不足、心动过缓或过速、心包填塞等引起的低心排血量综合征，或呼吸系统并发症引起的通气换气不足等。酸性代谢产物的堆积可使心功能减弱、心室颤动，易诱发顽固性心室颤动。酸中毒还能使肺和肾的血管阻力增加，并减弱血红蛋白对氧的亲和力，使组织缺氧更加严重。

2. 防治　保证组织灌注和供氧，维护良好的循环功能和呼吸功能，临床出现明显的代谢性酸中毒时，应给予碱性药物(碳酸氢钠)治疗，还应注意纠正贫血、发热、躁动等导致缺氧的因素。应用碳酸氢钠纠正代谢性酸中毒时，需注意以下问题。

(1)用量根据碱缺失的多少而定，计算公式：所需补充碳酸氢钠摩尔数 = BE 绝对值 × 0.3 × 体重(kg)。

一般先补充计算量的 1/3 ~ 1/2，监测血气后决定是否需要继续补充，要注意预防矫枉过度而产生碳酸氢钠过量。

(2)补充碳酸氢钠后，代谢性酸中毒得到纠正，血钾往往降低，易诱发心室颤动。因此，在应用碳酸氢钠时要监测血钾，必要时补充钾盐。

(3)补充碳酸氢钠后发生以下化学变化：

$$NaHCO_3 \rightarrow Na^+ + HCO_3^-$$

$$HCO_3^- + H^+ \rightarrow H_2CO_3 \rightarrow H_2O + CO_2$$

可见，HCO_3^- 中和 H^+ 所产生的 CO_2 有赖于良好的通气，将 CO_2 排出体外。

(4)大量碳酸氢钠输入，钠和水潴留会增加循环血容量，加重心脏负担。对严重心功能不全的病人，应警惕心力衰竭加重。

（5）碱性溶液刺激性强，能迅速形成静脉血栓，宜通过导管，经中心静脉输入。

（6）大量补充碳酸氢钠可造成高钠血症，影响中枢神经系统，产生脑水肿而使颅内压升高。尤其是新生儿高钠血症会造成颅内出血，产生严重后果，对需要纠正酸中毒的新生儿，可用其他碱性药物代替碳酸氢钠，如氨丁三醇（三羟甲基氨基甲烷）。

（二）代谢性碱中毒

产生原因有碱性药物应用过量，低钠血症时尿内排出 H^+ 增加等。其他如大量应用糖皮质激素，大量呕吐导致低氯性碱中毒等。碱中毒时氧解离曲线左移，氧释放减少，造成组织内缺氧，还可加重低钾血症，易诱发心律失常或发生洋地黄中毒。

代谢性碱中毒应对因实施治疗，如系容量的缺失，应积极补充血容量；如系低钾性碱中毒，则应补充钾盐。

（三）呼吸性酸中毒

产生原因主要是肺部病变所致的通气不足。也可因呼吸机调节不当，通气不足，辅助呼吸方式掌握不正确，或拔除气管插管过早，自主呼吸恢复不完全而致 CO_2 蓄积，结果造成呼吸性酸中毒。治疗以改善通气为主，还应治疗肺部病变，调节呼吸机参数，增加每分通气量。如确系拔管过早，则应考虑重新插入气管插管，以改善呼吸功能。

(四)呼吸性碱中毒

由于低氧血症，机械通气过度而引起。当重症代谢性酸中毒时，代偿性过度换气也可造成呼吸性碱中毒。轻症病人通过自身调节可以得到平衡。但重症病人因其直接影响氧的利用，应予以治疗。应用机械通气的病人，可通过调整呼吸机参数，降低通气量和压力，达到治疗目的。

第三节　连续性血液净化疗法

连续性血液净化(continuous blood purification, CBP)疗法是指所有以连续、缓慢特点清除机体过多水分和溶质治疗方式的总称。治疗模式包括：连续性动(静)脉血液滤过；连续性动(静)脉血液透析；连续性动(静)脉血液透析滤过；动静脉缓慢连续性超滤；连续性血液滤过吸附；日间连续性肾脏替代治疗等多项技术。已经从单纯肾脏替代治疗的手段扩展到各种临床危重病例的救治，与机械通气和全胃肠外营养地位同样重要。

一、连续性血液净化的特点

血流动力学稳定，可缓慢、等渗地清除水和溶质；更有利于纠正酸碱平衡及电解质紊乱，具有更高的溶质清除率，能更好地控制氮质血症；可以大量清除炎症介质和细胞因子，保护内皮系统功能；延长了血液净化时间；增大体外循环中的血流量；生物相容性好；配备大量置换液；设置精确的液体平衡系统，为危重症病人的救治提供了极其重要的内稳态平衡，能满足大量液体的摄入，有利于营养支持治疗。

二、适应证与禁忌证

（一）适应证

1. 肾脏疾病

（1）重症急性肾损伤。

（2）慢性肾衰竭。

2. 非肾脏疾病 包括多器官功能障碍综合征、全身炎性反应综合征、急性呼吸窘迫综合征、挤压综合征、乳酸性酸中毒、急性重症胰腺炎、充血性心力衰竭、肝衰竭、药物或毒物中毒，严重水、电解质和酸碱失调等。

（二）禁忌证

无绝对禁忌证，但存在以下情况时应慎用。

（1）精神障碍不能配合治疗者。

（2）严重的凝血功能障碍病人。

（3）严重的活动性出血病人。

（4）易感染病人。

三、CBP 治疗前的监护

（一）环境准备

一般在基础护理后开始血液净化，有条件要对环境进行消毒，严格限制病人家属进入

CBP 治疗场所，病人家属进入时要穿鞋套、戴口罩等。条件允许时配置换液场所有空气净化装置。

（二）药品及物品准备

包括抗凝剂的选择，如普通肝素溶液、低分子量肝素。各种无菌溶液及药品，如生理氯化钠溶液、碳酸氢钠、葡萄糖、灭菌用水、硫酸镁、葡萄糖酸钙、氯化钾等。CBP 物品包括血路管、血滤器、转换接头、注射器、静脉高营养袋、电子秤等。抢救物品包括各类抢救药物、氧气、心电监护仪、呼吸机、吸引器、除颤仪等。

（三）血管通路的准备

1. 置管前护理

（1）置管前向清醒病人及家属详细介绍置管的必要性和重要性，同时说明在穿刺过程中及术后可能出现的并发症，清醒病人尽量让病人本人签知情同意书。

（2）病人周围环境要宽敞，便于操作。减少人员走动，减少污染，严格无菌操作。

2. 置管中护理

（1）在置管过程中，应密切观察病情变化，及时发现异常及早处理，保证病人安全。

（2）穿刺时要严格执行无菌操作。正确选择穿刺点，严格消毒，尽量做到一次穿刺成功，穿刺不成功，反复穿刺容易引起血肿。

四、CBP 治疗过程中的监护

（一）CBP 仪器的操作及监护

护士应熟练掌握 CBP 机器的性能及操作程序，机器所提供的各种参数及报警信息，需护理人员对其进行干预才能最终保证体外循环的连续运转及治疗的顺利进行。如报警无法解除且血泵停止运转，立即停止治疗，手动回血，速请维修人员到场处理。检查管路是否紧密、牢固连接，治疗过程中密切监视机器运转工作情况以及动脉压、静脉压、跨膜压和血流量变化。

（二）置换液的配置

CBP 治疗时需使用大量的置换液，如果液体配置不严格，会造成渗透压的改变，或被污染后引起毒血症。护士应严格按医嘱配液，在配液和换液过程中严格无菌操作，置换液必须无菌、无病毒和无致热原。尽量做到个体化治疗。液体现用现配，注意配伍禁忌，避免输液反应。在温度较低的环境中补充大量未经加温的置换液可能导致不良反应，应注意病人的保暖和置换液加温。

（三）病人的监护

CBP 治疗期间由专人护理，询问病人自我感觉，密切监测病人呼吸、脉搏、心率、血压、意识等基本生命体征，每小时记录 1 次治疗参数及治疗量。有中心静脉压、有创动脉压监测、心电血压、脉搏氧监护条件者最佳。在使用抗凝剂时，要严密观察病人有无出血倾向，监测凝血功能，观察病人的引流液及管路凝血情况。

(四)血管通路的监护和护理

血管通路的监护和护理包括以下内容。

(1)检查导管固定是否牢固，置管口有无渗血、渗液、红肿或脓性分泌物，如果有渗血、渗液、局部红肿等报告医师及时处理。如无特殊情况，采用常规消毒置管部位、更换无菌敷料。

(2)取下导管敷料，铺无菌治疗巾，消毒导管口，取下肝素帽，再次消毒后用注射器回抽导管内封管肝素和可能形成的血凝块。

(3)确认管路通畅后连接血路管，CBP 管路与留置导管连接处用无菌治疗巾覆盖。

(4)作好 CBP 管路的固定。固定血管通路时注意给病人留有活动长度，最好固定在病人身上某个部位或床单上，置管术后避免剧烈活动，以防将导管拔出。

(5) CBP 治疗结束按常规回血后用 20ml 生理氯化钠溶液冲洗导管动静脉端管腔，再注入相应导管腔容量的肝素封管液于动、静脉导管腔内封管。在注入管腔等量肝素封管液的同时立即夹闭导管，使导管腔内保持正压状态，然后拧紧消毒的肝素帽。导管口用无菌敷料包扎并妥善固定。

(6)严格无菌操作，避免感染；抗凝剂封管液量应视管腔容量而定；肝素帽每次 CBP 治疗时均更换。

(7)CBP治疗结束决定拔管时用无菌纱布压迫防止血肿发生。

(8)中心静脉置管是血透病人的生命线，应该专管专用，CBP治疗期间尽量不要用导管输液、采血，注意防止交叉感染及血行感染，延长使用时间。

五、CBP 治疗后的监护

CBP 治疗后的监护内容如下。

(1)注意观察体温、脉搏、呼吸、血压、脉搏氧以及神志变化。发现异常及时报告医师。注意观察穿刺点局部皮肤有无红、肿、热、痛、渗血及脓性分泌物等。穿刺点敷料应每日更换。

(2)保护固定好管道，防止脱管。

(3)合理膳食，维持足够营养　控制蛋白质摄入量有利于降低血尿素氮、血磷和减轻酸中毒，所以应给予优质低蛋白饮食，以动物蛋白为主。饮食宜清淡，易消化。食物应富含 B 族维生素、维生素 C、叶酸和钙质等以满足机体的需要。

(4)限制水、钠摄入，维持机体平衡　条件允许者每日定时测量体重，准确记录出入量。应严格控制入液量，量出而入。

(5)预防感染　病人抵抗力差，易发生感染。定期消毒穿刺部位，严格执行无菌操作原则。

六、CBP 治疗并发症的监护

(一)症状性低血压

少部分病人发生低血压时无任何症状，但大多数病人有自觉症状，打哈欠、便意感、背后酸疼等往往是低血压前的先兆症状，需细心观察并及早处理。低血压典型症状是恶心、呕吐、出冷汗、肌肉痉挛等。重者可出现面色苍白、呼吸困难等。低血压时应迅速将病人平卧，头低位停止超滤，输入生理氯化钠溶液 100～200ml，多数病人可缓解。必要时可给予高渗葡萄糖、血浆、代血浆和白蛋白，以提高血浆渗透压。如血压仍不升，立即使用升压药，并采取其他相应的措施。

(二)感染

为最常见的并发症，如果是导管出口处局部感染，及时消毒，更换敷料，可口服抗生素；如考虑导管内感染，一般需要拔除临时导管，并合理使用抗生素，如果是长期导管，可以先给予抗生素治疗，疗效不佳者也应拔除导管。

(三)出血

一旦发现可予以压迫止血，并调整抗凝剂使用量，必要时拔管压迫止血，并叮嘱病人穿刺部位不能剧烈运动，静卧休息。

第六章　心肺脑复苏

心肺复苏是指无论何种原因引起的呼吸和心搏骤停时，所实施的基本急救操作的措施。其目的是保护脑和心脏等重要器官，并尽快恢复自主呼吸和循环功能。

第一节　心博骤停

一、心博骤停的常见原因

（一）心源性心博骤停

心血管系统疾病中以缺血性心脏病最为常见，尤其是在急性心肌梗死早期，约占80%，其余20%见于心肌炎、心肌病、心脏瓣膜病、心脏结构异常。

（二）非心源性心博骤停

1. 药物中毒或过敏反应　见于抗心律失常药、洋地黄类药、β受体阻滞剂、锑剂、钙拮抗剂、三环类抗抑郁药等过量中毒；毒品如可卡因、海洛因滥用；各类抗生素，尤其是青霉素、链霉素类，某些生物、血清制品引起猝发型过敏反应。

2. 手术治疗、检查操作及麻醉意外　如进行心脏导管检查，选择性心血管造影，安装心内膜起搏电极，支气管镜、胃镜检查，气管插管、胸腔、心脏手术及麻醉过程中。

3. 意外事件　见于触电、雷击、淹溺、自缢、低温、高温等。

4. 呼吸异常　无论中枢性或周围性呼吸停止，如脑卒中、脑外伤、窒息、中毒、药物过量、呼吸道异物阻塞或梗阻时，由于气体交换中断，心肌以及全身器官组织严重缺氧，可导致心博骤停；呼吸系统疾病如 COPD、哮喘、肺水肿、肺栓塞等引起呼吸衰竭导致心博骤停。

5. 循环障碍　张力性气胸、心包填塞、休克、出血、脓毒症等。

6. 电解质紊乱　严重的高钾血症、低钾血症、低镁血症、高镁血症、低钙血症引起心博骤停。

二、病理生理

1. 骤停前期　机体潜在的疾病及导致心博骤停的因素，能明显影响心肌细胞的代谢状态和复苏后细胞的存活能力，细胞经过较长时间的慢性或间断性缺血，具有较好的耐受性。

2. 骤停期　细胞代谢为无氧代谢，从而启动了一系列代谢反应，包括细胞内钙超载、产生大量自由基、线粒体功能异常、激活降解酶和炎症反应等。

3. 复苏期　标准的心肺复苏所产生的灌注压

远不能满足基础状态下心脏和脑的能量需求。最初，血液灌注的优先分配机制使得次要组织的血管收缩，血液优先供应脑和心脏。复苏成功后，血管收缩导致后负荷的明显增加，从而增加了心脏负担，同时，导致部分次要器官继续处于缺血状态。

4. 复苏后期 病理生理特征表现为持续缺血诱发的代谢紊乱和再灌注引起的代谢反应，存活下来的细胞可能由于再灌注损伤而导致死亡。复苏后综合征是指严重的全身系统性缺血后多器官功能障碍或衰竭。

三、诊断要点

心博骤停的诊断要点如下。

（1）意识突然丧失，面色可由苍白迅速呈现发绀。

（2）大动脉波动消失，颈动脉、股动脉波动触摸不到。

（3）呼吸停止或叹息样呼吸。

（4）双侧瞳孔散大。

（5）可伴有短暂抽搐和大小便失禁。

（6）心电图表现 心室颤动；无脉性室性心动过速；心室静止；无脉性心电活动。

第二节 成人基本生命支持

基本生命支持（BLS）包括人工呼吸、胸外心脏按压和早期电除颤等基本抢救技术。即：①开放气道；②人工呼吸；③胸外按压；④电除颤。

一、识别和启动

发现病人无呼吸或呼吸不正常时，立即呼唤救助，启动应急反应系统。

同时触摸伤员颈动脉（成人）有无搏动，检查时间不超过 10 秒。

如有威胁病人和施救者的危险因素，应首先脱离危险环境，否则，应现场抢救。摆放合适的体位，怀疑有颈椎损伤时注意避免脊髓受损。施救者位于病人右侧，开始心肺复苏。

二、立即开始 CPR

1. 胸外按压

（1）如果病人没有脉搏　立即进行 CPR，首先行 30 次胸外心脏按压，成人按压与通气比例为 30：2。按压位置是乳头连线中点，平第四肋间。按压手法：采用双手叠加法，肩肘腕关节在同一直线，保持前壁直立，关节内旋，两肩与按压点垂直。

（2）为确保高质量 CPR 效果，按压时快速、用力按压胸部下陷 5～6cm，每次按压后使胸廓充分回弹，按压的频率应达 100～120次/分。如施救者人员为 2 人以上，应每 2 分钟或 5 个按压周期更换一次按压者。

（3）心肺复苏期间，尽可能减少对按压的干扰，保证持续有效的按压。

（4）如果病人有脉搏，无呼吸，应开放气道，进行人工呼吸。并每2分钟检查一次脉搏。

2. 开放气道 30 次胸外心脏按压后，采用仰头提颏法或推举下颌法开放气道，怀疑有颈椎损伤时，应使用推举下颌法。

3. 人工呼吸

（1）开放气道后，给予 2 次人工呼吸，以能观察到胸廓隆起为标准。

（2）完成 2 次人工呼吸后，立刻继续进行胸外按压。

（3）在建立人工气道之前，保持30∶2 的按压与通气比例。

（4）建立人工气道后，人工呼吸频率为 6~8 次/分，潮气量为 6~7ml/kg（500~600ml）。

三、除颤

如备有 AED 或除颤器，检查心律，需除颤，立即给予电除颤 1 次，之后立刻继续胸外按压；不需除颤，立刻继续胸外按压。

除颤能量：双向波除颤选择仪器推荐能量或首次给予 120~200J；单向波除颤能量选择 360J。

四、复苏有效的指标

（1）大动脉搏动（颈动脉）可触及。

（2）血压可测到，收缩压在 8.0kPa（60mmHg）以上。

（3）自主呼吸有节律出现。

（4）散大的瞳孔缩小，可见病人有眼球活动，睫脊反射与对光反射出现，手脚开始活动。

（5）口唇、指（趾）甲由发绀变红润。

第三节 高级心血管生命支持

高级心血管生命支持（ACLS）通过应用辅助设备、特殊技术和药物，进一步提供更有效的呼吸、循环，以恢复自主循环或维持循环和呼吸功能。包括：①人工气道；②机械通气；③建立静脉通道，使用血管活性药物和抗心律失常药；④寻找病因。

一、人工气道

在 BLS 阶段，胸外按压较人工气道更为重要，应避免因建立人工气道而影响胸外按压。在自主循环恢复后，或病人对 CPR 和电除颤无反应，再建立高级人工气道。包括口咽管、鼻咽管和气管内插管。

二、药物

1. 肾上腺素 为目前公认的心肺复苏的首选药。常用量为 1mg，每隔 3～5 分钟可重复 1 次。

给药后静脉注射 20ml 生理氯化钠溶液。持续静脉输注初始速度为 $0.1 \sim 0.5\mu g/(kg \cdot min)$。可通过气管导管给药，$2 \sim 2.5mg$ 用 10ml 生理氯化钠溶液稀释后给药。

2. 阿托品　治疗有症状的窦性心动过缓的一线药物。每 $3 \sim 5$ 分钟静脉注射 $0.5mg$。可通过气管导管给药。

3. 血管升压素　在治疗成人电除颤难以纠正的心室颤动(室颤)时，可作为肾上腺素的替代药物。心脏停搏用药：静脉或骨髓内推注 20U 可代替第一或第二剂肾上腺素。

4. 纳洛酮　对吸氧和通气支持无反应的、因阿片制剂中毒所致的呼吸和神经功能抑制。初始静脉给药剂量为 $0.04 \sim 0.4mg$，可根据病情增加剂量。可通过气管导管给药。

5. 硫酸镁　能有效终止尖端扭转型室性心动过速(室速)，还适用于低镁血症引起的心脏停搏和洋地黄中毒引起的恶性致命心律失常。$1 \sim 2g$ 用 5% 葡萄糖稀释后经静脉或骨髓内给药。

6. 去甲肾上腺素　用于严重的心源性休克和改善血流动力学状况。初始输注速度为 $0.1 \sim 0.5\mu g/(kg \cdot min)$，根据病情可增加剂量。

7. 多巴胺　用于有休克征象和症状的低血压，也作为治疗有症状的心动过缓的二线药物。静脉输注速度为 $2 \sim 20\mu g/(kg \cdot min)$。

8. 多巴酚丁胺　用于充血性心力衰竭引起的

低血压，但不伴有休克。静脉输注速度为 2 ~ 20μg/（kg·min）。

9. 利多可因 用于室颤或室速导致的心脏停搏；心功能稳定的室速。室颤或室速导致的心脏停搏用药：初始剂量，1 ~ 1.5mg/kg 静脉或骨髓内给药，顽固性室颤，可静脉推注 0.5 ~ 0.75mg/kg，5 ~ 10 分钟后可重复给药，最大剂量 3mg/kg。

10. 胺碘酮 适用于：对电除颤、CPR 和药物无反应的室颤或无脉性室速；复发性、血流动力学不稳定的室速；某些房性和室性心律失常。室颤或无脉性室速用药：首剂 300mg 静脉或骨髓内给药，必要时第二剂 150mg 静脉或肌内给药。心律失常用药：①150mg 静脉缓慢注射（10 分钟），必要时再次静脉快速注射 150mg；②缓慢滴注，6 小时内静脉输注 360mg（1mg/min）；③维持剂量，18 小时内静脉输注 540mg（0.5mg/min）。

11. 碳酸氢钠 纠正酸中毒、高血钾；在有效的通气情况下进行长时间复苏；经过长时间心脏停搏后恢复自主循环。初始剂量为 1mmol/kg 静脉推注，以后根据血气监测再行给药。避免与多巴胺、多巴酚丁胺、去甲肾上腺素混合。

第四节 脑复苏

一、尽快恢复自主循环

及早 CPR 和电除颤是复苏成功的关键，连续高质量的胸外心脏按压可维持一定的冠状动脉灌注压和脑血流量，从而提高自主循环恢复的比率及延缓脑缺血损伤的进程。

二、低灌注和缺氧的处理

积极处理低血压，必要时给予血管活性药物和补充血容量。二氧化碳分压下降可引起脑血管扩张，导致脑血流量减少，因此应避免常规过度通气。

1. 体温调节 体温过高或发热可加重脑缺血损伤、加重脑水肿。应给予药物或物理方式积极降温。低温治疗（32～34℃）是目前唯一在临床研究中被证实的有效的脑保护措施。

2. 控制血糖 高血糖状态可加重脑血流和脑代谢紊乱，导致脑水肿形成。复苏后的昏迷病人存在发生低血糖不易被发现的风险，因此，应注意将病人血糖控制在合理水平。

3. 抗癫痫 癫痫可由全脑缺血损伤引起，癫痫发作可进一步加重脑缺血。因此，应对癫痫予以积极、有效的处理。

第五节　脑死亡

一、概念

全部脑（包括脑干）功能不可逆性丧失的状态。

二、诊断

1. 先决条件 昏迷原因明确；排除各种原因可逆性昏迷。

2. 临床判定 深昏迷；脑干反射全部消失；无自主呼吸。

3. 确认试验 脑电图呈电静息；经颅多普勒超声检查证实无脑血流灌注；体感诱发电位 P36 以上波形消失。以上 3 项中至少有一项阳性。

4. 观察时间 首次判定后，12 小时复查无变化，方可最终判定。

第七章 新生儿各系统的监护

新生儿重症监护病房(neonatal intensive care unit,NICU),是专门收治需要密切监护或抢救治疗的新生儿。进入 NICU 的重症新生儿往往已处于危重状态或具有多种潜在危险,NICU 的护士应守护在危重病儿身旁,全面了解病情,对各系统进行严密监护。

第一节 新生儿循环系统的监护

一、胎儿血液循环特点

胎儿血液循环始于胎盘,胎儿所需的一切能量物质及代谢产物均由胎盘获取和排出。与成人相比,胎儿血液循环有许多不同的特点,最基本的是气体交换部位的不同。成人气体交换的部位在肺,而胎儿气体和营养交换的部位在胎盘,成人血循环不存在分流,而胎儿血液循环存在四处分流:胎盘、脐带、静脉导管及动脉导管。胎盘接受的血量为左右心室混合血液的 50%,是胎儿储存血液量最大的器官,且胎盘的血管阻力最低。

上腔静脉接受上身血液,包括占心室混合血量 15% 的脑部血流,下腔静脉接受来自占心室混合血量 75% 的下身和胎盘血流。由于胎儿血流是在胎盘中进行血液氧气交换的，所以下腔静脉的血氧饱和度为 70%，上腔静脉的血氧饱和度为 40%，脐静脉的血氧饱和度最高，可达到 80% ~ 90%。大部分上腔静脉血回流入右心室，约 1/3 下腔静脉血流通过卵圆孔进入左心房，剩下 2/3 血流进入右心室和主动脉。这一血流特点保证了脑和心脏冠状动脉循环能获得含氧量比下半身含氧量高的血液。

出生后新生儿血循环的最根本的改变是：血液气体交换的部位由胎盘转移到肺脏，即胎盘循环终止，肺循环开始建立。胎盘-脐血循环停止；肺循环阻力下降，肺血流增加；回流至左心房的血量明显增加，体循环阻力上升；卵圆孔、动脉导管功能上关闭。严重肺炎、酸中毒、低氧血症时，肺血管压力升高，当压力等于或超过体循环时，可致卵圆孔、动脉导管重新开放，出现右向左分流，称持续胎儿循环或持续肺动脉高压。

二、临床监护

1. 生命体征的监测　如患儿的皮肤颜色，有无发绀，是否出现呼吸困难，给予加压给氧后呼吸困难是否好转等。持续胎儿循环，表现为出现严重发绀，低氧血症，且吸入高浓度氧，发绀不能减轻。

2. 心电监护　看心电波形、心率、心律等是否正常、规整。新生儿正常心率为 120 ~ 140 次/分,窦性心律、律齐、规整。

3. 氧疗监护　维持脉搏氧在 85% ~ 93% 即可。高浓度的氧气或长时间吸氧,可导致患儿发生氧中毒、视网膜病变、肺损伤等。

4. 血压的监测　血压是反应患儿循环的指标,需要经常监测,正常血压为 70/50mmHg,如持续性动脉导管未闭,可能出现顽固性低血压,扩容难以纠正。

5. 尿量　1.5 ~ 3.0ml/(kg·h) 的尿量表明心排血量正常,一般血压也会波动在正常范围。

第二节　新生儿呼吸系统的监护

一、新生儿呼吸系统的生理特点

1. 鼻腔　直到新生儿期,鼻腔仍未发育完善,鼻腔黏膜富于淋巴结和血管,吸痰刺激等可能导致鼻腔充血水肿,甚至闭塞。

2. 声带及喉部黏膜　新生儿声带及喉部黏膜较薄弱,富于血管及淋巴组织。

3. 肺及呼吸肌特点　从胎龄 12 周开始至孕 36 周渐趋规律的宫内胎儿呼吸,虽不能进行气体交换,但它是肺准备性发育的内容之一,能促进胎儿呼吸肌的正常发育,为生后呼吸活动做准备。胎儿自产道娩出时,胸廓受到压力,致 1/3 以上的肺液被迫通过气道挤出。生后胸廓的弹性回缩,吸入 8～42ml 的空气，以替代被挤出的肺液，产生了第一次呼吸。早产儿由于缺乏表面活性物质，持续呼吸所需的肺跨压增大，易造成肺泡壁的损害，其裂孔增大，使大量的血浆蛋白进入肺泡，形成呼吸窘迫综合征的特征性病理变化，使肺透明膜形成。同时由于肺泡壁的表面张力较高，以及肺液内蛋白含量的增多，使早产儿肺的淋巴管回流也较足月儿为低。

二、临床监护

1. 生命体征的检测 观察患儿的皮肤颜色，有无发绀，是否存在吸气性三凹征，呼吸频率等，呼吸窘迫的患儿不应忽视腹胀。

2. 血氧饱和度监测 一般患儿的血氧饱和度在 85%～93% 即可，防止氧浓度过高导致视网膜病变和慢性肺部疾病，尤其对于早产儿切忌常规吸氧。

3. 血气监测 动脉血气的正常值为 pH 在 7.35～7.45，$PaCO_2$ 在 35～45mmHg，PaO_2 在 55～65mmHg，血气中其他成分都是根据这三项值计算的。

（1）代谢性酸中毒 pH < 7.30～7.35，$PaCO_2$ 正常，BE < -5。例如窒息、休克。

（2）代谢性碱中毒 pH > 7.45，BE > 5，低 $PaCO_2$，高 PaO_2，如换气过度，注射器内有气泡，高通气治疗；高 $PaCO_2$，正常或高 PaO_2，如气管内阻塞、气胸、呼吸机故障、动脉导管未闭。

第三节　新生儿消化系统的监护

一、新生儿消化系统的生理特点

消化道面积相对较大，管壁薄、通透性高，有利于营养物质的吸收，但肠腔内毒素和消化不全产物也容易进入血循环，引起中毒症状。足月儿出生时吞咽功能已经完善，但食管下部括约肌松弛，胃呈水平位，幽门括约肌较发达，易溢乳甚至呕吐。早产儿吸吮力差，吞咽反射弱，胃容量小，常出现哺乳困难或乳汁吸入引起吸入性肺炎。

1. 消化酶　足月儿除淀粉酶外，消化道已分泌充足的消化酶，因此不宜过早喂淀粉类食物。早产儿消化酶含量接近足月儿，但胆酸分泌少，脂肪的消化吸收较差。

2. 胎便　胎便由胎儿肠道分泌物、胆汁及咽下的羊水等组成，呈糊状，为墨绿色。足月儿在生后 24 小时内排胎便，2～3 日排完。早产儿由于胎粪形成较少及肠蠕动差，胎粪排出常延迟。

3. 肝功能　肝内尿苷二磷酸葡萄糖醛酸基转移酶的量及活力不足是生理性黄疸的主要原因，同时对多种药物处理能力(葡萄糖醛酸化)低下，易发生药物中毒。早产儿肝脏合成蛋白能力差，糖原储备少，易发生低蛋白血症、水肿和低血糖。

4. 消化道内细菌 胎儿消化道内无细菌，出生后细菌很快从口、鼻、肛门上下两端侵入，其种类与数量迅速增加，至第三日已近高峰。肠腔内菌群在一定程度上受食物成分的影响，单纯用母乳喂养者双歧杆菌占优势，因人乳中的乙型乳糖能促进双歧杆菌的生长。有少量肠球菌、大肠埃希菌、变形杆菌等。人工喂养者，大肠埃希菌占优势，因牛乳中含有甲型乳糖，能促进大肠埃希菌的生长。肠内细菌含有各种酶，它能水解蛋白、分解糖类(碳水化合物)、降解纤维素、合成维生素 K 和 B 族维生素。正常情况下胃及十二指肠内几乎无菌，细菌多集中在大肠及直肠内。患消化道疾病时，细菌大量繁殖的结果是细菌进入小肠，甚至胃内，使食物过度分解，其产物与细菌上行时所产生的物质均对机体不利，引起一系列中毒症状。

二、临床监护

(1)密切观察患儿喂养情况，有无溢奶、呕吐等情况，并及时给予处理。

(2)观察患儿胃内残余情况、颜色、性状和量。

(3)观察患儿有无腹胀、腹壁膨隆、腹肌紧张、发红等症状。

(4)检测患儿血糖情况。新生儿正常血糖为 2.6~7.0mmol/L，足月儿低于 2.6mmol/L 为低血糖，早产儿低于 2.2mmol/L 为低血糖，发生低血糖时，应立即报告医师，遵医嘱给予 10% 葡萄糖液 2ml/kg，静脉注射。

（5）检测患儿黄疸情况，必要时给予蓝光治疗。早产儿因肝功能较差，黄疸出现较早且重，需早期治疗。

（6）注意患儿大便、尿量。早产儿胎便排出延迟。必要时给予清洁灌肠。

第四节　新生儿血液系统的监护

一、新生儿血液系统的生理特点

1. 血红蛋白　足月儿出生时血红蛋白为 170g/L（140 ~ 200g/L），由于出生时入量少、不显性失水等原因，血液浓缩，血红蛋白值上升，生后 24 小时最高，约于第一周末恢复至出生时水平，以后逐渐下降。血红蛋白中胎儿血红蛋白占 70% ~ 80%，5 周后降至 55%，随后逐渐被成人型血红蛋白取代。

2. 网织红细胞　网织红细胞数出生 3 日内为 0.04 ~ 0.06，4 ~ 7 日迅速降至 0.005 ~ 0.015，4 ~ 6 周后回升至 0.02 ~ 0.08。

3. 白细胞　白细胞计数生后第一日为 15 ~ 20 × 10^9/L，3 日后明显下降，5 日接近婴儿值，分类中以中性粒细胞为主，4 ~ 6 日中性粒细胞与淋巴细胞相近，以后淋巴细胞占优势。

4. 血容量 血容量为 85 ~ 100ml/kg，与脐带结扎时间有关，脐带结扎延迟可从胎盘多获得 35% 的血容量。

5. 血小板 血小板数与成人相似。

6. 凝血因子 由于胎儿肝脏维生素 K 储存量少，凝血因子 Ⅱ、Ⅶ、Ⅸ、Ⅹ 活性较低。

7. 贫血 常见症状为皮肤黏膜苍白、呼吸暂停、呼吸窘迫、软弱、低血压或休克等。

（1）失血性贫血 在新生儿监护室，25% 的新生儿红细胞容积 <25ml/kg，大部分严重贫血是由失血引起的。轻症者不需立即治疗，急性失血患儿应立即采取紧急措施，给予输血疗法。

（2）生理性贫血 由于早产儿红细胞生成素水平低下，先天性铁储备少、血容量迅速增加，"生理性贫血"出现早，而且胎龄越小，贫血持续时间越长，程度越严重。

（3）溶血性贫血 ABO 血型不合、Rh 血型不合等。早期换血可移去抗体及胆红素，纠正贫血。

二、临床监护

（1）定期监测患儿血红蛋白的含量，早发现贫血。

（2）观察患儿出凝血情况，针眼处止血情况。

（3）输血疗法的监护 需输血的患儿应给予全血，输入的血液尽可能为新鲜血，库存血应去除保养液。

（4）用药监护　贫血患儿给予促红素、补充铁剂等，应按医嘱及时执行，并注意用药安全。

第五节　新生儿水、电解质和酸碱平衡失调的监护

体液是维持机体生命活动的重要组成部分，广泛地分布于细胞内外，构成了人体的内环境。新生儿的细胞外液比成人多，约占45%，易发生脱水。肾脏是调节水、电解质的重要器官，年龄越小，肾脏的调节功能越不成熟，新生儿不显性失水量相对比较大，又无主动调整摄入水、盐类的能力，所以新生儿特别是早产儿更易发生水、电解质的代谢紊乱。

一、低钠血症

低钠血症是血清钠 $<130mmol/L$，是各种原因所致的钠缺乏和水潴留引起的临床综合征。

1. 钠缺乏原因　产前24小时或更长时间连续使用利尿剂；早产儿尿失钠多，而每日需钠量大；腹泻、肠漏、外科引流、肠梗阻等胃肠道丢失钠等。

2. 水潴留原因　水摄入过多；肾脏排水障碍，如窒息、缺氧、感染、术后、呼吸机治疗等导致 ADH（抗利尿激素）分泌异常；心力衰竭等。

3. 临床表现　一般血清钠 $<125mmol/L$ 即出

现症状。眼窝及前囟凹陷，皮肤弹性减低，心率增快，四肢厥冷，血压降低，严重者可发生休克，无休克时尿不少。低钠严重者可发生脑细胞水肿，出现神经系统症状，如呼吸暂停、嗜睡、昏睡、昏迷或惊厥。

4. 治疗原则　主要是积极治疗原发病，去除病因，恢复血清钠。纠正低钠血症的速度决定于临床表现。治疗的目的是解除严重低钠血症的危害，使血清钠恢复到 120mmol/L 以上，而不是在短时间内使之完全恢复正常。轻度低钠者可口服 0.9% 氯化钠溶液，严重者由静脉补充生理氯化钠溶液或碳酸氢钠。及时采血化验，防止血钠过高。

二、高钠血症

高钠血症是血清钠 > 145mmol/L，是各种原因所致的水缺乏和钠潴留引起的临床综合征。

1. 水缺乏原因　水摄入不足；不显性失水增多，如早产儿，发热、辐射保温、光疗和呼吸增快患儿；早产儿肾浓缩功能差，肾失水相对较多等。

2. 钠潴留原因　钠摄入过多；腹泻脱水口服补液盐溶液配制不当，浓度过高；纠酸时应用碳酸氢钠过多；新生儿肾脏排钠能力差等。

3. 临床表现　一般症状较轻，有烦渴、尿少，黏膜、皮肤干燥。急性高钠血症在早期即出现神经系统症状，如发热、烦躁、嗜睡、昏睡、昏迷、震颤、腱反射亢进、肌张力增高、颈强直、尖叫、惊厥等。重症可发生颅内出血或血栓形成。

4. 治疗原则　治疗方法主要是积极治疗原发病，去除病因，恢复血清钠。可给予 0.3% 氯化钠溶液以降低血钠。

三、低钾血症

低钾血症是血清钾 <3.5mmol/L。

1. 低钾原因

（1）钾摄入不足　长期不能进食或进食甚少。

（2）钾丢失过多　呕吐、腹泻、胃肠引流等经胃肠道丢失；利尿药使用、酸中毒等经肾脏丢失等。

2. 临床表现　主要是神经-肌肉、心脏、肾脏和消化道症状。神经-肌肉功能紊乱、表情淡漠、无力、腹胀、肠鸣音减弱、严重时肠麻痹；心率增快，严重时出现心律失常；心电图出现 ST 段压低，T 波低平或倒置，出现 U 波，QT 间期延长。

3. 治疗原则　首先是治疗原发病，尽量去除病因，防止钾的继续丢失。尽量恢复喂奶，乳内含有丰富的钾。轻度低钾者，可口服 10% 氯化钾溶液，新生儿可静脉泵入氯化钾，3mmol/（kg·d）补钾浓度≤0.3%，速度慢，见尿补钾。补钾过程中注意观察病情，及时化验检测。

四、高钾血症

高钾血症是日龄3~7日后的血清钾 >5.5mmol/L。

1. 高钾原因

（1）钾摄入过多 短时间内给予大量钾或静脉注射大量青霉素钾盐等。

（2）钾潴留 肾衰竭导致钾排出障碍；血容量减少，使钾相对增多；早产儿，败血症、缺氧等导致肾上腺皮质功能不全，保钾利尿剂的使用等。

2. 临床表现 主要是神经－肌肉、心脏症状。神经－肌肉兴奋性降低、精神萎靡、嗜睡，躯干和四肢肌肉无力、腱反射减弱或消失，严重时呈弛缓性瘫痪，心脏收缩无力，心音减弱，心电图早期 T 波高尖，严重时除 T 波改变外 P 波低平增宽，PR 间期延长，ST 段下降，以后 P 波消失 R 波变低，S 波增深。严重时可出现心脏传导阻滞。

3. 治疗原则 主要是纠正高血钾和治疗原发病，停用钾剂、含钾药物（潴钾利尿剂），禁用库存血，暂停授乳。

4. 紧急治疗 血清钾 >6.5mmol/L 要迅速采取以下措施。

（1）拮抗高钾对心脏的毒性作用 10% 葡萄糖酸钙 0.5 ~ 1ml/kg 缓慢静脉注射，显效快，维持时间短。

（2）20% 葡萄糖 10ml/kg 加胰岛素 0.5U 于

30 分钟静脉泵入，大约 60 分钟内生效，必要时重复使用，也可静脉泵入维持。

（3）5% 碳酸氢钠 3～5ml/kg，缓慢静脉注射，必要时可重复使用。

（4）可静脉注射呋塞米（速尿），促进肾排钾。

（5）紧急情况下可用腹膜透析或血液透析。

五、低钙血症

血清总钙 < 1.8mmol/L（7mg/dl），血清游离钙 < 0.9mmol/L（3.5mg/dl），即为低钙血症。

1. 临床表现　主要表现为烦躁不安、肌肉抽动及震颤，可有惊跳及惊厥、心肌收缩力下降等。抽搐发作时常伴有不同程度的呼吸改变、心率加快、发绀、肌张力稍高、腱反射增强等，最严重的表现是喉痉挛和呼吸暂停。

2. 治疗原则　出现惊厥或其他明显神经－肌肉兴奋症状时，应静脉补钙。可用 10% 葡萄糖酸钙每次 2ml/kg，以 5% 葡萄糖液稀释 1 倍后，缓慢静脉注射。必要时可间隔 6～8 小时再次给药。惊厥停止后，改为口服钙维持。

3. 监护内容

（1）监测体温、脉搏、呼吸、血压等。

（2）心电监护患儿，观察心电图性质，发现心律失常，及时报告医师进行处理。

（3）准确详细的记录 24 小时出入量、体重，注意观察尿量，尿量 < 30ml/24h 及时通知医师。

（4）用胰岛素治疗高钾时要检测血糖，避免低血糖。

（5）及时抽血查各种电解质指标，根据结果及时调整用药。

（6）抽搐患儿立即处理，静脉推注钙制剂要注意选用新血管、缓慢静脉注射，一般需 10 ~ 15 分钟注入，以免注入过快引起循环衰竭和呕吐等毒性反应；同时观察患儿心率情况，保持心率在 80 次/分以上。

六、酸碱平衡的监护

新生儿出生时往往表现有混合性酸中毒，但生后随着呼吸的建立，呼吸性酸中毒迅速消除，代谢性酸中毒持续较久，呈代偿性。pH 在 7.3 ~ 7.39。足月儿早在生后 12 小时即可恢复正常，早产儿在 24 小时可达正常，亦可持续数周，但均无症状。新生儿危重症常有酸碱平衡失调。

1. 代谢性酸中毒 新生儿最常见的一种。因各种原因引起的无氧代谢增加，产生高乳酸血症及新生儿腹泻所致 HCO_3^- 丢失过多所致。

常表现为精神萎靡、面色及口唇、口腔黏膜樱桃红色。一般轻度酸中毒以补液为主，不一定给碱性药物，较重的代谢性酸中毒应补碱性药物，恢复与 H_2CO_3 的正常比值。碳酸氢钠是新生儿常用的碱性药物，用量（mmol）=（24 - 实测 HCO_3^-）× 体重（kg）× 0.3 或用量（mmol）= BE 绝对值 × 体重（kg）× 0.3。应用时速度宜慢。

2. 代谢性碱中毒　新生儿较少见，多为幽门痉挛持续呕吐引起。一般补适量生理氯化钠溶液、氯化钾可纠正。

3. 呼吸性酸碱平衡失调　以调整通气量，改善通气血流比值，使 $PaCO_2$ 上升或下降，以恢复 HCO_3^-/H_2CO_3 之比值为原则。

第八章　介入治疗病人的监护

　　1967 年，德国医师 Margolis 提出介入放射学（interventional radiology），是应用放射诊断学的器械、技术和方法，达到治疗疾病的目的。纵观我国介入放射学的发展历程，可谓起步晚，但发展迅速。当前，介入治疗技术已广泛应用全身各系统多种疾病的诊治。而介入护理学亦伴随介入医学而发展起来。

第一节　冠状动脉介入性诊断、治疗及监护

一、冠状动脉造影术

　　冠状动脉造影术（coronary arterial angiography，CAG）可以提供冠状动脉病变的部位、性质、范围、侧支循环状况等的准确资料，有助于选择最佳的治疗方案，是诊断冠心病最可靠的方法。

　　评定冠状动脉狭窄的程度一般用 TIMI 试验所提出的分级标准。①0 级：无血流灌注，闭塞血管远端无血流。②Ⅰ级：造影剂部分通过，冠状动脉狭窄远端不能完全充盈。③Ⅱ级：冠状动脉狭窄远端可完全充盈，但显影慢，造影剂消除也

慢。④Ⅲ级：冠状动脉远端造影剂完全而且迅速充盈和消除，同正常冠状动脉血流。

（一）方法

用特殊形状的心导管经股动脉、肱动脉或桡动脉送到主动脉根部，分别插入左、右冠状动脉口，注入造影剂使冠状动脉及其主要分支显影。

（二）适应证

（1）对药物治疗中心绞痛仍较重者，明确动脉病变情况以及考虑介入性治疗或旁路移植手术。

（2）胸痛似心绞痛而不能确诊者。

（3）中老年人心脏增大、心力衰竭、心律失常，疑有冠心病而无创性检查未能确诊者。

二、经皮冠状动脉介入治疗

经皮冠状动脉介入治疗（percutaneous coronary intervention，PCI）是用心导管技术疏通狭窄甚至闭塞的冠状动脉管腔，从而改善心肌的血流灌注的方法。包括经皮冠状动脉腔内成形术（percutaneous transluminal coronary angioplasty，PTCA）、经皮冠状动脉内支架置入术（percutaneous intracoronary stent implantation）、冠状动脉内旋切术、旋磨术和激光成形术，统称为冠状动脉介入治疗。其中，PTCA和支架置入术是冠心病的重要治疗手段。

（一）方法

PTCA是用以扩张冠状动脉内径，解除其狭窄，使相应心肌供血增加，缓解症状，改善心功能的一种非外科手术方法，是冠状动脉介入诊疗的最基本手段。

冠状动脉内支架置入术是将不锈钢或合金材料制成的支架置入病变的冠状动脉内，支撑其管壁，以保持管腔内血流畅通，是在 PTCA 基础上发展而来的，目的是为了防止和减少 PTCA 后急性冠状动脉闭塞和后期再狭窄，以保证血流畅通。

(二)适应证

(1)稳定型心绞痛经药物治疗后仍有症状，狭窄的血管供应中到大面积处于危险中的存活心肌的病人。

(2)有轻度心绞痛症状或无症状但心肌缺血的客观证据明确，狭窄病变显著，病变血管供应中到大面积存活心肌的病人。

(3)介入治疗后心绞痛复发，管腔再狭窄的病人。

(4)急性心肌梗死病人。

1)直接 PTCA　发病 12 小时以内属下列情况者：①ST 段抬高和新出现的左束支传导阻滞(影响 ST 段的分析)的心肌梗死；②ST 段抬高的心肌梗死并发心源性休克；③适合再灌注治疗而有溶栓治疗禁忌证者；④无 ST 段抬高的心肌梗死，但梗死相关动脉严重狭窄，血流≤TIMI Ⅱ级。

2)补救性 PCI　溶栓治疗后仍有明显胸痛，抬高的 ST 段无明显降低，冠状动脉造影显示TIMI 0～Ⅱ级血流者。

3)溶栓治疗再通者的 PCI 溶栓治疗成功的病人，如无缺血复发表现，7～10 日后根据冠脉造影结果，对适宜的残留狭窄病变行 PCI 治疗。

(5)主动脉－冠状动脉旁路移植术后复发心绞痛的病人。包括扩张旁路移植血管的狭窄，吻合口远端的病变或冠状动脉新发生的病变。

(6)不稳定型心绞痛经积极药物治疗，病情未能稳定；心绞痛发作时心电图 ST 段压低 >1mm，保持时间 >20 分钟，或血肌钙蛋白升高的病人。

(三)围手术期护理

1. 术前护理

(1)向病人及家属介绍手术的方法和意义、手术的必要性和安全性，以解除思想顾虑和精神紧张，必要时手术前夜口服地西泮 5mg，保证充足的睡眠。

(2)指导病人完成必要的实验室检查(血、尿常规，血型、出凝血时间，血电解质，肝肾功能)、胸片、超声心动图等。

(3)根据需要行双侧腹股沟及会阴部或上肢、锁骨下静脉穿刺术区备皮及清洁皮肤。

(4)行青霉素皮肤敏感试验及造影剂碘过敏试验。

(5)穿刺股动脉者应检查两侧足背动脉搏动情况并标记，以便于术中、术后对照观察。

(6)进行床上排尿、排便训练，避免术后因卧位不习惯而引起排便困难。

（7）指导病人衣着舒适，术前排空膀胱。

（8）术前不需禁食，术前一餐以六成饱为宜，可进食米饭、面条等，不宜喝牛奶、吃海鲜和油腻食物，以免术后卧床出现腹胀或腹泻。

（9）向病人说明介入治疗的必要性、简单的过程及手术成功后的获益等，帮助病人保持稳定的情绪，增加信心。进行呼吸、屏气、咳嗽训练以便于术中顺利配合手术。

（10）遵医嘱术前口服抗血小板聚集药物。

（11）拟行桡动脉穿刺者，术前行 Allen 试验：即同时按压桡、尺动脉，嘱病人连续伸屈五指至掌面苍白时松开尺侧，如 10 秒内掌面颜色恢复正常，提示尺动脉功能好，可行桡动脉介入治疗。留置静脉套管针，应避免在术侧上肢。

2. 术中配合

（1）严密监测生命体征及心律、心率变化，准确记录压力数据，出现异常及时通知医师并配合处理。

（2）因病人采取局部麻醉，在整个检查过程中神志始终是清醒的，因此，尽量多陪伴在病人身边，多与病人交谈，分散其注意力，以缓解对陌生环境和仪器设备的紧张焦虑感等。同时告知病人出现任何不适症状如有心悸、胸闷等，应立即告诉医护人员。球囊扩张时，病人可有胸闷、心绞痛发作的症状，应做好安慰解释工作，并给予相应处置。

(3)重点监测导管定位时、造影时、球囊扩张时及有可能出现再灌注心律失常时心电及血压的变化,发现异常,及时报告医师并采取有效措施。

(4)维持静脉通路通畅,准确及时给药。

(5)准备递送所需各种器械,完成术中记录。

(6)备齐抢救药品、物品和器械,以供急需。

3. 术后护理

(1)卧床休息,穿刺侧肢体制动 10 ~ 12 小时,卧床期间做好生活护理。

(2)一般于术后停用肝素 4 ~ 6 小时后,测定 ACT < 150 秒,即可拔除动脉鞘管。拔除动脉鞘管后,按压穿刺部位 15 ~ 20 分钟以彻底止血。经桡动脉穿刺者术后立即拔除鞘管,局部按压彻底止血后加压包扎。股动脉穿刺者压迫止血后进行加压包扎,以 1kg 沙袋压迫伤口 6 小时。观察穿刺点有无出血与血肿,如有异常立即通知医师。检查足背动脉搏动情况,比较两侧肢端的颜色、温度、感觉与运动功能情况。

(3)心电、血压监护 24 小时。心电监护需严密观察有无心律失常、心肌缺血、心肌梗死等急性期并发症。对血压不稳定者应每 15 ~ 30 分钟测量 1 次,直至血压稳定后改为每小时测量 1 次。

(4)即刻做 12 导联心电图,与术前对比,有症状时再复查。

（5）术后24小时后，嘱病人逐渐增加活动量，起床、下蹲时动作应缓慢，不要突然用力。经桡动脉穿刺者除急诊外，如无特殊病情变化，不强调严格卧床时间，但仍注意病情观察。

（6）术后鼓励病人多饮水，以加速造影剂的排泄；指导病人合理饮食，少食多餐，避免过饱；保持大便通畅；卧床期间加强生活护理；满足病人的生活需要。

（7）抗凝治疗的护理 术后常规给予低分子肝素皮下注射，注意观察有无出血倾向，如伤口渗血、牙龈出血、鼻出血、血尿、血便、呕血等。

（8）常规使用抗生素3~5日，预防感染。

（9）术后负性效应的观察与护理。

1）腰酸、腹胀 多数由于术后要求平卧、术侧肢体伸直制动体位所致。应告诉病人起床活动后腰酸与腹胀自然会消失，可适当活动另一侧肢体，严重者可帮助热敷、适当按摩腰背部以减轻症状。

2）穿刺血管损伤的并发症 包括穿刺血管（包括动、静脉）损伤产生夹层、血栓形成和栓塞，以及穿刺动脉局部压迫止血不当产生的出血、血肿、假性动脉瘤和动静脉瘘等并发症。

①采取正确压迫止血方法（压迫动脉不压迫静脉）后，嘱病人术侧下肢保持伸直位，咳嗽及用力排便时紧压穿刺点，观察术区有无出血、渗血或血肿，无并发症者一般于24小时后方可活

动，必要时予以重新包扎并适当延长肢体制动时间。经桡动脉穿刺者注意观察术区加压包扎是否有效，松紧度是否适当，监测桡动脉搏动情况。

②腹膜后出血或血肿常表现为低血压、贫血貌、血细胞比容降低 >5%、腹股沟区疼痛、张力高和压痛等，一旦确诊应立即输血和压迫止血等处理，必要时行外科修补止血，否则可因失血性休克而死亡。

③假性动脉瘤和动静脉瘘多在鞘管拔除后 1～3 日内形成，前者表现为穿刺局部出现搏动性肿块和收缩期杂音，后者表现为局部连续性杂音，一旦确诊应立即局部加压包扎，如不能愈合可行外科修补术。

④穿刺动脉血栓形成或栓塞可引起动脉闭塞产生肢体缺血，术后应注意观察双下肢足背动脉搏动情况，皮肤颜色、温度、感觉改变，下床活动后肢体有无疼痛或跛行等，发现异常及时通知医师；穿刺静脉血栓形成或栓塞可引起致命性肺栓塞，术后应注意观察病人有无突然咳嗽、呼吸困难、咯血或胸痛，需积极配合给予抗凝或溶栓治疗。若术后动脉止血压迫和包扎过紧，可使动、静脉血流严重受阻而形成血栓。

⑤对于局部血肿及淤血者，出血停止后可用 50% 硫酸镁湿热敷或理疗，以促进血肿和淤血的消散和吸收。

a. 尿潴留：系因病人不习惯床上排尿而引

起。护理措施：①术前训练床上排尿；②做好心理疏导，解除床上排便时的紧张心理；③以上措施均无效时可行导尿术。

b. 低血压：多为拔除鞘管时伤口局部加压后引起血管迷走反射所致。备好利多卡因，协助医师在拔除鞘管前局部麻醉，减轻病人疼痛感。备齐阿托品、多巴胺等抢救药品，连接心电、血压监护仪，除颤仪床旁备用，密切观察心率、心律、呼吸、血压变化，及早发现病情变化。迷走反射性低血压常表现为血压下降伴心率减慢、恶心、呕吐、出冷汗，严重时心跳停止。一旦发生应立即报告医师，并积极配合处理。此外，静脉滴注硝酸甘油时要严格掌握滴数，并监测血压。

c. 造影剂反应：极少数病人注入造影剂后出现皮疹或有寒战感觉，经使用地塞米松后可缓解。肾损害及严重过敏反应罕见。术后可经静脉或口服补液，在术后 4~6 小时内（拔管前）使尿量达到 1000~2000ml，可起到清除造影剂保护肾功能和补充容量的双重作用。

d. 心肌梗死：由于病变处血栓形成导致急性闭塞所致。故术后要注意观察病人有无胸闷、胸痛症状，并注意有无心肌缺血的心电图表现和心电图的动态变化情况。

（10）遵医嘱口服抑制血小板集聚的药物，如氯吡格雷75mg，1 次/日，连用 6~9 个月，阿司匹林 300mg，1 次/日，3 个月后改为 100mg，1 次/日。

以预防血栓形成和栓塞而致血管闭塞和急性心肌梗死等并发症。定期监测血小板、出凝血时间的变化。

(11) 指导病人出院后根据医嘱继续服用药物，以巩固冠脉介入治疗的疗效，预防再狭窄发生。PTCA 术后半年内约有 30% 左右的病人可能发生再狭窄，支架置入后半年内再狭窄率约为 20%，故应定期门诊随访。

第二节　介入治疗及其病人的监护

一、介入治疗学的概念

介入治疗学是近年迅速发展起来的一门融放射诊断学和临床治疗学于一体的学科。它是在放射诊断学设备(数字减影 X 线机、CT 机、磁共振机和常规 X 线机等)的指导下，通过微小的创口将特制的导管、导丝等精密器械，引入人体，对体内病态进行诊断和局部治疗的临床应用学科。

二、目前发展介入治疗的范畴

1. 消化系统　肝、胃、胰、肠等部位恶性肿瘤的介入化疗和栓塞术；食管、胆道良恶性狭窄和梗阻的扩张和支架治疗；肝血管瘤、肝囊肿、脾功能亢进的介入栓塞治疗。

2. 呼吸系统　肺癌的介入化疗和栓塞术；咯血的介入栓塞治疗；气道良恶性狭窄，梗阻的扩张和支架治疗。

3. 循环系统　动、静脉狭窄的扩张和支架治疗；急、慢性外周动、静脉血栓形成的溶栓治疗；外周动脉瘤、海绵状血管瘤的栓塞治疗。

4. 神经系统　脑血管病（动脉瘤、动静脉畸形、海绵窦瘘等）的栓塞术；脑血栓形成急性期的溶栓术。

5. 骨与软组织系统　骨与软组织恶性肿瘤的介入化疗和栓塞术；椎体成形术（针对骨质疏松、转移性肿瘤引起的椎体塌陷和椎体血管瘤）；椎间盘突出的介入治疗；股骨头无菌性坏死的介入治疗。

6. 泌尿生殖系统　肾、盆腔、乳腺恶性肿瘤的介入化疗和栓塞术；子宫肌瘤的血管内的栓塞术；肾囊肿的介入治疗，盆腔出血的介入治疗。

三、介入治疗病人的监护

随着介入治疗学应用范畴的不断扩大和介入技术的不断提高，具有不开刀、创伤小、恢复快、效果好的介入治疗方法，越来越被广大病人所接受，所以介入病人的监护将是未来现代护理的重要研究课题，也是现代护理发展的方向之一。

（一）介入术前护理

1. 心理疏导　病人介入治疗前存在不同程度的焦虑、紧张、恐惧等心理，针对不良心理因素采用通俗易懂的语言，向病人及家属介绍疾病知识及介入治疗的必要性和重要性，讲解术前准备、术中配合、术后注意事项，消除病人不良心理，以最佳状态接受介入治疗。

2. 饮食护理 术前不需禁食，指导病人进食低盐、高蛋白、富含维生素、低脂肪的易消化食物，增加营养以提高机体的抵抗力和耐受力，使介入治疗顺利进行。

3. 皮肤准备 术前根据手术类型及插管途径做好皮肤准备，常用的穿刺部位为腹股沟区，应进行双侧腹股沟区及会阴部备皮，并检查穿刺部位皮肤有无感染、破损等。协助病人着清洁、舒适的衣服。

4. 一般护理 术前一日训练床上排尿，晚间保证充足的睡眠，术日晨测体温、脉搏、呼吸、血压变化，如果生命体征异常，应通知医师及时给予相应处理。协助测量身高、体重，以备术中计算药物剂量。根据术前医嘱给予抗生素治疗，以预防感染。对于手术时间长及泌尿生殖系统疾病应留置导尿管以获得清晰的造影图像，同时以避免术中膀胱过度充盈致病人烦躁影响操作，或因病人尿失禁而污染手术台。

5. 辅助检查 按时做术前常规检查：如血常规，肝、肾功能，凝血功能、HIV 抗体、HCV 抗体，胸部 X 线片、B 超等检查。

(二)介入术中的监护

1. 一般监护 接诊病人入导管室，核对确认病人，了解病情及一般情况（姓名、床号、住院号、对比剂过敏情况等），嘱病人不要紧张，安慰好病人，解除病人紧张情绪。协助病人平卧于介入手术台上，摆好体位，双手自然放置于床边，用支架承托病人输液侧手臂，告知病人术中制动的重要性，避免导管脱出和影响荧光屏图像监视而影响手术的进行。对于术中躁动不能配合者给予约束或全身麻醉。

2. 常规心电血压监测　必要时监测脉搏氧，给予鼻导管吸氧，除颤仪、负压吸引器备用。密切观察病人生命体征、尿量、意识、动脉压波形的变化：保持液路通畅，注意心率、心律、血压、脉搏氧的变化，重视病人主诉。护士应注意力高度集中，随时准备处理可能发生的情况，如出血、血压下降、液体量不足，发现后立即报告术者，准确执行术中医嘱，并做好记录。

3. 有创动脉压力监测　术中介入护士在监护中要不断地认识血流动力学改变的趋势，波形变化比绝对值变化更重要。术中压力突然升高而压力波形示动脉压波形时，应给予病人舌下含化降压药，待压力恢复正常后在进行操作；若压力突然降低，可能与导管插入过深、冠状动脉开口或起始处病变造成的导管嵌顿有关，回撤导管后压力仍不恢复，应及时给予升压药如多巴胺、间羟胺（阿拉明）等，做好抢救准备。

4. 准确传递术中所需物品和药物　使用前再

次检查物品材料的名称、型号、性能和有效期，确保完好。术中所用药物护士必须再复述一次药名、剂量、用法，正确无误后方可应用，并将安瓿保留，再次核对。随时为术者提供需要的物品，留存并严格登记所使用的一次性耗材，对手术中所用导管器材，将条形码保留下来，进行逐一粘贴，一式三份以备术后核查。

5. 保持呼吸道通畅，预防低氧血症　对全身麻醉、小儿、肺部疾患病人，术中应注意保持呼吸道通畅，预防舌后坠及分泌物堵塞气道，一旦发生呕吐应将病人头偏向一侧，防止呕吐物误吸，必要时使用吸痰器帮助清除口腔呕吐物。脉搏氧低者，及时去除病因，使血氧饱和度升至正常。经吸氧、开通呼吸道，脉搏氧持续下降者，可给予气管插管，呼吸器辅助呼吸。

6. 并发症的观察

（1）心包填塞　心脏介入术中严重的并发症。射频消融术时电极导管误入并损伤冠状静脉窦、左心耳腔壁薄张力低的部位；临时起搏器导管置放在右心室壁较薄部位；PCI中常见原因是冠状动脉穿孔，一般发生在选择使用硬度较高的指引导丝，做完全性血管闭塞时。偶尔发生在高压释放支架，旋切、旋磨时，导致的冠脉穿孔，使部分对比剂和血液渗入心包，导致心包填塞。急性心包填塞时病人出现血压降低、心慌憋气、烦躁等，超声心动图发现心包积液阴影区。一旦确诊立即处理，遵医嘱迅速静脉注射阿托品、多巴胺维持正常心率、血压，同时补充液体；配合医师心包穿刺，准备临时起搏器和起搏导管，准备鱼精蛋白对抗肝素。经紧急处理后观察如继续出血，血压降低难以维持正常水平，症状恶化时，立即协助转入心胸外科手术。

（2）下肢血液循环的观察与护理　术中由于导管、导丝的刺激及病人精神紧张等，易发生血管痉挛，处于高凝状态及未达到肝素化的病人发生血栓形成或栓子脱落。因此，术中护士应定时触摸病人的足背动脉搏动是否良好，观察穿刺肢体的皮肤颜色、温度、感觉、运动等，发现异常及时报告医师进行处理。

（3）胃肠道不良反应的观察及护理　急性心肌梗死行急诊冠状动脉介入治疗时由于心肌坏死物对迷走神经的刺激，升压药（如多巴胺）和镇静剂（如吗啡、哌替啶）应用可发生恶心、呕吐；肿瘤病人行动脉栓塞化疗术时，由于短时间内注入大剂量的化疗药也可致恶心、呕吐。呕吐时应将病人头部偏向一侧以防止误吸，遵医嘱给予甲氧氯普胺（胃复安）或维生素 B_6 肌内注射。

（4）对比剂过敏反应的观察与护理　目前使用的血管对比剂，无论是离子型对比剂（如泛影葡胺）还是非离子型对比剂（如碘海醇、碘帕醇、碘普罗胺、碘克沙醇），均为含碘对比剂，与血液混合后可释放出碘原子，从而引起变态反应。

对比剂过敏反应可表现为皮肤荨麻疹、眼睑水肿、胸部憋闷、呼吸困难，严重的可出现喉头水肿、过敏性休克甚至是心搏骤停。对比剂过敏反应多表现为速发型过敏反应，发生于对比剂使用后的 30 分钟内，特别是最初的 5 分钟内，可引起严重不良后果。如出现面色潮红、恶心、呕吐、头痛、血压下降、呼吸困难、惊厥、休克和昏迷时，应考虑过敏反应。应保持呼吸道通畅，给予吸氧，遵医嘱给予地塞米松、肾上腺素、氨茶碱等抗过敏药物，过敏性休克者给予抗休克治疗。

(5)疼痛的观察和监护　术中当栓塞剂和(或)化疗药物到达靶血管时，刺激血管内膜，引起血管强烈收缩，随着靶血管逐渐被栓塞，引起血管供应区缺血，出现组织缺血性疼痛。对轻微疼痛者，护士可给予安慰、鼓励，对估计可能疼痛程度较重的病人，可在术前或术中遵医嘱注射哌替啶等药物，以减少病人的痛苦。

(6)急性冠状动脉闭塞　为 PCI 最严重的并发症，是指靶血管的完全闭塞，多发生于术中 50～80 分钟。病人情绪紧张是导致冠脉痉挛的常见诱因，持续剧烈的冠脉痉挛可导致血栓形成、血管闭塞。病人主要表现为持久而严重的胸痛、大汗、血压下降、室性心律失常、心室颤动甚至死亡，处理的关键是迅速恢复血流。出现后应立即氧气吸入、止痛并配合医师抗凝、溶栓，必要时行急诊介入或冠脉搭桥术。

(7)心律失常　在各种介入检查治疗过程中，尤其是心导管的介入，由于病人均有心脏疾患，导管对心肌和冠状动脉的刺激、对比剂注射过多或使用离子型对比剂、导管嵌顿在冠状动脉内等因素，均可导致心律失常，因此，应加强心律、心率的监测。

1)心室颤动　是最严重的并发症之一，绝大多数心室颤动发生于右冠状动脉造影时。原因为压力嵌顿或右冠状动脉起始部痉挛，导管插入过深，阻塞圆锥支血供，阻塞冠状动脉；注入对比剂时间过长、剂量过大；对比剂排空不畅，长时间淤滞于右冠状动脉内。如出现心室颤动，立即撤出导管，给予电除颤。

2)室性期前收缩、室性心动过速　冠状动脉介入过程中出现室性期前收缩、室性心动过速多与导管的机械刺激有关，一旦发生，立即撤出导管。有血流动力学紊乱的快速室性心律失常，应立即电复律，给予抗心律失常药物。

3)心房扑动、颤动　与基础心脏病有关，可给予毛花苷丙(西地兰)或普罗帕酮(心律平)、胺碘酮等药物，若血流动力学异常，应立即处理，常以同步直流50~100瓦秒电转复。

4)房室传导阻滞　与心脏基础病变有关或对比剂过度敏感及推注过多、时间过长、排空延迟及导管插入过深，阻塞窦房结动脉。出现异常，嘱病人用力咳嗽，以加速对比剂的排空，必要时静脉推注阿托品或安置临时人工起搏器。

（三）介入治疗术后病人的监护

1. 一般护理

（1）与导管室人员或医师交接病人，了解手术类型及术中情况，协助病人卧于病床上。

（2）根据手术性质、全身状况及麻醉方式，选择合适的体位。

（3）全身麻醉未清醒者应取平卧位，头偏向一侧，避免口腔分泌物或呕吐物误吸入呼吸道。

（4）全身麻醉清醒后及局部麻醉者可取仰卧位。讲解术后注意事项，遵医嘱给予静脉补液，补充液体及抗生素。多饮水加速药物的排泄，减轻药物的毒性作用。

（5）全身麻醉术后 6 小时无呕吐者，可进食高热量、高蛋白、富含维生素、清淡易消化的流质饮食，根据情况逐渐过渡到半流质或普通饮食，同时进含高纤维素的饮食，以保持大便通畅。

（6）术后恶心、呕吐严重者，可给予静脉补充营养。经桡动脉穿刺者，术后即可给予普通饮食。

2. 持续监测生命体征

（1）术后送入监护病房，持续 24 小时心电、血压、脉搏氧监测，密切观察心电示波及生命体征的变化。

（2）肿瘤介入治疗后，由于肿瘤组织坏死，机体的重吸收及栓塞剂的刺激，会引起不同程度的发热，一般在 38～38.5℃，不超过 39℃，应及时找出病因，监测体温变化，体温高于 38.5℃，给予适当的物理降温，肝癌病人不宜行乙醇擦浴，遵医嘱及时给予抗生素。

（3）关注病人个人卫生，加强口腔、皮肤等基础护理。并鼓励病人多饮水，以加速肾脏对化疗药、对比剂及毒素的排泄。

（4）对颅内疾病介入治疗的病人，还应观察意识、瞳孔、语言及肢体活动变化，观察有无脑水肿、脑出血等情况的发生。

3. 穿刺部位的观察

（1）桡动脉穿刺者应用桡动脉止血器，嘱病人穿刺侧腕关节伸直，避免腕关节过度屈伸，观察有无穿刺点渗血，上肢有无肿胀。一般 6 小时解除止血器，再用弹力绷带轻轻加压包扎，12 小时后如无出血、血肿可解除弹力绷带包扎，用带棉垫的医用输液贴覆盖穿刺伤口即可。

（2）股动脉穿刺者穿刺点压迫 15～20 分钟后加压包扎，用 1kg 沙袋压迫穿刺部位 6 小时，穿刺侧下肢伸直制动 12 小时，股静脉穿刺者压迫 2～4 小时，注意沙袋不能移位，下肢伸直并制动 6～8 小时，保持血流通畅，防止血栓形成。避免剧咳、打喷嚏和用力大便，以免腹压剧增而导致穿刺口出血。密切观察穿刺部位有无渗血、出血及皮下血肿形成。如有渗出及时更换敷料，保持穿刺部位敷料干燥，防止感染。

4. 密切观察与监护穿刺侧肢体血液循环情况

（1）观察足背动脉搏动情况、双下肢皮肤颜色、温度是否异常、毛细血管充盈时间是否延长、穿刺侧肢体有无疼痛和感觉障碍等。

（2）观察足背动脉每次 30～60 秒，双足同时触摸，以便对照。

（3）卧床期间指导病人进行床上肢体活动，以防止下肢中心静脉血栓形成或发生肺梗死，还可以使用气垫床避免术后卧位带来的腰痛。血栓形成多在术后 1～3 小时内出现症状，如果趾端苍白、小腿疼痛剧烈、皮温下降、感觉迟钝，则提示有股动脉血栓形成的可能，应及时通知医师进行相应的处理。

5. 脑过度灌注综合征 脑血管介入治疗后出现脑过度灌注综合征，主要是由于颅内血管长期处于低血流灌注状态，一旦血管突然扩张，血流明显增多可发生脑过度灌注综合征，多数在重建术后短时间内发生，亦可发生在重建术后 3 周内的任何时间，临床表现有头疼、头胀、恶心、呕吐、癫痫和意识障碍，严重的可发生颅内出血，术后有效地控制血压，是预防此病发生的关键，血压维持在 120/80mmHg，术后 24～48 小时连续动态监测血压、心率、呼吸、血氧饱和度的变化并记录，严密观察病人的临床表现，一旦出现症状立即通知医师及时处理。

6. 迷走神经反射

（1）各种刺激因素包括疼痛、大血管压迫、恐惧等，作用于皮层中枢和下丘脑，使胆碱能自主神经的张力突然增加，引起内脏及肌肉小血管强烈反射性扩张，导致血压急剧下降，迷走神经兴奋时导致心率传导减慢、心房肌功能减弱等抑制效应。

（2）病人表现为面色苍白、出冷汗、恶心、呕吐、低血压，严重者表现为晕厥、休克，多见于术后拔管过程中，拔管后也可出现并反复发生，部分可能与血容量不足有关。

（3）为了预防迷走神经反射的发生，应做好宣教工作，充分消除病人紧张、焦虑情绪，必要时给予镇静剂。

（4）对疼痛敏感的病人，拔管前给鞘管周围局部麻醉。拔管动作不宜过猛、过快，按压穿刺点力度适中。

（5）充分认识血管迷走神经反射的临床特点，重视早期表现如恶心、呕吐、面色苍白、脉搏和血压变化等，为早期诊断、早期处理提供信息，作好急救准备。

（6）发生迷走神经反射，静脉滴注阿托品、多巴胺后病人症状缓解，心率、血压恢复正常。

7. 排尿困难 术后病人排尿困难发生率较高，多与体位限制、排尿习惯改变、紧张、腹带压迫以及本身存在尿路梗阻，使用阿托品有关。

若发生尿潴留，首先应给予诱导排尿，如用温水冲洗会阴部，让病人听流水声，用热毛巾热敷腹部，按摩膀胱等，必要时行导尿术。可选择桡动脉穿刺或行股动脉封堵术来减少卧床时间而减少该症状的发生。

8. 胃肠道反应　恶心、呕吐，先给予止吐药物肌内注射或静脉滴注缓解症状，呕吐时头偏向一侧。注意呕吐物性质、颜色、量，并做好记录，发现呕血或黑便及时处理，术后 12 小时进流质饮食，渐进半流质饮食至普食，饮食宜清淡，少量多餐，加强口腔护理，减轻不良刺激促进食欲。

第九章 ICU 常见危重症病人的监护

ICU 急危重症病人病情复杂多变，常常不是单一脏器功能衰竭，有时存在两个或两个以上的多脏器功能衰竭。若不紧急治疗，可产生严重后果，甚至威胁病人的生命。医护人员在抢救过程中，要抓主要环节，当机立断，密切观察病情变化，获得抢救工作的主动权。

第一节 心脏围手术期病人的监护

一、体外循环的概念

体外循环是利用插在上下腔静脉内或右心房的腔静脉导管将静脉血通过重力引流出来，再使之通过人工肺(氧合器)进行氧合并排出二氧化碳后，储存在储血器中，经微栓过滤器过滤后，用单向血泵经插在主动脉的导管泵入体内。其实质是以人工心、肺代替心脏和肺的功能。

二、术前护理

(一)心理护理

病人病情重，病程长，手术的费用和风险很

高，因此病人的思想负担很重。护士要以热情的态度、精湛的护理技术取得病人的信任；注意开导病人，告知手术的必要性，鼓励与同类手术成功的病人交流，建立对手术成功的信心；同时要保持病房环境整洁、安静，增加病人的舒适度；加强健康教育，使病人了解疾病的注意事项，术前观看录像，使病人了解监护室状况，手术后配合事宜，气管插管时如何与医护人员交流等，减轻焦虑和恐惧；术前晚适当用药，保证充足的睡眠。

（二）根据病人心肺功能状态，制定护理计划

（1）心功能Ⅳ级病人术前心功能需达到Ⅲ级方能手术。心力衰竭者术前加强强心、利尿，观察腹水及双下肢水肿消退情况，记录出入量，防止电解质紊乱。为改善心脏功能，大多数病人术前服用洋地黄类强心药，用药期间应观察心率变化及有无洋地黄中毒表现，如病人出现心率减慢，胃肠道不适、黄视、绿视等，应及时监测血中洋地黄浓度，调整用药量。出现心慌、胸闷、气急等情况应立即卧床休息，如厕时必须有人陪伴。

（2）观察病人有无咽干、发热、咳嗽等上呼吸道感染症状，积极应用抗生素控制感染，加强对病人呼吸道管理，保持呼吸道通畅。

（三）评估病人的营养状态，加强营养指导

根据病情及病人饮食习惯，制定食谱；饮食宜清淡可口、高蛋白、高热量；创造良好的就餐

环境，增加病人食欲；记录食物摄入和剩余情况，保证足够的蛋白和热量摄入；遵医嘱术前适当补充白蛋白、氨基酸以纠正低蛋白状态，严重贫血者给予输血治疗。

三、心脏手术术后病人的接诊

(一)病人入 ICU 前准备

(1)备好麻醉床。

(2)准备有创动脉测压和无创动脉测压装置。

(3)呼吸机处于待机状态。

(4)备好监护设备、吸氧装置、量杯、体温计等。

(5)病人进入 ICU 前，打开心电监护仪和呼吸机并检查其性能。

(二)病人入室接诊

(1)病人入室后，根据医嘱调整呼吸机参数，将病人小心平放至监护床上，先接呼吸机，再接脉搏氧探头，测血压，连接心电导线，连接有创动脉测压，调零点。根据病人情况，合理设置报警限。

(2)插肛温探头或测腋温。

(3)检查中心静脉压管道和各血管活性药管道是否通畅、药物输入剂量。

(4)导尿管接尿袋。

(5)妥善固定肢体和各引流管，向麻醉师了解术中情况。

四、心脏手术术后监测与处理

（一）中枢神经系统功能的监护

病人送回 ICU 一般处于麻醉未清醒状态，在清醒之前应严密观察病人的意识、瞳孔大小及对光反应、肢体活动情况等。观察有无呕吐、烦躁不安、谵妄、嗜睡、昏迷，以了解大脑皮质的功能状态，判断有无脑缺血、缺氧、脑栓塞及脑水肿等。病人术后清醒应呼唤病人，嘱其活动手指和足趾，排除脑栓塞的可能。

（二）循环系统功能的监护

1. 严密观察心率和心律的改变 体外循环术后早期，由于麻醉药物影响、手术创伤、缺血、缺氧、酸碱平衡失调、电解质紊乱等原因易出现心律失常。常见心律失常有窦性心动过缓、窦性心动过速、室上性心动过速、心房颤动，严重者出现室性心动过速、心室颤动。一旦出现心律失常应立即通知医师，分析原因，迅速处理。

2. 血流动力学监测

（1）监测血压 根据血压的变化调节补血、补液速度及血管活性药的用量。维持血流动力学的稳定，保证重要器官灌注。

（2）常规监测中心静脉压（CVP） 上腔或下腔静脉插管的压力可代表 CVP，CVP 的正常值为 $5 \sim 12 cmH_2O$，$CVP < 5 cmH_2O$ 表示血容量不足，$CVP > 20 cmH_2O$ 提示右心功能不全或血容量过多。

（3）对一些较复杂的心脏手术病人，常在术中通过左心导管监测左房压，Swan－Ganz 漂浮导管可随时测量右房压、右室压、肺动脉压、肺小动脉楔压，并可用热稀释法随时测定心排血量、体循环血管阻力和间接推测出左心房压力，还可测定中心静脉血氧张力（PVO_2）判断组织灌注是否充分。

3. 观察体温和四肢末梢温度　测量体温 1 次/2 小时，术后 1～2 小时内病人体温往往偏低，中心温度与末梢温度相差 >2℃ 提示为末梢循环不良，四肢冰凉，因此，应注意保暖，直至体温升至 36℃。当肛温升高 38.0℃ 以上时可给予物理降温或药物降温。如头部、腹股沟处放置冰袋，若效果不佳，可用乙醇擦浴或吲哚美辛栓直肠给药，维持体温在 37.5℃ 以下。

4. 尿量的观察与处理　尿量是反映肾组织灌注、体液平衡的重要指标，临床通过对尿量、颜色、比重的观察与分析来判断病人的心功能、肾功能和血容量等。术后早期由于血液稀释，出现渗透性利尿，尿量多、颜色清。如果体外循环时间长或输入异型血，红细胞破坏严重，可现出血红蛋白尿，尿呈浓茶色，这时应加强利尿，尽快清除游离血红蛋白，输入碳酸氢钠，碱化尿液，防止血红蛋白沉积于肾小管内引起肾衰竭。术后出现尿量少，低于 $1ml/(kg \cdot h)$，需排除导尿管阻塞、打折、位置不当等物理因素，及时查找原因对症处理。

5. 出入量的管理

(1) 严格控制液体输入的速度和量，防止容量负荷过重，诱发心力衰竭或肺水肿。术后早期输入液体一般在 1ml/(kg·h)，儿童在 1~2ml/(kg·h)，严重血容量不足时，在监测 CVP 下，可间断快速补血补液。

(2) 病人所用血管活性药物的种类多，各血管活性药物不可与常规液体同一通道，最好单独从中心静脉输入。用量大时，如多巴胺、多巴酚丁胺最大用至 20μg/(kg·min)，更换药液的动作要迅速，更换时要关闭三通，防止药液反流，防止输液速度改变引起血流动力学改变。

(3) 术后早期每小时记录尿量，保持尿量 > 1ml/(kg·h)。并观察其颜色及酸碱度，凡尿量 > 30ml/h 以上则表示一般循环功能良好；若 pH 低则提示有酸中毒的可能。术后早期因稀释性利尿，尿量增多，注意防止电解质紊乱，尤其是低钾的可能；尿量少时首先检查尿管是否阻塞、扭曲、打折，尿量确实减少时应通知医师。

(三) 呼吸功能的监护

(1) 术后持续监测血氧饱和度并密切观察病人口唇、甲床、指 (趾) 端、颜面皮肤，判断有无缺氧及二氧化碳潴留，并分析原因，妥善处理。

(2) 一般病人清醒后 4~6 小时拔除气管插管，给予鼻导管或面罩吸氧，流量 4~6L/min，而且要严密观察病人有无发绀、鼻翼扇动、呼吸困难等表现，如发现以上症状时要及时查明原因，必要时重新气管插管，呼吸机辅助呼吸。危重症病人需呼吸机支持数日甚至数周。机械通气时要合理调节参数，对肺动脉高压者，应轻度呼吸性碱中毒，有利于肺动脉扩张；持续监测动脉血氧饱和度，防止供氧不足；病人痰液较多，要及时吸痰，动作要迅速，防止肺动脉因缺氧而痉挛，在吸痰前后可给予100%氧气吸入1～2分钟。吸痰时要严格无菌操作，尤其是气管切开病人，应洗手、戴手套，防止肺部感染和交叉感染。

（3）听诊两肺呼吸音是否对称、有无痰鸣音、管状呼吸音，拔除气管插管后要鼓励病人咳嗽，给予雾化吸入稀释痰液，定时翻身叩背，听诊两肺呼吸音，防止肺不张、肺炎。必要时可经鼻导管或气管镜吸痰。小儿呼吸道比较细软，术后不会有效咳嗽，痰液多时很容易出现呼吸道堵塞、肺不张，因此要特别注意听诊两肺呼吸音，加强翻身、叩背，鼻导管吸痰。

（4）监测动脉血气　心脏术后重症病人需对动脉血氧分压（PaO_2）、二氧化碳分压（$PaCO_2$）、氧饱和度（SaO_2）的变化反复进行动态监测，以便了解肺的功能和判断治疗的反应。PaO_2反映氧经肺泡膜弥散到血管内的程度，是判断有无低氧血症的重要指标；$PaCO_2$反映了肺通气的状况，

PaCO₂高时应检查是否有气道痉挛、痰液阻塞；SaO₂则反映了肺内氧合情况。

（四）电解质的监测

体外循环术后由于低温、手术创伤、血液稀释、细胞破坏等，易造成电解质紊乱，如血中钾、钠、镁、氯等值发生变化，尤以血钾变化最显著，对病人的心脏影响也最大。

1. 低血钾 心电图表现为T波低平，ST段压低，心律失常如期前收缩和心动过速。尿量多时需注意补钾，每排出100ml尿补钾1~3mmol；低血钾时注意避免过度通气，纠正呼吸性碱中毒。补钾量根据血钾值计算：需补氯化钾量（mmol）=（正常血钾值－测得血钾值）×0.3×体重(kg)，从中心静脉补充。

2. 高血钾 心电图表现T波高耸，呈双凹波峰；QRS波宽大，ST段压低。高血钾时立即停止补钾，纠正酸中毒，静脉注射葡萄糖和胰岛素，促使钾向细胞内转移；静脉注射钙剂对抗钾的毒性；利尿排钾。

3. 低血钙 心电图表现QT间期延长，房室传导阻滞，表现为心肌收缩无力，血管扩张、血压下降、肌肉抽搐等。大量输血时，静脉注射氯化钙或葡萄糖酸钙预防和纠正低血钙。

（五）出凝血状况的监护

体外循环对血液成分的破坏，肝素反跳以及大量输入库存血，使血液凝固功能受影响。

1. 心包、纵隔、胸腔引流管的护理

（1）接诊前4小时，应每15～30分钟挤压引流管1次，保持其通畅，并观察引流液的量、颜色，有无血凝块等，因肝素反跳，渗出血液较多时，遵医嘱静脉推注鱼精蛋白，注意匀速推入，防止鱼精蛋白过敏，1小时内需频繁挤压引流管，防止血液凝固，堵塞引流管。

（2）严密观察心包和纵隔引流液的量和性质，如果引流液偏多，而后突然减少或引流不畅，经挤压引流管无效，且伴有心率快、脉压差小、血压低、尿量少、精神差、末梢凉者，应考虑心包填塞可能，应迅速通知医师。如果引流液较多，且颜色鲜红，成人＞200ml/h，小儿＞4ml/（kg·h），无减少趋势，可能胸腔内有活动性出血，应通知医师及时处理。

2. 抗凝剂应用注意事项　心脏瓣膜术后应用抗凝剂时，要定期监测凝血酶原时间，注意观察病人皮肤黏膜有无出血倾向，拔针后穿刺点按压时间应适当延长。

（六）药物的使用与监护

体外循环术后镇静、止痛和血管活性药使用较多，需合理选择并注意监测其效果及不良反应。

1. 镇静剂　术后清醒而不能拔管者，需充分镇静止痛。镇静剂会引起不同程度血压下降，小儿要根据体重严格控制量，防止血压骤降引起生命危险；大剂量使用易导致病人不易清醒；芬太尼和吗啡会抑制呼吸和胃肠运动，因此只用于使用呼吸机的病人。

2. 血管活性药 如心率缓慢，可静脉滴注异丙肾上腺素，如低血压明显，则采用其他作用较强的正性肌力药物，如多巴胺、多巴酚丁胺、间羟胺、肾上腺素等。在滴注高浓度升压药同时，需滴注硝普钠或硝酸甘油扩张血管，减少血管阻力。为保证各药物持续匀速进入体内，需用微量泵推注药物。各管道要标示清楚。根据心率、血压变化调整药物的速度，并注意观察药物的不良反应。

3. 糖皮质激素类药物 因体外循环的全身炎症反应，术中、术后大量输血等，术后 3 日常规给予皮质激素，最常用的是地塞米松。使用期间要防止感染及电解质紊乱。

（七）预防感染

心脏术后病人是医院内感染的易感人群，病人术后机体抵抗力的下降、皮质激素的应用、呼吸机及各种侵入性导管的使用大大增加了感染的概率。医护人员要加强无菌观念、严格无菌操作。接触病人前要洗手，尽早拔除各种侵入性导管。病人体温升高要怀疑感染的可能，必要时做血培养、痰培养和导管培养以助诊断。一旦出现感染，应及时拔除导管，合理使用抗生素。

（八）心脏手术术后并发症的监护与处理

1. 出血 原因主要是术中止血不彻底、有活动性出血和体外循环术后因凝血机制紊乱引起的广泛性渗血。一般心脏手术病人术后引流量为200~500ml。发绀型心脏病因侧支循环丰富而较非发绀型心脏病术后渗血量多。早期引流量往往较多，3~4小时后逐渐减少。如果术后4~5小时后出血量仍较多，≥2ml/（h·kg），在排除病人体位变化致引流量增多的情况下，临床出现心率增快，血压不稳定，血红蛋白进行性下降时，应考虑到出血的可能。渗血较多时，可给予止血药物；肝素反跳给予鱼精蛋白予以中和；考虑有活动性出血，应再次开胸探查、止血，不宜延误。

2. 心包填塞 分急性心包填塞和迟发性心包填塞。急性心包填塞是指手术后早期出现的心包填塞，多发生在术后36小时内。正常情况下心包内仅有液体约15ml，压力很低。体外循环术后如果出血较多，而心包腔又引流不畅，造成血液或血块在心包腔内积聚，一般达到150~250ml以上时，即可引起急性心包填塞症状。

迟发性心包填塞一般指手术后5日以后发生的心包填塞，常见于换瓣术后需抗凝治疗的病人。多由于凝血机制障碍渗血增加所致。急性心包填塞导致静脉回流受阻和心脏舒缩功能障碍。体外循环术后早期，病人如果出现下列情况，应注意急性心包填塞的发生。

（1）引流量较多，且引流管内有条索状血块挤出，或原先持续较多的引流突然停止或减少。

（2）病人血压下降，脉压差缩小，脉搏细弱、奇脉、心率加快。

（3）中心静脉压明显升高，颈静脉怒张。

（4）尿量减少，病人可在出现不典型上述症状时，突然出现心搏骤停。X线检查可显示纵隔增宽，心影增大，B超提示心包积液。

迟发性心包填塞的临床表现是病人术后早期康复顺利，但数日后出现胸闷气急、咳痰增多、肝脏增大、下肢水肿加重，血压较以前降低，心率增快。处理方法：保持心包纵隔引流管通畅是预防心包填塞的重要措施，如出现心包填塞应立即给予心包穿刺或开胸进行血块清除。重新装置心包引流管。

3. 心律失常 原因是术前心功能障碍；术中低温，心跳停搏及手术本身对心脏的刺激和损伤；体外循环血液稀释；术后疼痛；低血容量；发热；水、电解质、酸碱平衡失调，如低血钾、酸中毒等；缺氧导致血中儿茶酚胺浓度升高，增加心脏的应激性，易诱发心律失常。开胸术后心律失常较常见，多数能自行纠正，对心功能无明显影响，严重心律失常可影响心排血量，组织灌注不良，甚至引起猝死。病人可表现为心悸、胸闷。

（1）窦性心动过速 成人正常心率为60～100次/分，婴幼儿一般为100～160次/分，儿童一般为80～140次/分，术后窦性心动过速最常见，最有效的方法是去除病因，如降低体温、补充血容量、改善供氧、纠正酸中毒等，必要时给予药物治疗，常用药物有洋地黄和β受体阻滞剂。

（2）窦性心动过缓　多见于麻醉未清醒时。心率>50次/分可不处理，心率<50次/分，血压正常者可给予阿托品；伴血压降低者则应用微量泵给予异丙肾上腺素。

（3）心房颤动　经充分供氧，应用洋地黄类或胺碘酮，可控制心率，改善症状。

（4）室上性心动过速　可给予颈动脉窦按压，确信没有心肌缺血时，可应用毛花苷丙、β_1受体阻断剂如艾司洛尔等。

（5）室性期前收缩　偶发的室性期前收缩可不作处理，而频发室性期前收缩>5次/分、多源性室性期前收缩、室性期前收缩呈二联律或三联律、R-on-T等易发生心室颤动，应积极治疗。首选利多卡因，可静脉注射1mg/kg，若无效则隔5～15分重复静脉注射。除药物治疗外，尚应去除缺血、缺氧、低钾、酸中毒等诱因。

4. 低心排血量综合征　体外循环术后，由于心脏排血量显著减少以致重要脏器灌注不足或引起休克时称为低心排血量综合征，心排血量低于2.0L/(min·m^2)。原因是术后出血较多，利尿剂的使用，手术后血容量补充不足造成低血容量、术后血管床的扩张、体液在第三间隙的滞留均可引起有效血容量减少；术前心肌损害，术中操作或畸形纠治不满意造成心功能差；术后心包缝合过紧或心包填塞可引起心脏舒缩障碍，血液回流受阻；麻醉药物、手术中温度的改变及全身的应激状态、手术后用药、酸碱平衡失调均可引起血管舒缩功能异常，增加体循环和肺循环阻力，加重心脏的前后负荷，引起低心排血量综合征。心脏术后病人一旦出现烦躁不安、肢体湿冷、缺氧加重、脉搏细速、血压下降、尿量减少等症状时提示低心排血量综合征的存在。低心排血量综合征是体外循环术后最常见的并发症，也是导致病人死亡的最主要原因。因此对术后出现低心排血量综合征的病人，要严密观察病情变化，通过仔细全面检查，分析原因，采取及时有效的措施进行治疗。对心内畸形纠治不满意者应及时进行二次手术。

5. 呼吸系统并发症　引起呼吸系统并发症主要原因是通气不足与通气－血液比例失调。通气不足主要与麻醉、术后呼吸抑制或肺顺应性下降有关；而肺部感染、肺不张、灌注肺、肺部血栓、气栓均可引起通气－血流比例失调，而造成病人出现呼吸功能不全或呼吸衰竭。轻度病变时，病人临床表现轻微，出现咳嗽、痰多等症状。急性呼吸衰竭多在术后早期出现，多继发于低心排血量综合征等严重并发症。病人在机械通气时多表现为持续性低氧血症，自主呼吸病人可出现呼吸加快、呼吸困难，缺氧严重时出现烦躁不安、大汗淋漓、末梢发绀。为此，心脏手术术后病人要加强氧疗和呼吸道管理，及时排出痰液，限制补液速度和量，防止肺水肿和左心衰竭。如果出现急性呼吸衰竭，立即给予半卧位，镇静、强心、利尿，必要时应用机械通气。

6. 急性肾功能不全　是指肾排泄功能在数小时至数周内迅速减退，血尿素氮及血肌酐持续升高，肌酐清除率下降，低于正常的一半时，引起水、电解质及酸碱平衡失调和氮质血症。急性肾衰竭是体外循环术后常见而严重的并发症之一，多继发于严重的低心排血量综合征、呼吸衰竭等严重并发症。年老病人，肾功能不全、肾实质水肿、肾栓塞、肾缺血病人均可发生急性肾衰竭。临床主要表现为尿少及由于肾排泄能力下降引起的高钾、水肿、血尿素氮和肌酐浓度增高等，尿量 $<0.5 \sim 1ml/(kg \cdot h)$，尤其是在应用髓襻利尿药或短时间快速补液后尿量仍不增加时，应警惕急性肾衰竭的发生。处理方法是去除或尽量减少肾脏损害因素，充分的术前准备，熟练的手术技巧，减少体外循环的时间，术后保证足够的肾灌注，发生血红蛋白尿时要碱化尿液、利尿以防止肾小管阻塞。如果出现急性肾衰竭应尽早进行透析治疗。

五、心脏手术后的基础护理

（一）防治压疮和中心静脉血栓

病情危重者常使用大量的强心、升压药物，使外周血管强烈收缩，皮肤血流减少，组织供氧不足，加之长期制动，受压部位极易发生压疮。要在病情允许情况下，使病人身体稍微侧卧，受压部位悬空，防止长期受压；已发生压疮者在病情稳定后及时处理，加强营养，促进创面愈合。长期卧床病人，每2小时翻身皮肤护理，每4小时帮助病人四肢做被动运动1次，每次15分钟，解开制动的肢体，观察有无肿胀、淤血。病情许可时，教会病人在床上做肌肉等长收缩运动，防止血栓形成。

（二）加强营养，增强机体免疫力，促进伤口愈合

一般拔除气管插管6小时后可进食少量水或流质饮食，术后早期需限制病人水分的摄入，一次进食不宜过多，防止膈肌上抬，影响呼吸，同时也增加心脏负担。体外循环时间长且病情危重者，易出现暂时性肠麻痹，故应待肠鸣音恢复后方可进食。如有呕吐和显著腹胀，尚需胃肠减压，以免影响心肺功能，小儿病人尤需防止出现急性胃扩张，常需胃肠减压。长期呼吸机支持病人需保证蛋白和热能摄入，术后第二日，可鼻饲少量混合奶、要素饮食或肠内营养混悬液等，鼻饲时应调节营养液的浓度、温度、速度，观察消化吸收情况，有无腹胀、腹泻，一般降低浓度和速度可减少腹泻的发生。严重营养不良者，可采用静脉补充营养制剂，但其成本高，且增加心肺负担，影响正常生理状况，一般不主张采用。

（三）心理护理

由于长期制动，不能与家人见面，缺乏与他人沟通，各种镇静剂的不良反应，睡眠型态的紊乱(ICU的环境使病人很少能进入深睡眠状态)，病人易失去认知和定向能力，出现精神症状。表现为烦躁不安、幻觉、抑郁、昏睡。应加强心理护理，防止出现ICU精神症状。

（1）护士应注意观察病人情绪，及时沟通，必要时ICU护士在术前探望病人，了解病情，安慰病人，交代手术后如何配合，对消除病人的紧张感，建立对医护人员的信任是很有益处的。

（2）护士应尽可能在病人身边，多与病人沟通，使病人有正确的时空概念。

（3）工作人员之间在ICU不能闲聊和大声讲话，以免影响病人休息，加重病人疑虑。

（4）将可能引起精神症状的药物改用其他药物。

（四）康复护理

1. 运动指导　心脏术后病情平稳，主张早拔管、早活动、早出院。术后1～2日开始在床上进行上下肢各关节的主、被动屈伸运动，鼓励病人咳嗽，以减少呼吸道并发症和静脉血栓的形成。拔除气管插管和引流管后，鼓励病人坐起，自行饮水和进餐，逐渐增加活动量，活动以不引起心悸、胸痛和呼吸困难为宜。出院后应坚持锻炼，自行料理生活起居和家务劳动，但需避免过度劳累、紧张和兴奋，运动以步行、骑自行车及太极拳为主。

2. 用药指导 心脏术后往往需服用一段时间的强心、利尿药物。瓣膜置换病人还需终身服用华法林抗凝。服用强心药要教会病人数脉搏，注意有无胃肠道不适或黄视、绿视现象，观察记录每日的尿量，防止电解质紊乱；服用华法林的病人出院后每月复查 1 次凝血酶原时间，稳定后可 3～6 个月复查 1 次，服药期间注意有无牙龈出血、皮肤紫癜、月经出血增加等异常情况，一旦出现，及时停药复查凝血酶原时间。

第二节　急性左心衰竭肺水肿病人的监护

当肺泡毛细血管内压快速超过 30mmHg 时，血管内的液体即会渗出到肺组织间隙和肺泡内，引起突发性呼吸困难、发绀、咳血性泡沫痰及肺部湿啰音等特征表现，称为急性肺水肿。可见于多种心肺疾病、吸入刺激性气体、重症胰腺炎、脑外伤、高原肺水肿等疾病，最常见的为急性左心衰竭所引起的心源性肺水肿，本书特作重点介绍。引起急性心源性肺水肿的疾病有下列四类：一是急性弥漫性心肌损害，如急性心肌炎、急性广泛性心肌梗死等。二是急性机械性阻塞，如严重的二尖瓣或主动脉瓣狭窄、二尖瓣口黏液瘤或血栓嵌顿、左室流出道梗阻、严重高血压等。三是急性容量负荷过重,如急性心脏乳头肌功能不全、腱索断裂、瓣膜或室间隔穿孔、主动脉窦瘤破入心脏、静脉输血或输液过多过快等情况。四是急性心室舒张受限,如急性心包压塞、严重的快速性心律失常等。

一、急性心源性肺水肿的发病机制

上述各种病因使左心室排血受阻,在室内舒张末期压力升高,继而逆行引起左心房压和肺静脉压升高,肺循环血流回心受阻,发生肺淤血,肺毛细血管压随之升高,使液体外渗急速增加,而血管和淋巴管引流还来不及相应增加,从而引起肺水肿。

二、临床表现

急性心源性肺水肿典型发作为突然出现的严重呼吸困难,呼吸可达 30～40 次/分。端坐呼吸,频发咳嗽,面色苍白,口唇青紫、大汗,常咳出泡沫样痰,严重者可从口腔和鼻腔内涌出大量粉红色泡沫痰,发作时心率、脉搏增快,心音低钝、心尖可闻及舒张期奔马律,血压开始升高,随后降至正常或低于正常。脉搏细数,两肺布满湿啰音和哮鸣音,此时心音常被肺部啰音所掩盖。

三、一般监护

(一)减轻心脏负荷

1. 休息 限制体力活动,保证充足的睡眠。

根据心功能情况决定休息原则。轻度心力衰竭者（心功能二级）可适当活动，增加休息；中度心力衰竭者（心功能三级）应限制活动，增加卧床休息；重度心力衰竭者（心功能四级）应绝对休息，待病情好转后，活动量可逐渐增加以不出现心力衰竭症状为限，对需要长期卧床的病人定时帮助其进行被动的下肢运动。

2. 饮食　低钠、低盐、低热量易消化饮食为宜，应少量多餐，避免过饱。控制钠盐的摄入，一般限制在每日 5g 以下，切忌盐腌制品。中度心力衰竭的病人，每日盐的摄入量应为 3g；重度者控制在 1g 以内。

3. 防止便秘，保持大便通畅　注意病人大便情况，有便秘者饮食中需增加膳食纤维食物，必要时给缓泻剂或开塞露。

(二)缓解呼吸困难

(1)注意室内空气的流通，病人的衣服应宽松，以减少病人的憋闷感。

(2)给予舒适的体位，采取半卧或坐位。

(3)吸氧　一般为低流量吸氧，流量为 2L/min，肺源性心脏病为 1～2L/min。

(三)控制液体量

(1)精确记录液体出入量，维持液体平衡。

(2)每日测量体重，宜安排在早餐前，使用同一体重计。

(3)严格控制钠和水的摄入。

(四)应用洋地黄类药物的护理

（1）给药前应先检查心率，若心率低于 60 次/分，则禁止给药。

（2）注意询问病人有无恶心、呕吐、乏力、黄视、绿视或当病人心电图出现各种心律失常表现时，应及时通知医师。

（3）嘱病人服用地高辛时，若上次药漏服，再次服药时不要补服，以免剂量增加而致中毒。

（4）当病人发生洋地黄中毒时，应立即停用所有洋地黄制剂及排钾利尿剂，遵医嘱给予纠正心律失常的药物。

(五)应用利尿剂者的监测

应用利尿剂者应监测有无电解质平衡失调、利尿剂过量的表现。

1. 低钾　乏力、腹胀、肠鸣音减弱、心律失常等。

2. 低镁　易怒、惊厥、心律失常等。

3. 高钾　尿量减少、心电图改变。

4. 利尿剂过量的表现　体重下降严重、低血压、虚弱、BUN 升高、肌酐升高、低血钾、低血钠、低血容量、嗜睡、直立性低血压、肌肉痉挛、代谢性碱中毒。

利尿剂的应用时间选择早晨或日间为宜，避免夜间排尿过频影响休息。

(六)创造安全、信任的环境

工作人员在病人面前避免不必要的谈话，医

务人员在抢救时必须保持镇静，操作熟练，忙而不乱，使病人产生安全感与信任感，以减少病人的误解和恐惧或焦虑，鼓励家属适当探视，必要时可留家属陪伴病人，护士应与病人及家属保持密切接触，提供情感支持。

四、急性肺水肿的紧急处理

（一）病情监测

严密监测血压、呼吸、血氧饱和度、心率、心电图，检查血电解质、血气分析等，准确记录出入量。观察呼吸频率和深度、意识、精神状态、皮肤颜色及温度、肺部啰音的变化，若发现病人有意识障碍、四肢湿冷、血压下降等休克表现时，立即报告医师，配合抢救。

（二）体位选择

立即协助病人取坐位，双腿下垂，以减少静脉回流，减轻心脏负荷。

（三）氧疗

通过氧疗将血氧饱和度维持在 95% ~ 98% 的水平是非常重要的，以防出现脏器功能障碍甚至多器官功能衰竭。首先应保证气道开放，立即给予高流量鼻导管乙醇湿化给氧（氧流量 6 ~ 8L/min、乙醇 30% ~ 50% ），有助于消除肺泡内的泡沫。病情严重的给予面罩给氧或采用无气管插管的通气支持，包括持续气道正压通气（CPAP）或无创性正压机械通气（NIPPV）。

（四）正确应用药物

迅速开放两条静脉通道，遵医嘱正确使用药物，观察疗效与不良反应

1. 吗啡　可使病人镇静，降低心率，同时扩张小血管而减轻心脏负荷。早期给予吗啡 3～5mg 静脉注射，必要使可重复应用 1 次。观察病人有无呼吸抑制或心动过缓。

2. 利尿剂　如呋塞米 20～40mg 静脉注射，4 小时可重复 1 次。

3. 血管扩张剂　可选用硝普钠、硝酸甘油或酚妥拉明静脉滴注，严格按医嘱定时监测血压，有条件者用输液泵控制滴速，根据血压调整剂量，维持收缩压在 100mmHg 左右，对原有高血压者血压降低幅度（绝对值）以不超过 80mmHg 为度。

（1）硝普钠　为动、静脉血管扩张剂。一般剂量 12.5～25μg/min 开始。硝普钠含有氰化物，连续使用不得超过 24 小时。硝普钠见光易分解，应现配现用，避光滴注。

（2）硝酸甘油　可扩张小静脉，降低回心血量。一般从 10μg/min 开始，每 10 分钟调整 1 次，每次增加 5～10μg。

（3）酚妥拉明　为 α 受体阻滞剂，以扩张小动脉为主。以 0.1mg/min 开始，每 5～10 分钟调整一次，最大可增至 1.5～2.0mg/min。

4. 洋地黄制剂　尤其适用于快速心房颤动或

已知有心脏增大伴左心室收缩功能不全的病人。可用去乙酰毛花苷丙静脉注射，首剂 0.4~0.8mg，2 小时后酌情再给 0.2~0.4mg。

5. 氨茶碱 对解除支气管痉挛有效，并有一定的正性肌力及扩血管、利尿作用，缓慢静脉滴注给药。

6. 其他 如地塞米松 10~20mg 静脉注射，可改善心肌代谢和减轻肺毛细血管通透性。或用止血带轮流结扎四肢，以减少回心血量。

（五）积极治疗原发病

治疗原发病，避免可导致增加心力衰竭危险的行为（如吸烟、喝酒），积极解除加重急性左心衰竭的诱因，避免感染（尤其是呼吸道感染）、过度劳累、情绪激动、输液过多过快等，做好基础护理和生活护理。

第三节　静脉血栓栓塞病人的监护

肺栓塞（PE）是指各种栓子阻塞肺动脉系统时所引起的一组以肺循环和呼吸功能障碍为主要临床表现和病生理特征的临床综合征，导致肺栓塞的栓子可以是脂肪、羊水和空气，当栓子为血栓时，称为肺血栓栓塞症（PTE）。

PTE 与中心静脉血栓形成（DVT）是一种疾病过程中的不同部位、不同阶段的表现，两者合称为静脉血栓栓塞症（VTE）。

一、危险因素

1. 高危因素

(1) 长期卧床、治疗性制动、长途旅行等。

(2) 下肢骨折。

(3) 大手术后。

(4) 有静脉血栓栓塞史。

(5) 恶性肿瘤，尤其是胰腺和前列腺的肿瘤。

(6) 妊娠。

2. 一般危险因素

(1) 肥胖。

(2) 患有心血管疾病，如脑卒中、急性心肌梗死、心力衰竭等。

(3) 高龄。

(4) 吸烟每日 25 支以上。

(5) 使用中心静脉导管。

(6) 人工假体植入。

(7) 使用雌激素如口服避孕药。

二、临床表现

(一)肺栓塞

1. 呼吸困难　多于栓塞后即刻出现不明原因的呼吸困难及气促，并在活动后明显，呼吸频率 > 20 次/分，为 PTE 最多见的症状。

2. 胸痛　PTE 引起的胸痛包括胸膜炎性胸痛或心绞痛性胸痛。

3. 晕厥 可为 PTE 的唯一或首发症状，表现为突然发作的一过性意识丧失。

4. 烦躁不安、惊恐甚至濒死感 由严重的呼吸困难和剧烈胸痛引起，为 PTE 的常见症状。

5. 咯血 常为小量咯血，急性 PTE 时，咯血主要反映局部肺泡的血性渗出，并不意味病情严重。当呼吸困难、胸痛和咯血同时出现时称为"肺梗死三联征"。

6. 咳嗽 早期为干咳或伴有少量白痰。

7. 其他 颈静脉充盈或异常波动，心率加快，严重时可出现血压下降甚至休克。

(二)中心静脉血栓形成的表现

如肺栓塞继发于下肢中心静脉血栓形成，可伴有患肢肿胀、周径增粗、疼痛或压痛、皮肤色素沉着和行走后患肢易疲劳或肿胀加重。

三、护理措施

护理措施主要有以下几方面。

(1)纠正缺氧，应立即根据缺氧严重程度选择适当的给氧方式。

(2)病人应绝对卧床休息，抬高床头，指导病人进行深慢呼吸、采用放松疗法等方法减轻恐惧心理，以降低耗氧量。

(3)严密监测病人的呼吸、心率、血压、血氧饱和度、动脉血气及肺部体征的变化，当出现呼吸加速、浅表，动脉血氧饱和度降低，心率加快等表现，提示呼吸功能受损、机体缺氧。

（4）监测病人有无烦躁不安、嗜睡、意识模糊、定向力障碍等缺氧的表现。

（5）监测病人有无颈静脉充盈度增高、肝大、肝颈静脉回流征阳性、下肢水肿及静脉压升高等右心功能不全的表现。当较大的肺动脉栓塞后，可使左心室充盈压降低，心排血量减少，因此需严密监测血压和心率的改变。

（6）溶栓治疗后如出现胸前导联 T 波倒置加深可能是溶栓成功、右心负荷减轻、急性右心扩张好转的反应。严重缺氧的病人可导致心动过速和心律失常，须严密监测病人的心电改变。

（7）遵医嘱及时、正确给予抗凝药及溶栓制剂，监测疗效及不良反应。

（8）消除再栓塞的危险因素。

1）急性期　病人绝对卧床休息，避免下肢过度屈曲，一般在充分抗凝的前提下卧床 2～3 周。

2）保持大便通畅，避免用力，以防下肢血管内压力突然升高，使血栓再次脱落形成新的危及生命的栓塞。

3）恢复期　预防下肢血栓形成，病人仍需卧床，下肢需进行适当的活动或被动关节活动，穿抗栓袜或气压袜，不可只在小腿下放置垫子或枕头，以免加重下肢循环障碍。

4）观察下肢中心静脉血栓形成的征象　由于下肢静脉血栓形成以单侧下肢肿胀最为常见，因此需测量和比较双侧下肢周径，并观察有无局部皮肤颜色的改变，如发绀等。

（9）如病人出现右心功能不全的症状，遵医嘱给予强心剂，限制水、钠摄入，并按肺源性心脏病护理。

（10）病人心排血量减少出现低血压甚至休克时，遵医嘱给予静脉输液和升压药物，记录液体出入量，当病人同时伴有右心功能不全时尤应注意液体出入量的调整，平衡低血压需输液和心功能不全需限制液体之间的矛盾。

（11）当病人突然出现严重呼吸困难和胸痛时，医务人员应保持冷静，避免紧张慌乱的气氛加重病人的恐惧心理，用病人能理解的词句和方式解释设备、治疗措施和护理操作，缓解病人的焦虑情绪，取得病人的配合。

（12）遵医嘱应用镇静、止痛、镇咳等相应的对症治疗措施，注意观察疗效和不良反应。

四、健康指导

（1）指导病人避免长时间坐位、架腿坐位、站立不活动、穿束膝长筒袜等，以防止增加静脉血流淤滞。

（2）指导卧床病人进行床上肢体活动，病情允许时协助病人早期下床活动，不能活动的病人进行被动关节活动，不能活动的病人将腿抬高至心脏以上水平，以促进下肢静脉血液回流。

（3）穿加压弹力抗栓袜，促进下肢血液回流。

（4）指导病人适当增加饮水量，防止血液浓缩。

（5）指导病人遵医嘱应用抗凝药防止血栓形成。

（6）长期卧床的病人出现一侧肢体疼痛、肿胀，应注意 DVT 发生的可能，在存在相关发病因素的情况下，突然出现呼吸困难、胸痛、咯血等症状应注意 PTE 的可能，需及时就诊。

第四节　急性呼吸衰竭病人的监护

由于多种突发致病因素使通气和换气功能迅速出现严重障碍，在短时间内发展为呼吸衰竭。因机体不能很快代偿，如不及时抢救，将危及病人生命。

一、临床表现

1. 呼吸困难　早期表现为呼吸频率增加，病情严重时出现呼吸困难，辅助呼吸肌运动增加，可出现三凹征。

2. 发绀　是缺氧的典型表现。当 SaO_2 低于 90% 时，出现口唇、指甲和舌发绀。发绀的程度与还原型血红蛋白含量相关，因此红细胞增多者发绀明显，而贫血病人则不明显。

3. 精神－神经症状　可迅速出现精神错乱、

狂躁、昏迷、抽搐等症状。CO_2 潴留加重时导致肺性脑病，出现抑制症状，表现为表情淡漠、肌肉震颤、间歇抽搐、嗜睡甚至昏迷等。

4. 循环系统表现　多数病人出现心动过速，严重缺氧和酸中毒时，可引起周围循环衰竭、血压下降、心肌损害、心律失常甚至心搏骤停。CO_2 潴留者出现体表静脉充盈、皮肤潮红、温暖多汗、血压升高。

5. 消化和泌尿系统表现　严重呼吸衰竭时可损害肝、肾功能，并发肺心病时出现尿量减少。部分病人可引起应激性溃疡而发生上消化道出血。

二、护理措施

(1)保持呼吸道通畅　及时清除呼吸道分泌物，遵医嘱应用支气管舒张药，缓解支气管痉挛，上述方法不能保持气道通畅时建立人工气道以方便吸痰和机械通气治疗。

(2)氧疗　Ⅰ型呼吸衰竭可给予较高浓度吸氧(35%～50%)；Ⅱ型呼吸衰竭应低浓度吸氧(<35%)。

(3)增加通气量，减少 CO_2 潴留　应用呼吸兴奋剂，对于呼吸衰竭严重，用药不能有效改善缺氧和 CO_2 潴留时需考虑机械通气。

(4)抗感染及病因治疗。

(5)纠正酸碱平衡失调，急性呼吸衰竭病人常容易合并代谢性酸中毒，应及时加以纠正。

(6)给予高蛋白、高脂肪、低糖饮食，必要时给予鼻饲、静脉营养。应少食多餐，进食时维持氧疗，防止气短和进餐时血氧降低。

(7)支持治疗　重症病人需转入 ICU 进行积极抢救和监护，预防和治疗肺动脉高压、肺源性心脏病、肺性脑病、肾功能不全和消化道功能障碍，尤其要防治多器官功能障碍综合征。

三、健康教育

应对病人及家属进行健康教育，主要内容如下。

(1)给予病人及家属心理支持，保持良好的精神状态，增强治疗疾病的信心，积极配合治疗。

(2)指导病人加强营养，适当活动，增强机体免疫力，预防呼吸道感染。

(3)遵医嘱定期复查。

第五节　急性呼吸窘迫综合征病人的监护

急性呼吸窘迫综合征（ARDS）是多种原因引起的一种急性呼吸衰竭，病人原来的心、肺功能大多正常，由于肺外或肺内的原因引起了肺毛细血管渗透性增加形成肺水肿，导致进行性呼吸困难、顽固性低氧血症、肺顺应性降低，胸片显示两肺弥散性浸润阴影。

一、临床表现

(1)呼吸窘迫,呼吸频率快, >35次/分,出现发绀,逐步加重,高浓度氧疗后不能纠正。

(2)烦躁不安、焦虑、大汗等表现。

(3)早期仅闻及双肺干性啰音、哮鸣音,后期出现呼吸音减低,有水泡音等。

(4)最常见的体征 呼吸急促、心动过速,呼吸用力增加的体征(吸气时肋间肌的收缩和辅助呼吸肌的应用)。若 ARDS 是由脓毒血症或严重创伤所致,即常有低血压或休克的体征。

(5)血气分析检查 $PaO_2 < 8kPa(60mmHg)$, $PCO_2 > 4.6kPa(35mmHg)$。

二、治疗原则

(一)纠正低氧血症

机械通气是 ARDS 的关键性治疗措施。ARDS 通气治疗的基本原则是:提供病人基本的氧合和通气需要的同时,应尽力避免通气所致肺损伤。就是说,以最低的吸氧浓度,最小的压力或容量代价来完成有效的气体交换。ARDS 的通气方式中首选无创性通气。应用呼吸机辅助时,主张遵循"肺保护策略"的原则,常用通气模式为压力预置型通气(PPV)和容量预置型通气(VPV)。

(二)适当补液

一方面要维持适当的有效循环血量以保证肺

和心、脑、肾等重要脏器的血流灌注；另一方面，又要避免过多补液，增加肺毛细血管流体静压，增加液体经肺泡毛细血管膜外渗而加重肺水肿。通常情况下，ARDS病人的每日入量应限于2000ml以内，允许适量的体液负平衡。胶体液的补充一般限于血浆低蛋白者。

（三）应用糖皮质激素

糖皮质激素的作用如下。

（1）抗炎作用，减轻肺泡壁的炎性反应。

（2）减少血管渗透性，保护肺毛细血管内皮细胞。

（3）稳定细胞溶酶体作用，维护肺泡细胞分泌表面活性物质功能。

（4）缓解支气管痉挛。

（5）减轻组织的纤维化。

（四）基础疾病与对症治疗

减轻或消除致病因素，采取脱水、抗感染治疗等。

三、监护

（一）呼吸功能监护

1. 动脉血氧分压（PaO$_2$） 是评价肺功能的基本指标。在 ARDS 病人，即使 FiO$_2$ > 60%，PaO$_2$ 常低于 6.67kPa（50mmHg）。一般 PaCO$_2$ 的变化是：早期因过度通气而降低，中期可正常，晚期因通气不足而升高。

2. 肺泡－动脉血氧分压差[P$_{(A-a)}$O$_2$] 是判

断氧从肺泡进入血液难易的标志，反映氧的交换效率。正常值 $<1.33kPa(10mmHg)$，吸纯氧 15 分钟后可达 $4.67 \sim 6.67kPa(35 \sim 50mmHg)$。任何原因所致的通气/血流比例失调、弥散功能障碍或肺内分流增加均可使 $P_{(A-a)}O_2$ 增大，当吸入纯氧时，消除了前两项引起的 $P_{(A-a)}O_2$ 增大，此时反映了肺内分流的增加。ARDS 病人因肺内广泛存在大量肺泡群萎陷，肺内分流量明显增加。因此，无论是在呼吸空气或吸纯氧时，$P_{(A-a)}O_2$ 均明显增加。当吸入纯氧 15 分钟后，ARDS 病人的 $P_{(A-a)}O_2 > 26.7 \sim 66.7kPa(200 \sim 500mmHg)$。

3. 氧合指数 ARSD 病人由于存在严重肺内分流，PaO_2 降低，提高吸氧浓度并不能提高 PaO_2，因此氧合指数常降至 $100 \sim 250$。

4. 呼出气的 CO_2 浓度 呼出气的 CO_2 浓度在潮气末最高，接近肺泡气中 CO_2 水平。呼出气的 CO_2 浓度或分压可用无创的方法连续监测。呼气末的 CO_2 分压 $(P_{ET}CO_2)$ 基本反映了整体肺的肺泡气中的 CO_2 分压，同 $PaCO_2$ 有良好的相关性。呼出气的 CO_2 浓度正常值为 5%，$P_{ET}CO_2$ 正常值为 $5.1kPa(38mmHg)$。$P_{ET}CO_2$ 的绝对值和相对变化值对临床均有很大的指导意义。

动脉血 – 呼气末 CO_2 分压差 $[P_{(a-ET)}CO_2]$ 可作为选择最佳 PEEP 的指标。由于 $P_{ET}CO_2$ 受血液运送 CO_2 的影响，如通气量不变，呼出气 CO_2 量发生变化，即可反映肺血流状态。因此 $P_{(a-ET)}CO_2$

反映了肺内通气/血流比值的关系，通气/血流比值增大，$P_{(a-ET)}CO_2$ 也增大；$P_{(a-ET)}CO_2$ 正常，说明通气/血流比值也适当。PEEP 可减少肺内分流量，改善通气/血流比值，使 $P_{(a-ET)}CO_2$ 降低，$PaCO_2$ 增高。但若 PEEP 过大，使心排血量下降，$PaCO_2$ 反而降低，因而可以认为 $P_{(a-ET)}CO_2$ 最小时的 PEEP 为最佳的 PEEP。

5. 呼吸指数　呼吸指数 = $P_{(A-a)}O_2/PaO_2$，正常值 0.1 ~ 0.37。ARDS 病人因 $P_{(A-a)}O_2$ 增大和 PaO_2 降低，呼吸指数常 >1。

(二)临床监护

对于 ARDS 病人，应加强临床监护，发现下列病情变化，及时报告医师并协助迅速处理。

1. 生命体征变化

(1)呼吸　观察呼吸频率，若呼吸频率 >28 次/分，常为病情加重的预警信号。观察呼吸节律和形态。观察呼吸肌疲劳情况：表现为呼吸浅快，吸气时胸骨上窝、锁骨上窝、肋间隙凹陷。观察膈肌衰竭情况：表现情况为反常呼吸，即吸气时下胸壁内陷，呼气时腹壁外凸。观察中枢性呼吸衰竭情况：表现为呼吸浅慢、节律不整或睡眠呼吸暂停。

(2)心律和心率　①心率增快：见于低氧血症、高碳酸血症等。②心率减慢：见于严重低氧血症，当 $PaO_2 \leqslant 25mmHg$ 时，可发生房室传导阻滞或猝死。

（3）血压　血压升高见于急性二氧化碳潴留。$PaCO_2$ 上升 10mmHg，血压亦即升高，脉压差加大；血压下降见于严重低氧血症，重症可发生休克。

（4）意识状态　急性缺氧可表现为兴奋、烦躁、头痛，严重者意识障碍、惊厥；急性二氧化碳潴留表现为头痛，严重者可有瞳孔缩小、嗜睡或昏迷；慢性二氧化碳潴留者，$PaCO_2$ 虽升高达到 10.6kPa（80mmHg），但由于代偿机制，病人仍可清醒。在合并缺氧时，同时 $pH < 7.2$，可出现嗜睡或昏迷。

2. 皮肤黏膜色泽变化

（1）皮肤苍白、口唇发绀等缺氧表现。

（2）皮肤潮红、多汗、结膜充血等 CO_2 潴留表现。

第六节　重症胰腺炎病人的监护

急性胰腺炎是指胰腺分泌的消化酶引起胰腺组织自身消化的化学性炎症。重症伴腹膜炎、休克等并发症。

一、临床表现

（1）急性上腹痛。

（2）恶心、呕吐、腹胀。

（3）发热。

（4）血、尿淀粉酶增高。

（5）腹膜炎。

（6）低血压或休克。

二、体征

（1）病人表情痛苦，呈急性重症面容，呼吸急促、脉搏增快、血压下降。

（2）腹肌紧张，全腹显著压痛和反跳痛，伴麻痹性肠梗阻时有明显腹胀，肠鸣音减弱或消失。可出现移动性浊音，腹腔积液多呈血性。

（3）少数病人由于胰酶或坏死组织液沿腹膜后间隙渗到腹壁下，致两侧腰部皮肤呈暗灰蓝色。呈 Grey - Turner 征，或出现脐周皮肤青紫，称Cullen 征。

（4）如有胰腺囊肿或假性囊肿形成，上腹部可叩击肿块。胰头炎性水肿压迫胆总管时，可出现黄疸。

（5）低血钙时有手足抽搐，提示预后不良。

三、并发症

（1）局部并发症有胰腺脓肿和假性囊肿。

（2）全身并发症　急性肾衰竭、急性呼吸窘迫综合征、心力衰竭、消化道出血、胰性脑病、弥散性血管内凝血、肺炎、败血症、高血糖等，病死率极高。

四、应急措施

如病人出现神志改变、血压下降、尿量减少、皮肤黏膜苍白、冷汗等低血容量性休克的表现，应积极配合医师进行抢救。

（1）迅速准备好抢救用物。

（2）病人取平卧位，注意保暖，给予吸氧。

（3）尽快建立静脉通道，遵医嘱输注液体、血浆或全血，补充血容量。

（4）必要时测中心静脉压，以决定输液量和速度。

（5）如循环衰竭持续存在，遵医嘱用升压药。

五、护理措施

（一）病人绝对卧床休息

以降低机体代谢率，增加脏器血流量，促进组织修复和体力恢复，协助病人取弯腰、屈膝侧卧位，以减轻疼痛，剧痛辗转不安者应防止坠床，周围不要有危险物品，以保证安全。

（二）饮食营养护理

遵医嘱禁食水，行胃肠减压，以减少胰腺的分泌，此期间给予静脉营养，合理安排各种营养物质滴注的先后顺序，向病人及家属解释禁饮食的意义，病人口渴时可含漱或湿润口唇，做好口腔护理，疼痛基本消失后可少量进食含碳水化合物的流质饮食，应缓慢逐渐恢复正常饮食，禁食油腻，以利于胰腺功能逐步恢复。

重症胰腺炎病人长期不能进食，且机体处于高分解代谢状态，病人多处于负氮平衡状态，需加强营养治疗。早期行胃肠外营养，待胃肠道功能恢复、病情稳定后逐步转向肠内营养。

(三)止痛

(1)遵医嘱应用止痛药，禁用吗啡，以防Oddi括约肌痉挛，加重病情。

(2)监测用药后病人疼痛有无减轻，疼痛的性质和特点有无改变，若疼痛持续并伴高热，应考虑可能并发胰腺脓肿，如剧烈疼痛，腹肌紧张，压痛和反跳痛明显，提示并发腹膜炎，应报告医师及时处理。

(四)观察记录呕吐物

(1)观察记录呕吐物的量、性质，行胃肠减压者，观察记录引流量和性质。

(2)观察病人皮肤黏膜的色泽与弹性有无变化，判断失水程度。

(五)定时留取标市

监测血、尿淀粉酶，血糖、电解质、血气的变化及生命体征的变化。

(六)注意有无多器官功能衰竭的表现

如尿少、呼吸急促、脉搏细速等。

(七)准确记录出入量

准确记录24小时出入量，作为补液依据，维持水、电解质平衡，禁食病人每日的液体入量需达到3000ml以上，以维持有效循环血容量，纠正酸碱平衡失调，给予静脉营养期间，尽可能行中心静脉置管，以防止静脉炎的发生。

六、健康指导

(1)帮助病人及家属正确认识胰腺炎易复发的特性，强调预防复发的重要性。教育病人积极治疗胆道疾病，注意防治胆道蛔虫，消除诱发胰腺炎的因素。

(2)平时应养成规律进食习惯，避免暴饮暴食。腹痛缓解后应从少量低脂、低糖饮食开始逐渐恢复正常饮食，避免刺激性强、产气多、高脂肪、高蛋白饮食，告知病人饮酒与胰腺炎的关系，强调戒酒的重要性。

(3)遵医嘱门诊随访，密切观察腹部体征，若出现左上腹剧烈疼痛应及时就诊。

(4)保持良好的精神状态，避免情绪激动和过度疲劳。

第七节　糖尿病酮症酸中毒病人的监护

糖尿病代谢紊乱加重时，脂肪动员和分解加速，大量脂肪酸在肝脏经 β 氧化产生大量乙酰乙酸、β-羟丁酸和丙酮，三者统称为酮体。血清酮体积聚超过肝外组织的氧化能力时，血酮体升高称为酮血症，尿酮体排出增多称为酮尿，临床上统称为酮症。乙酰乙酸和 β-羟丁酸均为较强的有机酸，大量消耗体内储备碱，若代谢进一步加剧，血酮继续升高，超过机体的处理能力时，便发生代谢性酸中毒，称为糖尿病酮症酸中毒。

一、临床表现

（1）多数病人在发生意识障碍前感疲乏、四肢无力、极度口渴、多饮、多尿，随后出现食欲减退、恶心、呕吐。

（2）常伴有头痛、嗜睡、烦躁、呼吸深快有烂苹果味。

（3）病情进一步发展，出现严重失水、尿量减少、皮肤弹性差、眼球下陷、脉细速、血压下降。

（4）晚期各种反射迟钝甚至消失，嗜睡以至昏迷。

二、急救配合与护理

（一）迅速建立液路

酮症酸中毒病人常有严重脱水，血容量不足，组织微循环灌注不足，补液后胰岛素才能发挥正常的生理效应。因此应立即建立 2 条静脉通路，一条用于胰岛素专用液路，另一条用于补液，准确执行医嘱，记录 24 小时液体出入量，确保胰岛素和液体的输入。

（二）绝对卧床休息

病人绝对卧床休息，注意保暖，行心电监护，密切监测心律、心率、脉搏、呼吸、血压的变化，严密观察病人意识、血糖、血酮体、血钾、血气分析等，意识清醒的病人可与其简单对答交流，动态观察病人意识变化。昏迷病人应观察瞳孔大小及对光反应情况，经常呼唤病人，做好详细记录。

（三）监测血糖

遵医嘱定时监测血糖变化，及时准确做好各种标本的采集和送检。

（四）保持呼吸道通畅

给予低流量持续吸氧，密切观察呼吸的频率及节律，呼气中的烂苹果味是否减轻。协助病人咳嗽、咳痰，及时清除呼吸道分泌物，昏迷病人将头偏向一侧，及时给予气管内吸痰，防止窒息。遵医嘱给予雾化吸入，以稀释痰液利于排出。

（五）加强基础护理

预防感染，避免与其他感染性疾病病人及呼吸道疾病病人接触，病房保持清洁，温湿度适宜，每日定时通风，床单清洁、干燥、平整，指导病人养成良好的卫生习惯，保持口腔清洁，昏迷病人按昏迷常规护理，口腔护理，2 次/日，定时为病人翻身，1 次/2 小时，留置尿管病人保持尿管固定通畅，会阴护理，2 次/日，做好病情记录。

（六）饮食护理

遵循糖尿病的饮食治疗原则，但病人由于酸

中毒病情较重，有厌食、恶心、食欲不振等症状，应根据病人每日所需的热量制定符合病人病情的个体饮食方案，昏迷病人可鼻饲流质饮食，流质饮食中应加菜泥或菜汁。对意识清楚有咀嚼功能的病人应给予高纤维饮食，防止便秘，对肥胖、高血压的病人，摄入食盐应控制在 3g/d，行胰岛素注射后 30 分钟进食。合理搭配饮食，宜食高蛋白、低脂、膳食纤维含量较多的食物和蔬菜，增加胃肠蠕动促进排空，有利于控制血糖，如瘦肉、牛奶、南瓜、鱼类等，忌食油腻，禁食高胆固醇、高脂肪、油炸食物，忌烟酒。用胰岛素和口服药物治疗时，按时间服药，按时间进餐，以防低血糖发生。

(七)适量运动

因人而异进行运动疗法，避免劳累，以餐后半小时运动为宜。病人外出时口袋中备糖块、饼干，感到全身乏力、出大汗、哆嗦、眼前发黑等低血糖症状发生时急用。

(八)加强心理疏导

消除病人焦虑、恐惧、郁闷的情绪，提高病人的生活质量。

三、健康指导

(1)指导病人及家属增强对疾病的认识，使病人积极配合治疗。

(2)向病人详细讲解口服降糖药及胰岛素的

名称、剂量、给药时间和方法，教会病人及或家属测定血糖方法，皮下注射胰岛素方法。

（3）强调饮食治疗和运动疗法的重要性，并指导病人掌握具体实施及调整的原则和方法，做到生活规律，戒烟酒，注意个人卫生。

（4）病人及家属应熟悉急性并发症发生时，如低血糖反应、酮症酸中毒、高渗性昏迷等的主要临床表现、观察方法及处理措施。

（5）告知病人定期复诊，病人外出时随身携带识别卡，发生紧急情况时能及时处理。

第八节　感染性休克病人的监护

休克（shock）是机体在多种病因侵袭下引起的以有效循环血容量骤减、组织灌注不足、细胞代谢紊乱和功能受损为共同特点的病理生理改变的综合征。休克发病急，进展快，若未能及时发现及治疗，细胞损害广泛扩散时，可导致多器官功能障碍综合征（MODS）或多系统器官衰竭（MSOF），发展成为不可逆性休克引起死亡。

感染性休克（septic shock）主要由于细菌及毒素作用所造成。常继发于以革兰阴性杆菌为主的感染，如胆道化脓性感染、急性化脓性腹膜炎、绞窄性肠梗阻、泌尿系感染及败血症等，亦称内毒素性休克。革兰阴性杆菌释放的内毒素与体内的抗原－抗体复合物作用，可引起血管痉挛及血管内皮细胞损伤；同时，内毒素可促使体内多种炎性介质释放，引起全身炎症反应综合征（SIRS）。

感染性休克是重症监护病房内的主要死亡原因之一。

一、临床表现

感染性休克的血流动力学有低动力型（低排高阻型）和高动力型（高排低阻型）两种。

（一）低动力型（低排高阻型）

临床表现为冷休克。冷休克时外周血管收缩，阻力增高，微循环淤滞，大量毛细血管渗出，使血容量和心排血量降低。表现为体温突然降低，躁动不安、淡漠或嗜睡；面色苍白、发绀、花斑样；皮肤湿冷；脉搏细数，血压降低，脉压差减小（<30mmHg）尿量骤减（<25ml/h）。

（二）高动力型（高排低阻型）

临床表现为暖休克。暖休克较少见。常出现于革兰阳性菌感染引起的休克早期，主要为外周血管扩张，阻力降低、心排血量正常或稍高。病人表现为神志清醒、疲乏、面色潮红、手足温暖、血压下降等。皮肤表现为干燥潮红，手足温暖，病人常有高热，若体温突升至40℃以上，则病情危重。但革兰阳性菌感染的休克后期亦可转变为冷休克。休克晚期心力衰竭，外周血管瘫痪即成为低排低阻型休克。

（三）全身炎症反应综合征（SIRS）

表现为：①体温 >38℃ 或 <36℃；②心率 > 90 次/分；③呼吸急促 > 20 次/分或过度通气，$PaCO_2$ <4.3kPa；④白细胞计数 > 12×10^9/L 或未成熟白细胞 > 10%。SIRS 最终导致微循环障碍、代谢改变及器官功能衰竭。

二、监护

感染性休克的病理生理变化比较复杂，血流动力学又有不同的类型，故治疗比失血性休克困难。一般在休克未纠正以前，以治疗休克为主，同时抗感染。休克控制后，着重治疗感染。

（一）取休克体位

仰卧中凹位，头部和躯干抬高 20°~30°，下肢抬高 15°~20°，以利于膈肌下移促进肺扩张，增加肢体回心血量，改善重要脏器的血供。

（二）血流动力学监测

感染性休克主要以高心排血量和低外周血管阻力并导致组织灌注不足为特征。监测中心静脉压（CVP）、中心静脉压血氧饱和度（$ScvO_2$）、心脏指数（CI）、心率（HR）、平均动脉压（MAP）、体循环阻力指数（SVRI），并监测复苏前、复苏后动脉血气分析，记录血乳酸及剩余碱水平。在连续血流动力学监测下进行充分的液体复苏治疗，力求在 6 小时内达到早期复苏目标：①CVP 8~12mmHg；②收缩压（SBP）> 90mmHg，MAP ≥

65mmHg；③尿量 ≥ 0.5ml/（kg·h）；④ScvO$_2$ ≥ 0.70。若液体复苏后 CVP 达到 8 ~ 12mmHg，而 ScvO$_2$ 仍未达到 0.70，需要输入浓缩红细胞使血细胞比容达到 30% 以上，或输入多巴酚丁胺以达到复苏目标。

（三）严密观察病情

密切观察病人的意识、面唇色泽、肢端皮肤颜色、温度、尿量、体温、呼吸变化。准确记录出入量，留置尿管，动态监测尿量与尿比重。

（四）维持有效的气体交换

保持气道通畅，给予面罩吸氧，氧浓度为 40% ~ 60%，氧流量为 6 ~ 10L/min，加强叩背排痰。严重呼吸困难者，应协助医师紧急行气管插管或气管切开，及时应用呼吸机辅助呼吸。密切观察呼吸频率、节律、深度，动态监测动脉血气，昏迷病人应将头偏向一侧，及时清除呼吸道分泌物，防止舌后坠及气道分泌物引起窒息。

（五）用药监护

1. 应用抗生素　尽早处理原发感染灶。对未确定病原菌者，可根据临床判断联合使用广谱抗生素，再根据药物敏感试验结果调整为敏感而较窄谱的抗生素。严格按时间要求输入抗生素。

2. 补液监护　迅速建立 2 条以上静脉输液通道，确保液体顺利输入。

3. 血管活性药物　经补充血容量休克未见好转时，可考虑使用血管扩张剂。应用血管活性药时应用注射泵，保证单位时间内给药浓度和速度，监测血压变化，防止血压骤降或骤升引起不良后果，严防液体外渗。

4. 纠正酸碱平衡失调 感染性休克的病人，常有不同程度的酸中毒，应予以纠正。轻度酸中毒，在补足血容量后即可缓解。严重酸中毒者，经静脉输入5%碳酸氢钠200ml，再根据血气分析结果补充用量。

5. 糖皮质激素 能抑制体内多种炎性介质的释放、稳定溶血酶体膜、减轻细胞损害，缓解SARS临床常用氢化可的松、地塞米松或甲基泼尼松龙缓慢静脉注射。应用时注意早期、足量，至多用48小时，密切观察胃液颜色、量及性质，观察有无急性胃黏膜病变的发生和免疫抑制等并发症。

6. 其他治疗 营养支持，处理DIC和重要器官功能不全。

(六)加强基础护理

感染性休克暖休克高热时体温可升至40℃以上，应予以物理降温，应用冰帽置于头部，冰袋放于腋下、腹股沟等处降温，也可用4℃等渗氯化钠溶液100ml灌肠；必要时采用药物降温；调控室内温度。口腔护理，2次/日，预防口腔黏膜病变；更换体位，1次/2小时，预防压疮发生；加强各种管道护理，预防相关并发症的发生。

（七）加强与病人及其家庭成员的沟通

及时向病人及家属通报病情，做好病人及其家属的心理护理，使他们对该病有所了解，便于配合治疗和护理。

第九节　急性加重期慢性阻塞性肺疾病病人的监护

慢性阻塞性肺疾病（COPD）是一种具有气流受限特征的肺部疾病，气流受限不完全可逆，呈进行性发展。当慢性支气管炎和（或）肺气肿病人肺功能检查出现气流受阻并且不能完全可逆时则诊断为 COPD，急性加重期是指在短期内咳嗽、咳痰、气短和（或）喘息加重、脓痰量增多、伴发热等症状。

一、临床表现

病人临床表现为：①咳嗽；②咳痰、脓痰量增多；③气促或呼吸困难；④体重下降，食欲减退；⑤发热。

二、实验室检查

1. 肺功能检查

（1）重度　$FEV_1/FVC < 70\%$，$30\% \leqslant FEV_1 < 50\%$ 预计值，有或无慢性咳嗽、咳痰症状。

（2）极重度　$FEV_1/FVC < 70\%$，$FEV_1 < 30\%$

预计值，或 $FEV_1 < 50\%$ 预计值，伴慢性呼吸衰竭。

2. 动脉血气分析 随着病情进展可出现低氧血症、高碳酸血症、酸碱平衡失调。

三、护理措施

1. 保持气道通畅

(1)应用支气管扩张药，常选用 β_2 受体激动剂，如沙丁胺醇气雾剂，严重喘息者可给予较大剂量雾化治疗，密切观察药物疗效和不良反应。

(2)发生低氧血症者给予鼻导管持续低流量吸氧，氧流量为 $1 \sim 2L/min$，应避免氧浓度过高引起二氧化碳潴留。

(3)遵医嘱进行雾化吸入，协助病人有效咳痰，指导病人进行呼吸功能锻炼：训练病人缩唇呼吸、腹式呼吸，以加强胸、膈呼吸肌肌力和耐力，改善呼吸功能。

2. 观察病情变化

(1)遵医嘱用药，根据病原菌种类及药物敏感试验，选用抗生素积极治疗，如出现持续性气道阻塞，可使用糖皮质激素，注意观察疗效和不良反应。

(2)观察咳嗽、咳痰、呼吸困难的程度，监测动脉血气分析和水、电解质、酸碱平衡情况。

3. 采取舒适的体位 晚期病人宜采取身体前

倾位，使辅助呼吸肌参与呼吸，室内保持合适的湿、温度，冬季注意保暖，避免直接吸入冷空气。进行心理疏导，缓解焦虑情绪，与病人及家属共同制定和实施康复计划。

四、健康指导

1. 使病人了解COPD的相关知识 识别使病情恶化的因素，戒烟是预防COPD的重要措施，避免粉尘和刺激性气体的吸入，避免和呼吸道感染病人接触，预防感冒。

2. 心理疏导 引导病人适应慢性病并以积极的心态对待疾病，培养生活兴趣，缓解焦虑、紧张的精神状态。

3. 饮食指导 应进食高热量、高蛋白、高维生素饮食，正餐进食量不足时，应安排少量多餐，避免在餐前和进餐时过多饮水，餐后避免平卧，有利于消化。腹胀的病人应进软食，细嚼慢咽，避免进食产气食物及易引起便秘的食物。

4. 康复锻炼 使病人理解康复锻炼的意义，充分发挥病人的主观能动性，制定个体化的锻炼计划，选择空气新鲜、安静的环境，进行步行、慢跑等体育锻炼，合理安排工作和生活。

5. 家庭氧疗 指导病人及家属了解氧疗的目的、必要性、注意事项、安全措施，氧气装置周围严禁烟火，防止氧气燃烧爆炸，氧气装置定期更换、清洁、消毒。

第十节　重症支气管哮喘病人的监护

支气管哮喘是嗜酸性粒细胞、肥大细胞和 T 淋巴细胞等多种炎性细胞参与的气道慢性炎症。这种炎症使易感者对各种激发因子具有气道高反应性，并引起气道缩窄、反复发作性的喘息、气急、胸闷或咳嗽等症状，常在夜间和(或)清晨发作和加重。重症病人症状频繁发作，严重影响睡眠，体力活动受限，PEF 或 $PEV_1 > 60\%$ 预计值，PEF 变异率 $> 30\%$。

一、临床表现

(1)呈端坐呼吸，呼吸频率 > 30 次/分，哮鸣音响亮而弥漫，$PaO_2 < 60mmHg$，$PaCO_2 > 45mmHg$，血氧饱和度 $\leqslant 90\%$，常有焦虑和烦躁。

(2)明显发绀，大汗淋漓，心率加快 > 120 次/分，收缩压下降或出现奇脉。

(3)随着病情加重出现嗜睡、意识模糊，而哮鸣音减弱或不出现。

二、应急措施

持续雾化吸入 β_2 受体激动剂，或合用抗胆碱药，或静脉滴注沙丁胺醇或氨茶碱。静脉滴注糖皮质激素，维持水、电解质及酸碱平衡，纠正缺氧，如病情恶化缺氧状态不能纠正时，进行机械通气。

三、护理措施

1. 观察哮喘发作的前驱症状 如鼻咽痒、喷嚏、流涕、眼痒等黏膜过敏症状，哮喘发作时，观察病人的意识状态、呼吸频率、节律、深度及辅助呼吸肌是否参与呼吸运动等，监测呼吸音、哮鸣音变化，动脉血气和肺功能情况，了解病情和治疗效果，做好机械通气准备。

2. 有明确过敏者，应尽快脱离过敏原 保持室内宽敞明亮，适宜的温湿度，注意室内空气流通，不放花草，避免使用皮毛、羽绒或蚕丝织物，避免接触一切可疑变应原。

3. 端坐呼吸者 提供床旁桌支撑，以减少体力消耗。给予心理疏导和安慰，缓解紧张情绪。

4. 重症哮喘病人 常伴有不同程度的低氧血症，应遵医嘱给予鼻导管或面罩吸氧，氧流量为 $1 \sim 3L/min$，吸入氧浓度一般 $<40\%$。为避免气道干燥和寒冷气流的刺激而导致气道痉挛，吸入的氧气应尽量温暖湿润。在给氧过程中，监测动脉血气分析，经一般治疗无效，或病人出现神志改变，$PaO_2 < 60mmHg$，$PaCO_2 > 50mmHg$ 时，应准备进行机械通气。

5. 有效咳痰 雾化吸入，指导病人进行有效咳痰，必要时吸痰。

6. 饮食 以营养丰富、高维生素的流质或半流质饮食为主，少食油腻食物，忌食易过敏的食物如鱼、蛋等；痰液黏稠时多饮水，哮喘发作时，病人呼吸增快，出汗常伴脱水，应适量增加饮水，避免进食冷、硬、油煎食物及与哮喘发作有关的食物，戒烟酒。

四、健康指导

1. 提高病人对疾病的认识　指导病人增加对哮喘的诱发因素、发病机制、控制目的和效果的认知，提高病人的治疗依从性。

2. 避免诱发因素　指导病人注意保暖，带围巾或口罩避免冷空气刺激，避免接触刺激性气体及预防呼吸道感染，适当锻炼身体，有效控制哮喘发作的诱发因素，如避免摄入引起过敏的食物；避免强烈的精神刺激和剧烈运动；避免持续的喊叫等过度换气动作；不养宠物等。

3. 自我监测病情　指导病人认识哮喘发作的先兆表现和病情加重的征象，学会哮喘发作时的紧急自我处理方法。

4. 正确用药　指导病人及家属掌握正确的药物吸入技术，嘱病人随身携带止喘气雾剂，出现哮喘发作时，立即吸入并保持平静，以减轻哮喘发作。指导病人了解自己所用药物的名称、用法、用量、注意事项，与病人共同制定长期管理、防止复发的计划。

5. 给予心理疏导　保持有规律的生活和乐观情绪，指导病人充分利用社会支持系统，为其身心康复提供各方面的支持。

第十一节 急性肾衰竭病人的监护

急性肾衰竭是由多种原因引起的肾功能迅速恶化、代谢产物潴留，水、电解质和酸碱平衡失调为主要特征的一组综合征，包括由肾前性氮质血症、肾源性和肾后性原因引起的急性肾衰竭。

一、病因和发病机制

1. 肾前性急性肾衰竭 各种原因引起的心排血量减少和血容量不足而引起肾灌注量减少和肾小球滤过率下降，形成肾前性氮质血症。如严重脱水、失血、烧伤、急性溶血及感染性休克等。

2. 肾性急性肾衰竭 急性肾实质性疾病，如肾小球肾炎、溶血性尿毒综合征、紫癜性肾炎及肾毒性物质(如汞、砷、磺胺药、卡那霉素等)引起急性肾小管坏死。

3. 肾后性急性肾衰竭 各种原因引起的急性尿路梗阻，导致急性肾衰竭，见于：结石、肿瘤、血块、坏死肾组织或前列腺增生所致的尿路梗阻；肿瘤蔓延、转移或腹膜后纤维化所致的粘连、压迫输尿管而引起尿路梗阻。

二、少尿期的临床表现

临床表现依病因及肾损害程度而异，且常被

原发病所掩盖。一般分三期即少尿期、多尿期和恢复期，其中少尿期的临床表现如下。

1. 尿量减少 尿量急剧减少，甚至无尿。

2. 进行性氮质血症 由于肾小球滤过率降低引起少尿或无尿，致使排出氮质和其他代谢物质减少，血浆肌酐和尿素氮升高，其升高速度与体内蛋白分解状态有关。

3. 水、电解质紊乱和酸碱平衡失调 出现水中毒、高钾血症、代谢性酸中毒、低钙血症、高磷血症、低钠血症和低氯血症。

4. 心血管系统表现 主要表现高血压、心力衰竭、心律失常、心包炎。

三、急性肾衰竭病人的监护

(一)病情观察

1. 观察尿量 记录每小时及 24 小时尿量，在排除肾前与肾后性致尿少因素后，每小时及 24 小时尿量仍明显低于正常，要考虑肾功能损害的存在，少尿期持续时间愈长，预后愈差。当 24 小时尿量增至 400ml 以上，即为多尿期的开始。

2. 监测血流动力学

(1)记录血压、心律、心率、中心静脉压的动态改变，当数值增高时，要注意液体出入平衡，观察有无水肿及心衰竭的出现。

(2)观察心电图变化 血钾的升高使 T 波增

高，甚至 QRS 波增宽，易发生严重的心律失常。

3. 定时检验

（1）血、尿常规测定，每日早晨一次，临床可见尿颜色及比重改变，应严密观察，并分析其改变原因。

（2）血肌酐、尿素氮测定，每日 1 次。

（3）血 K^+、Na^+、Cl^-、CO_2CP 每日测定 1 次，每 3 日测定血 Ca^{2+}、Mg^{2+} 及血气分析。

4. 其他

（1）贫血及出血倾向　如发现口鼻黏膜和皮肤出现瘀斑，应警惕 DIC 的发生。

（2）每 24 小时计算出入量　保持水、电解质平衡，以便及时纠正其紊乱。

（3）X 线胸片心影扩大，肺门增宽　提示血容量过多，心脏功能可能出现异常，参照血流动力学的指标予以早期治疗。

（二）少尿或无尿期监护

1. 限制入水量，消除水中毒　严格限制水入量，"量出为入"，宁少勿多，每日输液量 = 显性失水 + 不显性失水 − 内生水。每日测体重，使体重每日减轻 0.5kg，血钠高于 130mmol/L，中心静脉压在正常范围内。

2. 饮食和营养　少尿期早期禁食蛋白质，3日后组织分解代谢减慢，可食少量蛋白质。给病人食用低蛋白、高糖、高维生素饮食。严格控制含钾的食物，减少钾、钠、氯的摄入。

3. 纠正电解质紊乱和酸中毒 纠正高钾血症，可采用禁钾、抗钾、转钾和排钾，纠正酸中毒补充碱性液。低钠血症的纠正关键是控制水的入量。

4. 预防感染 感染是急性肾衰竭的死亡原因之一，一般多发生肺、泌尿系统的感染，应注意消毒隔离，严格无菌操作，应用抗生素，但要特别避免使用对肾脏有毒性作用的药物。按要求做好口腔护理和尿管护理。定时更换体位，防压疮的发生。

5. 透析疗法护理 急性肾衰竭病人，血尿素氮高于25mmol/L，血肌酐高于442mmol/L或血钾高于6.5mmol/L，水中毒经一般处理无好转，酸中毒不易纠正者，即需要透析疗法。血液透析效果好。

四、应急措施

当血钾超过6.5mmol/L，心电图表现异常，最有效的方法为血液透析，准备透析前应给予紧急处理，措施如下。

(1)5%碳酸氢钠100～200ml静脉滴注。

(2)10%葡萄糖酸钙10～30ml缓慢静脉推注。

(3)静脉滴注25%葡萄糖200ml＋胰岛素16～20U。

(4)呋塞米20～200mg肌内注射或用葡萄糖稀释后静脉注射。

第十二节　急性肝衰竭病人的监护

肝脏功能不全（hepaticinsufficiency）是指当某些致病因素严重损伤肝细胞（包括肝实质细胞和库普弗细胞）时，可引起肝脏形态结构的破坏（变性、坏死、硬化）和肝功能（代谢、分泌、合成、解毒和免疫）的异常，进而出现黄疸、出血、继发性感染、肾功能障碍和脑病等病理过程或临床综合征。

肝衰竭是肝脏功能不全最为严重的表现，即急速而严重的肝脏损害，导致其合成、解毒、排泄和生物转化等功能的严重障碍而失代偿，相继出现以凝血机制障碍、高黄疸、中枢神经系统功能紊乱（肝性脑病）、肾衰竭（肝肾综合征）等为主的一组临床症候群。

一、病因

在我国引起肝脏衰竭的主要病因是肝炎病毒（主要是乙型病毒性肝炎病毒），其次是药物及肝毒性物质（如乙醇、化学制剂等）。在欧美国家，药物是引起急性、亚急性肝衰竭的主要原因；酒精性肝损害常导致慢性肝衰竭。儿童肝衰竭还可见于遗传代谢性疾病。

二、肝衰竭发生、发展的过程及分类

分类：2006年我国颁布了肝衰竭指南，启用了新的分类方法，现在肝衰竭被分为四类：急性肝衰竭(acute liver failure，ALF)、亚急性肝衰竭(subacute liver failure，SALF)、慢加急性(亚急性)肝衰竭(acute-on-chronic liver failure，ACLF)和慢性肝衰竭(chronic liver failure，CLF)。急性肝衰竭起病急，发病 2 周内出现以Ⅱ度以上肝性脑病为特征的肝衰竭症候群；亚急性肝衰竭起病较急，发病 15 日至 26 周内出现肝衰竭症候群；慢加急性(亚急性)肝衰竭是在慢性肝病基础上出现的急性或亚急性肝功能失代偿；慢性肝衰竭是在肝硬化基础上，肝功能进行性减退导致的以腹腔积液或门静脉高压、凝血功能障碍和肝性脑病等为主要表现的慢性肝功能失代偿。

分期：根据临床表现的严重程度，亚急性肝衰竭和慢加急性(亚急性)肝衰竭可分为早期、中期和晚期。

1. 早期

(1)极度乏力，并有明显厌食、呕吐和腹胀等严重消化道症状。

(2)黄疸进行性加深(血清总胆红素≥171μmol/L或每日上升≥17.1μmol/L)。

(3)有出血倾向，30% < 凝血酶原活动度(prothrombin time activity，PTA)≤40%。

(4)未出现肝性脑病或明显腹腔积液。

2. 中期 在肝衰竭早期表现基础上，病情进一步发展，出现以下两条之一者：

（1）出现Ⅱ度以下肝性脑病和（或）明显腹腔积液。

（2）出血倾向明显（出血点或瘀斑），且 $20\% < PTA \leqslant 30\%$。

3. 晚期 在肝衰竭中期表现基础上，病情进一步加重，出现以下三条之一者：

（1）有难治性并发症，例如肝肾综合征、上消化道大出血、严重感染和难以纠正的电解质紊乱等。

（2）出现Ⅲ度以上肝性脑病。

（3）有严重出血倾向（注射部位瘀斑等），$PTA \leqslant 20\%$。

三、肝衰竭病人的临床表现

1. 健康状况全面衰退和显著乏力 病人虚弱，高度乏力，起床活动也感困难，生活不能自理等。

2. 消化道症状严重 病人食欲极度减退、厌油、上腹闷胀、恶心呕吐和呃逆不止、腹胀、肠鸣音减少或消失。

3. 黄疸进行性加深 病人表现为巩膜，皮肤黄染进行性加深。

4. 出血倾向明显 病人皮肤紫癜或瘀斑，自发性齿龈出血或鼻出血。

5. 焦虑和烦躁 病人有时表现出坐卧不安、性情烦躁、焦虑、无所适从。

6. 低热 由于进行性肝细胞坏死或功能衰退的肝脏不能清除来自肠道的内毒素等毒性物质而出现持续低热。

7. 肝臭 肝衰竭病人，特别是肝性脑病病人，常发出一股似水果腐烂的臭味，称为肝臭。

8. 肝性脑病 急性肝衰竭病人，表现为急性肝性脑病，常伴重度黄疸。慢性肝衰竭病人，表现为慢性肝性脑病，黄疸不一定很深，甚至可以没有黄疸。

9. 腹腔积液 是急性肝衰竭的中晚期表现，也是慢性肝衰竭的常见表现。

四、监护

(一)消除诱因

引起肝性脑病的诱发因素主要是医源性的，如大剂量利尿剂、过量放腹腔积液、导泻不当，血制品与含氨药及镇静剂使用不当，感染控制不力，误服对肝脏有毒性的药物，合并肝性腹腔积液、严重贫血、低血糖、心力衰竭、出血等。在消除诱因中应注意下列问题。

(1)配合医师掌握利尿药的注意事项，避免快速利尿。

(2)准确记录24小时出入液量，防止大量进液，引起低血钾、稀释性低血钠、脑水肿等从而诱发或加重肝性脑病。

(3)每日测体重、腹围1次，严密观察腹腔积液变化情况，放腹腔积液 1 次量不能超过 3000ml，防止水、电解质紊乱和酸碱平衡失调。

（4）慎用库存血。

（5）禁用吗啡、哌替啶、巴比妥类安眠药和镇静药物。如临床确实需要，可用地西泮、氯苯那敏（扑尔敏）等，但用量宜小，为常用量的 $1/3 \sim 1/2$。

（6）肝性脑病病人由于肠蠕动减弱，易发生便秘，可口服或鼻饲 50% 硫酸镁 30 ～ 50ml 导泻，也可用生理氯化钠溶液或弱酸溶液（氯化钠溶液 + 白醋或稀盐酸）灌肠，忌用肥皂水灌肠。

（7）如发生感染应遵医嘱及时、准确地给予抗生素控制感染。

（8）告知病人戒除烟酒。

（9）一旦出现肝性脑病先兆症状，应严禁蛋白质摄入。

（二）昏迷病人护理

（1）体位　病人取仰卧位，头略偏一侧以防头皮压伤或舌后坠阻塞呼吸道。

（2）保持呼吸道通畅，必要时行气管切开术。

（3）确保安全，可使用床挡保护，必要时用约束带。

（4）皮肤护理　定时为病人翻身，保持床褥及病人衣服干燥、平整，防止发生压疮。

（5）排泄护理　尿潴留病人给予留置导尿，定时记录尿量、颜色、气味。尿失禁病人尽量不采用导尿法。

（6）口腔、眼护理　对病人定时做口腔护理，对眼睑闭合不全、角膜外露的病人可用生理氯化钠溶液纱布覆盖眼部。

（7）必要时用冰帽，降低颅内温度，减少脑细胞消耗，保护脑部功能。

（三）药物护理

遵医嘱进行药物治疗，观察药物的作用、不良反应及用药注意事项，如静脉注射精氨酸速度不宜过快，以免引起流涎、面色潮红、呕吐等反应。

（四）肠道护理

灌肠可清除肠内积血，使肠内保持酸性环境，减少氨的产生和吸收，协助病人取左侧卧位，用 37 ~ 38℃ 的温水 100ml 加食醋 50ml 灌肠，1 ~ 2 次／日，或乳果糖 500ml + 温水 500ml 保留灌肠（肝性脑病者禁用肥皂水灌肠），使血氨降低。急性肝衰竭病人病情危重，变化快，病死率高，临床护理人员要密切观察病情变化，认真分析病情，准确判断病情。发现异常情况及时向医师汇报，以便及时准确地处理，防止并发症的发生，以便更好地挽救肝衰竭病人的生命。

（五）饮食护理

遵循饮食治疗原则，给予低脂、高热量、低盐、清淡、新鲜、易消化的食物，戒烟酒，忌辛辣刺激性食物。可进流质和半流质饮食，少量多餐，合理调整食谱，保证食物新鲜可口。刺激食欲，以利营养成分吸收，促进肝细胞再生和修复。避免进食高蛋白饮食，有腹腔积液和肾功能不全病人应控制钠盐摄入量（≤1g/d）。少尿时可用利尿剂，有肝性脑病先兆者，忌食蛋白，防止血氨增高而致昏迷，有消化道出血者应禁食。

（六）心理护理

（1）尊重病人，护理操作前应耐心解释。

（2）多与病人沟通，帮助其解决困难。

第十三节　心、肝、肾脏器官移植病人的监护

一、心脏移植病人的监护

（一）监护室的消毒与隔离制度

心脏移植术后病人需经保护性隔离 3～4 周，近年来隔离的时间虽已逐渐缩短，但仍需要有一单独的隔离房间作为术后监护室。其消毒与隔离方法要求如下。

1. 对监护室的要求

（1）监护室应分为内、外两室，内室为绝对隔离室，外室为相对隔离室。

（2）监护室应有正压气流系统，有高效空气过滤装置，滤过 0.09μm 的微粒应达 99.9%。术

后病人的监护工作均在无菌层流设备的隔离室内进行。此外，室内还应有调温与调湿装置。

（3）术前一日，监护室的门、窗、墙壁、地面、一切用物表面以及室内空气均应进行严格的清洁与消毒，病人将进入监护室前，任何人均不准进入或滞留其内。病人进入监护室后，仍应按常规进行室内物品清洁及空气消毒工作，控制和消除室内尘埃、悬浮物和其附带的细菌，杜绝空气感染源。

（4）术后 10 日内，每日做室内空气和物品表面细菌监测一次，10 日后每周做 2 次。

2. 对入室医务人员的要求

（1）凡入室医务人员必须洗手、更鞋、穿灭菌衣裤、戴口罩和帽子。医务人员每次给病人做处置前后均用消毒液洗手。

（2）严格控制入室人员，室内仅留医师 1 名，护士 1~2 名。进行超声、X 线拍片等检查时可进 1 名技术人员。室内应设有对讲机和闭路电视监视系统，以供观察病情、会诊和家属探视之用。

3. 对各种用物的要求

（1）凡医疗用物，必须经过高压蒸汽灭菌处理或采用一次性无菌用品。必要时用环氧乙烷消毒处理。

（2）隔离衣、工作衣，病人的床单、被罩、枕套、衣裤、袜等均需经高压蒸汽灭菌，每日更换。口罩、帽子、鞋套，应为一次性无菌物品。

(3)病人的生活用具如牙刷、餐具等尽量采用1次性无菌物品。

4. 对入室医疗仪器的要求

(1)所有入室物品需经清洁消毒处理。如床旁X线机、彩色超声波诊断仪等用消毒液擦拭后方可进入隔离室;X线暗盒用高压灭菌后的布袋装好再接触病人摄片;超声波探头清洁、消毒后再接触病人。

(2)听诊器为室内专用,每次使用前后均作清洁消毒处理。

5. 其他

(1)未经削皮及清洁处理的水果不能送入隔离室内,以免病人接触可能存在的真菌。

(2)室内禁止摆放花卉、植物。

(二)术后监护

1. 循环系统监护 是心脏移植术后重点内容之一。术后供心由于缺血和再灌注损伤,心功能受到不同程度的抑制,受心者原已增高的肺血管阻力又会使供心后负荷加重,故早期循环系统常出现两大并发症,即心功能不全和各种心律失常。因此,术后循环功能的严密监护非常重要。

(1)血流动力学的监护 心脏移植术后常见的死亡原因是右心衰竭或低心排综合征,所以应尽可能保持病人血流动力学稳定。常规监测直接动脉压、中心静脉压、心律,必要时监测肺动脉压、左心房压等。每隔15分钟记录1次,稳定后可延长至 30 分钟至 1 小时记录一次。参考动力学指标、纵隔心包引流量、尿量等选用补液的种类和数量，以维持合适的血容量。一般成人每日总量不超过 1800ml。血细胞比容低于 30%，则应适当输全血。术后最初 24~48 小时还可酌情给予白蛋白和利尿药，以帮助排除第三间隙的水分。

(2)应用正性肌力药物中的监护 应用正性肌力药物可增加心排血量，改善微循环。心脏移植过程中，供心因缺血和再灌注损伤，高能磷酸盐储备减少，心肌水肿，心功能常暂时受抑制，故术后早期常需给予正性肌力药以增加心排血量，改善外周灌注。正性肌力药物的选择，依医师个人的经验习惯而定。常用的药物为异丙肾上腺素、多巴胺或多巴酚丁胺。ICU 护士应熟悉掌握此类药物的药理作用和常用剂量。静脉输注时醒目标明其药名、浓度、用微量泵控制速度，密切观察用药效果，及时调整用药的浓度和速度，确切保证用药通路畅通。

(3)直立性低血压的监护 由于供心缺乏神经调节机制，故易发生直立性低血压。护士在协助病人坐起或离床站立时应重视这一问题，发现问题时要及时采取相应的措施。

(4)心电监护 新移植的供心在采取过程中神经被切断，不再受自主神经支配，故术后心率的变化与普通心脏手术后不同。供心在术后早期心率很不稳定，可快可慢，虽为窦性节律但不受呼吸影响，如发生室上性心动过速时按压颈动脉窦或眼球无效。供心心率的变化主要依赖体液因素来调节，在代谢需求量增加或减少的情况下，如发热、运动等，心率的变化较迟缓。此外，供心对药物的反应与普通心脏手术后的反应也不尽相同。如阿托品不能增快心率，地高辛可增加心肌收缩力但减慢心率作用不明显。这些，是心脏移植术后的一个特点。床旁连续心电监护可以及时地监测出心律失常并准确反应心律失常的性质。此外，还应每日描记标准 12 导联心电图和心脏超声心动图。心电图资料应妥善保存，标明日期时间，避免混乱。

2. 呼吸系统监护　心脏移植术后呼吸系统监护在一般心内直视手术后常规监护基础上侧重以下几方面。

（1）呼吸支持以保证循环功能稳定　术后呼吸支持是保证循环功能稳定的前提。由于术后最初几小时，病人体温偏低，血流动力学尚未稳定，麻醉剂及镇静药物的作用尚未消失，甚至电解质紊乱及酸碱平衡失调，故初回 ICU 可用控制性通气方式，以减少因呼吸做功所需的耗氧量，并改善气体交换频率。用呼吸机期间，一般每间隔 4~6 小时监测动脉血气分析一次。回监护室作第一次动脉血气分析，若结果正常，可将吸入氧浓度逐步降至 0.4，以防止长时间吸入高氧对肺造成损害，但必须保持动脉血氧分压于 10.7~

13.3kPa(80～100mmHg)。

病人完全清醒,血流动力学稳态,自主呼吸有力,可将呼吸机改为同步间歇指令通气。根据病人的自主呼吸频率、潮气量的变化,适当调节 SIMV 的频率和潮气量,利于呼吸肌的锻炼。SIMV 频率的调节以动脉血氧分压为 9.33kPa(70mmHg)二氧化碳分压为 4.67～6.0kPa(35～45mmHg), pH 为 7.35～7.45 为宜。

(2)机械通气期间的监护

1)血压、脉搏、体温监测 机械通气初期及每当对潮气量、PEEP 值、吸呼比做调整时都会影响血压的变化。为防止平均气道内压升高,心排血量减少而引起血压下降,应当增加测定血压的次数。脉搏增快除发热、焦虑等因素外,也意味着氧消耗量和二氧化碳增多,应随之调整通气量及吸氧浓度。

2)胸部体检及 X 线监测 机械通气时需注意呼吸频率、节律、幅度、胸廓活动度、呼吸音以及呼吸是否与呼吸机同步。若湿性啰音增多或痰鸣音增多,气道阻力增加,应及时吸痰。床边 X 线摄影对发现肺不张、气压伤及肺部感染等机械通气的并发症有重要意义,同时也能帮助确定插管的位置。

3)皮肤颜色的观察 皮肤潮红、多汗,表浅静脉充盈,血压升高,头痛,嗜睡,提示通气不足,二氧化碳潴留,应增加呼吸机频率和潮气量。

在呼吸机治疗过程中,出现表浅静脉充盈,提示外周静脉压增大,此时应调低吸气压力或缩短吸气时间。

4)神经精神症状的观察 神经精神症状可反映缺氧和二氧化碳潴留的情况。

5)保持呼吸道通畅 根据需要给予气管内吸痰,吸痰时严格无菌操作,吸痰前后给高浓度氧吸入 1~2 分钟。

(3)脱离呼吸机拔管后的护理 拔管后数日应继续用面罩湿化给氧。积极鼓励并设法协助病人咳嗽排痰,让病人做深呼吸,必要时做肺部理疗,可帮助清除呼吸道分泌物,有利于防止肺部并发症。拔管后数日内仍坚持 4~6 小时做 1 次口腔护理。选择合适的漱口液,保持口腔唾液的 pH 在 5.6~7.0。

(4)实验室检查 实验室检查包括每 4 小时测定血常规、血电解质、血气。每日测定血小板计数、白细胞计数、凝血酶原时间、血肌酐、尿肌酐、肝功及肾功。每日清晨测定环孢素 A 谷值。必要时做病理学及免疫学检查。

3. 排斥反应的监护 排斥反应是心脏移植术后早期死亡的主要原因之一。特别是超急性排斥反应,它是全心衰竭的原因之一,一旦出现,移植器官表现为静脉淤血,颜色变暗,功能迅速恶化。此时药物治疗难以达到有效的效果,只有通过辅助循环来争取时间,等待再次心脏移植。因此，对排斥反应要做到早期发现和及时处理。

（1）病情的动态观察　正常情况下术后1个月内病人的体力应逐渐恢复。如病人有倦怠、低热、活动能力低下、轻微气短或劳累后呼吸困难等现象，应疑有排斥反应。值得注意的是，如果病人倦怠、食欲减退发生在冲击疗法后，可能为激素突然减少所致。

（2）体格检查　颈静脉怒张，各种心律失常，特别是舒张期奔马律，新出现的不明原因的相对性低血压、肺部啰音、心脏扩大等，都有比较重要的临床意义。有时心肌活检的结果处于模棱两可的边缘状态，则可参考体检，决定是否实行免疫抑制治疗。

（3）胸部X线检查　出现排斥反应时胸片会显示广泛浸润性改变。

（4）超声心动图检查　对诊断排斥反应有相当重要价值，可发现心室舒张期和收缩期功能异常，心室壁增厚以及心包积液增多。

（5）导联心电图检查　12导联心电图能及时反应心率和心律的改变。

4. 免疫抑制药应用中的监护　心脏移植术后应用的免疫抑制药主要为环孢素A、泼尼松、硫唑嘌呤。免疫抑制药应用中的监护如下。

（1）注意药物储存　环孢素A口服液应存于原装容器内，温度在30℃以下，但要避免冷冻。

（2）注意药物溶媒的选择　药物溶媒的选择

和溶解的方法以及保存的条件直接关系到药效，环孢素A注射液应以0.9%氯化钠和5%葡萄糖液稀释。

（3）注意用药方法　为促进药物的吸收和减少胃肠道反应，应将环孢素A口服液加入牛奶、果汁内服用。

（4）注意用药时间　投药时间一致对维持药物在体内水平很重要。

（5）监测环孢素A谷值　使用环孢素A时要经常测定其血药浓度，以保证效果，防止不良反应的发生。

（6）定期检查肾功能（尿素氮、肌酐、肌酐清除率）和肝功能（胆红素、碱性磷酸酶），注意血压变化。

（7）注意监测白细胞计数　服用硫唑嘌呤期间，需检测血常规，观察有无白细胞计数减少。

5. 并发症的监护及处理

（1）右心衰竭　是心脏移植术后并发症之一，右心衰竭的发生可在体外循环停止后立即出现，表现为右室扩大，右室收缩无力，中心静脉压增高，有时肺动脉压力也可以正常或低于正常，主要是由于衰竭的心脏射血分数降低。目前，随着供体和受体匹配的条件越来越严格，右心衰竭很少发生在术后即刻，而是更多发生于ICU病房。

如右心衰竭是由于PVR增高引起的，首先应改善病人的氧合状态，纠正低氧血症及酸中毒。

在此前提下，重点应用降低肺小动脉阻力的药物，首选前列腺素 E，初始剂量为 $25\mu g/(kg \cdot min)$，以后逐渐增加。同时还可应用多巴胺或米力农，增强右心室收缩力。

（2）术后出血　也是心脏移植术后的早期并发症之一。心脏移植病人术后凝血异常是术后出血的高危因素之一，右心衰竭、肝功能异常也可能导致术后出血。如病人术后凝血酶原时间延长且心包、纵隔引流较多，应适当地给予新鲜血浆。对于去神经的心脏来说，心包填塞的体征和症状往往不典型。当出现血压不稳定、尿量减少及外周循环不良时，应考虑到心包填塞的可能。一旦怀疑心包填塞应积极进行二次开胸探查。

（3）心律失常　心脏移植术后早期，病人首先出现的是结性心律。多数情况下在 24 小时内，仍有约 5% 的病人由于窦房结动脉损伤而不能恢复窦性节律，甚至需要安装永久起搏器。为了维持术后早期心率在 90~120 次/分，可适当应用异丙肾上腺素或应用心房起搏。

心脏移植术后早期，也可以出现室上性心动过速，其发生的机制与常规心脏直视手术相似，此外还应考虑到排斥反应的可能性。室上性心动过速持续 5 天以上，是进行心肌活检的重要指征。

心房颤动或扑动可引起心室率过快，导致心排血量降低，因此应适当地进行药物治疗。

（4）术后早期高血压　较常见，与多种因素有关。术后早期高血压的治疗主要依靠硝普钠，此类药使动脉和静脉均扩张，减少静脉回心血量，能有效降低血压。若高血压持续时间较长或术后48小时仍需硝普钠进行控制，则应增加口服扩血管药物。

二、肝脏移植病人的监护

肝脏移植已成为终末期肝病病人的有效治疗手段。接受肝移植的病人一般都在术前已经受慢性肝病的折磨而较虚弱，肝病本身又会导致病人易受感染、营养不良和多脏器功能衰竭。再者，肝脏移植手术需要长时间麻醉、大量输液，可能造成血流动力学不稳定。而术后的免疫抑制药增加了病人受感染的危险，其药物毒性会损害多个器官的功能。因此，术后病人供肝功能、循环、呼吸、代谢、肾功能、排斥等方面都存在不利因素，并发症发生率高，早期发现并能够及时处理，是病人能否康复的关键。

（一）植入新肝功能的观察

通常情况下，肝功能在72~96小时迅速改善至正常或接近正常水平。简单可靠的判断方法是：有持续的深金黄色胆汁分泌；24~72小时内病人肝功能指标逐渐好转。否则，应尽快查明原因并给予处理。

植入肝无活力的判断依据：①早期出现肝衰竭表现，胆汁呈水样或明显减少甚至无胆汁分泌，钾离子浓度明显上高，代谢性酸中毒，急性低血糖，持续加重的凝血功能障碍。②急性排斥反应，表现为术后 5~7 日发热、食欲不振、腹部钝痛、精神症状、腹腔积液、肝功能异常、血胆红素升高、凝血机制障碍等。③多普勒超声检查确认肝血流状态，如有异常行肝动脉造影、腹部 CT 等检查确诊。

(二)血流动力学监测

术前及术后早期常规保留有创动脉压监测及 Swan - Ganz 漂浮导管监测平均动脉压、心排血指数、心脏每搏射血指数、左室收缩功能指数、氧输送等血流动力学及氧动力学指标。常规监测生命体征，准确输入血管活性药物。

(三)凝血功能监测

1. 术后需立即监测的指标 凝血酶原时间、部分凝血活酶时间、血小板、全血细胞计数、D - 二聚体。

2. 纠正凝血功能，达到以下目标 出血停止或逐渐改善；凝血酶原时间 <20 秒；血小板计数 > 50×10^9/L 而并非达到正常水平。

(四)呼吸系统监护

移植术后常见的呼吸系统并发症有胸腔积液、肺不张、肺水肿、肺炎。术后早期应常规做好人工气道的管理及呼吸功能监测，包括呼吸频率、潮气量、气道压力、SpO_2 及动脉血气分析，预防肺部感染、肺不张；严密监测 CVP 并使之维持在

$6 \sim 10 cmH_2O$，降低肺水肿和胸腔积液的发生率。拔除气管插管后，要做好胸部理疗，包括深呼吸、呼吸功能锻炼、咳嗽等。

（五）出入量监测

严密监测 CVP、PAWP、每小时出入量以及腹腔引流量。了解腹腔内液体丢失及有无持续性出血。术后补液应在 CVP、PAWP 指导下进行，尤其是术后早期应控制总液量和晶体液量，避免循环血容量的过度增加和晶体液输入过量。

（六）肾功能监测

术前存在肾功能不全、低血容量、出血、低血压、严重感染、药物毒性作用是引起肝移植病人术后肾功能损害的因素。血浆尿素氮、肌酐、血肌酐清除率是判断肾功能的指标，应定时监测。应注意观察病人的尿量，尿量减少时，警惕肾损害的同时，及时纠正有效循环容量不足。术后早期可给予 $2 \sim 5\mu g/(kg \cdot min)$ 剂量的多巴胺以维持足够的尿量。出现少尿型肾衰竭时，可采取以下措施：给予一定量的呋塞米，1 小时后无效，检查病人有无输液过量或肺水肿的表现，从静脉给予 20% 的甘露醇 0.5g/kg，15 分钟内输完。2 小时后仍无效，再给首剂 4 倍剂量的呋塞米。2 小时后仍未见好转，则需要严格控制入量。必要时行血液超滤。

（七）镇静、镇痛

术后应充分止痛，除非需要确切了解病人神

经系统的状况，可给予吗啡 0.5～1mg/h 微量泵持续给药；或异丙酚 1～3mg/（kg·h）微量泵持续输入。

(八)术后营养支持

肝移植病人术前多处于营养不良状态，术后营养状况直接影响术后恢复。如无并发症，于术后 2～3 日开始进流质饮食，不能经口进食者，给予胃管营养和静脉营养相结合的方法。因长期大量使用糖皮质激素，应避免胃或十二指肠造口。

(九)预防感染

感染性并发症是肝脏移植病人术后死亡率增加的主要原因之一，感染性并发症的有效预防和治疗极其重要。呼吸道、腹部(胆道)及血液是最常见的感染部位。术后应严密观察，及时发现感染征象。术后 1 周内，每日做口咽分泌物、呼吸道分泌物、腹腔引流液、胆汁、尿液和血液细菌培养检查，1 周后，可酌情减少。各项操作、处置严格遵守无菌原则。严格遵医嘱使用抗生素。

(十)早期并发症的监护

1. 术后出血 术后应在常规监测凝血功能的同时，注意观察并记录腹腔引流液的性质和量，计算失血量，并给予输液、输血和冰冻血浆来补充失液、失血量。尤其在病人凝血机制纠正后，腹腔引流液仍持续为血性引流液，应高度警惕，并做好开腹探查止血的准备。

2. 肝外并发症

（1）胸腔积液　术后早期，几乎所有的病人都会出现右侧胸腔积液，多为血清或略带血性，无菌。积液通常可自行吸收，引起呼吸困难或肺功能不全，则需要做胸腔穿刺。

（2）神经系统并发症　发生率约为20%，病人即时出现的颅内出血的发病率最高，通常在1～2周出现。单一的神经病变也较常见，因术中牵拉左臂丛神经和腓总神经而引起。震颤、麻痹等是环孢素A和FK506免疫抑制治疗的常见不良反应。

（3）胃肠道并发症　在移植术后的前几周，颊部及食管的单纯疱疹和念珠菌感染，常引起吞咽不适。此外，应激性溃疡和皮质醇引起的胃溃疡，是病人出现上腹痛和消化道出血的原因。以胃黏膜保护剂和H_2受体拮抗药进行预防。如果病人出现腹泻，应仔细检查，明确原因。

（十一）免疫抑制药应用中的监护

肝移植术后通常使用的免疫抑制剂有环孢素A、硫唑嘌呤、甲泼尼龙和FK506。口服环孢素A的吸收依赖十二指肠内的胆酸，所以其生物效能受T管引流的影响。当胆汁的内引流恢复后，应减少药物剂量。其不良反应包括肾功能损害、肝功能损害、中枢神经系统毒性及白细胞增多等；皮质激素是用于肝脏移植后免疫抑制联合治疗方案的组成部分，其抑制免疫而增加了感染的危险，还常有非胰岛素依赖性高血糖、代谢性碱中毒和精神症状等不良反应；硫唑嘌呤作为辅助免疫抑制药，主要用于肾功能或神经系统功能不良而不能耐受全剂量环孢素 A 治疗的病人。硫唑嘌呤的主要不良反应是中性粒细胞和血小板减少，一旦出现就要减量，因为这种药会有肝脏毒性作用，所以一般不以此药作为长期免疫抑制的维持治疗；FK506 静脉用药一定要用生理氯化钠溶液或葡萄糖溶液稀释；不能与环孢素 A 配伍使用；其不良反应与环孢素 A 相似。

三、肾脏移植病人的监护

肾脏移植是救治慢性肾衰竭的最佳方法，也是最早开展的大器官移植手术。

（一）适应证及禁忌证

1. 适应证　肾衰竭终末期病人为肾脏移植的适应证。但是，为了达到良好的治疗效果，应对移植的受者进行认真评估，包括原发病种、年龄、全身状况，是否有心、肺、肝脏、脑部疾患及并发症等。

2. 禁忌证　全身性恶性肿瘤、顽固性心力衰竭、慢性呼吸衰竭、严重血管病变、严重泌尿系先天畸形、凝血机制紊乱、精神病、艾滋病毒感染者。

（二）术后监护

1. 术后早期临床监护

（1）生命体征监护　肾移植术后早期，生命体征的监护与一般大手术相同，应严密监护生命体征，测量体温，4 次/日，体温升高，提示感染或排斥反应发生。持续心电监护，注意观察心律、心率、血压、呼吸变化，术后早期，如出现血压下降、心率、呼吸增快，要警惕有无出血。

（2）各种管道的监护

1）引流管（条）的监护　早期引流液多为血性，易凝固阻塞引流管，定时挤压引流管，保持引流通畅；病人活动时，保持引流管的位置低于伤口，记录引流液的颜色和量。烟卷引流条一般放置 3 日左右；乳胶管一般 5~7 日。

2）尿管监护　保持尿管通畅。早期尿为血性或有血块，应及时挤压尿管或进行膀胱冲洗，避免阻塞，以防输尿管与膀胱吻合口的破裂。严禁尿液反流，准确记录每小时尿量。

2. 出入液量的管理　入量应参考尿量而定。即刻恢复肾功能者，每小时尿量可达 300~1000ml，应补充足够的液体量，液体应以等渗葡萄糖、氯化钠溶液和平衡液为主，辅以碳酸氢钠溶液。对术后少尿或无尿的病人，在排除入量不足的情况下，应限制液体入量。注意电解质的监测，尿量多时，要注意低钾、低钠和低钙的发生；尿量少时，应注意有无高钾和水负荷过重。

3. 少尿或无尿的观察与处理　严密观察并记录病人出入量，如出现少尿或无尿，首先应排除尿管阻塞、输尿管和膀胱吻合口狭窄、下尿路梗阻等肾后性因素，超声及腹部平片检查可协助排除。对肾前性少尿者，应采取补足液体，并适当给予利尿药物治疗。排除容量不足引起少尿或无尿者则采取限制液体入量，行彩色多普勒超声或移植肾脏穿刺活检，以确定是否肾动脉栓塞、静脉血栓、急性排斥反应、急性肾小管坏死。在少尿期间应行血液透析，加强液体入量、体重及血钾的监测。

4. 排斥反应的监护 排斥反应是引起移植肾丧失功能的主要原因，可分为超急性、加速性、急性和慢性排斥反应四类。

（1）超急性排斥反应 一般发生在移植肾脏血液循环开放即刻至48小时内。大多见于再次移植、多次妊娠、反复输血的病人或ABO血型不合的移植，发生率为0.1% ~ 1.0%。表现在移植肾脏颜色由红色转变为暗紫色，表面有斑点状坏死，移植肾脏由硬变软，失去弹性；病人由少尿到无尿。一旦出现超急性排斥反应，应尽快切除移植肾脏，以免引发强烈的反应如高热、寒战、高血压、移植肾区胀痛及血尿等全身中毒症状，危及病人的生命。

（2）加速性排斥反应 既可是体液性又可是细胞性的排斥反应，多发生于再次移植的病人。病理改变主要有肾小球和肾小动脉广泛性血管损坏，内皮细胞肿胀，中性粒细胞黏于血管壁的现象和管腔内不同程度的血栓形成，间质出血梗死等。常发生于术后 3~5 日，临床上可有体温上升、尿少或血尿、高血压、乏力、食欲不振、移植肾肿胀并有压痛和质地变硬、血肌酐迅速上升等。

（3）急性排斥反应 是细胞介导的排斥反应，是临床最常见的排斥反应。多发生在移植后 7 天至半年内，也可发生于数年后。发生率为 30%~75%，其频率、强度、发生时间和临床表现，受到供、受者之间组织相容性程度、移植手术后免疫抑制药物有关。组织病理改变有间质性和血管性改变。间质性损害以肾间质水肿、淤血和淋巴细胞浸润为主；血管性损害为肾小动脉纤维素性坏死和血管内血栓形成。

急性排除反应的临床表现，有移植肾区疼痛、移植肾区体积明显增大、质地较硬、有压痛，伴有尿量减少、发热、血压升高、关节酸痛和疲乏无力等症状。化验血肌酐和尿素氮升高，彩色多普勒显示血流搏动系数（PI）和阻力系数（RI）均高于正常。移植肾脏穿刺活检可确诊。急性排斥反应经及时、正确治疗，大多数可逆转。

（4）慢性排斥反应 多发生于术后半年以后，病人主要表现为缓慢进行性肾功能减退，伴有蛋白尿、进行性贫血、高血压、肾脏体积缩小等一系列表现。慢性排斥反应的病因错综复杂，无有效治疗方法，以防止和延缓其进行性恶化为目的，给予低蛋白饮食、活血化瘀药物，防治高血脂，调整免疫抑制药物及剂量等措施。

5. 并发症的监护及处理

(1)尿瘘　是术后早期的并发症,可发生于下尿路的任何部位。常见的原因:①取肾和修肾时误伤而未发现和修复;②供肾输尿管血供受损伤;③手术当中的失误。尿瘘引流管中引流液显著增多,有尿的气味和成分,病人明显尿量减少,静脉注射靛胭脂后引流液呈蓝色。对术后出现的尿瘘,应立即手术探查。

(2)感染　伤口感染,可见伤口及周围红肿、疼痛,并有脓性分泌物;移植肾周围感染可有体温升高、移植区肿胀,出现败血症症状,B超检查可明确诊断。

(3)出血和血肿　移植肾区胀痛,伤口引流液持续为血性,量较多,血尿、排尿困难以及膀胱痉挛,均提示有出血的可能,应及时通知医师,进行进一步检查、确诊,采取必要措施。

(4)消化道并发症　消化道出血和溃疡常发生在术后早期,尤其是发生急性排斥反应大剂量激素治疗或合并严重感染时,发生率较高。应暂停进食,并给予抑酸及保护胃黏膜等措施,必要时给予止血药物治疗。

第十四节　多发性创伤病人的监护

创伤是指机体在致伤因子作用下,发生一个

或多个解剖部位或脏器的损害，并因此导致的组织破坏和功能障碍。如果出现下列两种或两种以上的损伤即为多发伤：颅脑外伤；颈部损伤；胸部损伤；腹部损伤；脊柱骨折伴有神经损伤；骨盆骨折伴有休克；上肢长骨干、肩胛骨折；下肢长骨干骨折；四肢广泛撕脱伤；泌尿生殖系损伤等，且至少有一个部位的创伤可能威胁生命。创伤严重程度评分（ISS）≥16 分者为严重多发性创伤。复合伤是指两个或两个以上原因引起的损伤。

一、病理生理

机体在发生创伤后，各系统会发生一系列病理生理改变，包括神经内分泌系统变化，代谢功能变化以及体温调节系统的变化等。主要包括以下几个方面。

1. 应激反应　表现为苍白、出汗、心率加快、心肌收缩增强、心排血量增加、外周血管收缩等，以维持有效循环血量，保护心脑等重要脏器。

2. 内分泌系统　出现胰高血糖素升高，使糖原分解、葡萄糖利用减少，机体呈现高血糖状态；生长激素升高，促进脂肪分解，抑制葡萄糖的利用，使血浆游离脂肪酸增加，蛋白质分解减少；抗利尿激素和醛固酮增高，导致尿量减少，并保钠排钾，维持血容量；β - 内腓肽合成增加，产生镇痛和降压作用。

3. 代谢增高　高血糖、脂肪动员分解加强，血中游离脂肪酸和酮体明显增高。蛋白分解加强，合成减少，机体呈现负氮平衡。此外还有水、电解质代谢紊乱。

二、创伤量化评分系统

创伤的全身反应与创伤的严重程度密切相关。以往对创伤及创伤死亡的评价多是用直观、经验和定性的方法进行评价，这在对比性和精确性上均有不足，因而国外许多学者试图用伤情分级、创伤指数以及评分等方法来评定伤情，并说明创伤的严重程度。有关创伤严重度定量评估的方法如下。①院前：创伤指数（TI）、创伤记分（TS）、修正的创伤记分法（RTS）、院前指数（PHI）等。②院内：简明创伤定级标准（AIS）、创伤严重程度评分法（ISS）、预测存活概率的 TRISS 法、以生理和解剖指标相结合的预后评估法（ASCOT）。国内有学者创立了针对我国病人伤情特点的 RISS 法。

1. 创伤指数（TI）　　1971 年首次提出，1974 年经 Ogawa 等修订。它根据受伤部位、创伤类型、循环状态、意识和呼吸 5 个方面分级积分，计算总和。9 分以下为轻伤，10～16 分为中度伤情，17～20 分为严重伤，21 分以上为危重伤，29 分以上 80% 在 1 周内死亡。

2. 简明创伤定级标准（AIS）　　由美国医学会、机动车医学会以及美国工程师学会于 1971 年首次发表,用于机动车闭合损伤的创伤严重度评分法,它根据解剖部位、组织器官类型和损伤严重程度等,用数字编码表达,将每一处最后用6级评定严重度(1轻、2中、3较重、4严重、5危重、6最危重)。AIS 90 将人体分为 9 区:头、面、颈、胸、腹、盆、脊柱、四肢、体表。

3. 创伤严重程度评分法(ISS) 1974 年由 Baker 等创立。它是以解剖损伤为基础,将人体分头颈、面部、胸部、腹部、四肢及体表6区,取3个最严重损伤区域最高 AIS 值的平方和为 ISS 计算值计算。ISS≥16 分为重伤,ISS≥25 分为严重伤。ISS 是目前应用最广泛的评定法。

三、多发性创伤的救治模式与流程

(一)救治模式

由诊断→治疗模式转变为抢救→诊断→治疗模式。伤后 60 分钟是决定病人生死的关键时刻,被称为抢救的"黄金 1 小时"。应及时、准确、全面地评估伤情,及时处理危及病人生命的器官损伤,体现"快、准、及时、高效"的急救原则。

(二)救治流程

1. 现场抢救

(1)在救治条件较好的地方,首先将病人脱离危险环境,进行最初步的紧急处理,如清除口咽部异物、加压包扎止血、骨折肢体的固定、建立静脉液路等,应在 10 分钟完成,然后迅速将病人转运到医院。

（2）在救治条件较差的地方，或同时有多名伤员时，应就地进行救护。

2. 急诊抢救

（1）查体　病人到达医院急诊科后，医护人员应迅速进行概要的检查，立即脱去衣物，主要检查呼吸道是否通畅，有否出血、休克，注意病人的神志、面色、呼吸、血压、脉搏、体位、出血、伤肢姿态等，检查有无大小便失禁、血迹和呕吐物的性状，以判断病人的全身情况及有无危及生命的致命伤。为了不遗漏重要伤情，可以行"CRASHPLAN"指导检查。C＝心脏，R＝呼吸，A＝腹部，S＝脊柱脊髓，H＝头颅，P＝骨盆，L＝四肢，A＝动脉，N＝神经。

（2）实验室检查　包括血型和交叉配血、动脉血气分析、血常规、电解质、肝功能、血糖、肾功能及尿常规等。伤情稳定可行 B 超、CT 等检查。

（3）反复检查、动态观察　及时发现深部损伤情况，包括腹膜后十二指肠破裂，胰、肾、结肠有无损伤；有无延迟性胸内、腹内、颅内出血及气胸等。

（4）抢救程序

1）V（ventilation）　保持气道通畅和供氧，必要时建立人工气道，行机械通气。

2）I（infusion）　补液，包括输液、输血。对创伤性失血性休克病人，在活动性出血未控制前，不主张快速、大量的液体复苏，而应给予限制性液体复苏，维持机体基本需求，控制出血后，再根据血流动力学和氧代谢监测进行液体复苏。

3）P（pulsation） 对心泵功能的监测，对严重多发性创伤病人，应监测心电图、血流动力学变化，如中心静脉压、心排血量和平均动脉压等。

4）C（control bleeding） 及时控制明显或隐蔽性出血，尽早行损伤控制手术，解决危及生命的出血和损伤，病情稳定后再行确定性手术。

四、失血性休克的紧急处置和复苏

（一）失血性休克的紧急处置

早期失血性休克的治疗以救命为主，先救治后诊断或边救治边检查。救治遵循 VIPC 原则。多发伤、骨折、脏器破裂、血管损伤引起的不易控制的大出血，病人自伤后 1~2 小时死亡率非常高，应在"黄金 1 小时"内抓紧救治，"黄金 1 小时"内的前 10 分钟又称为"白金 10 分钟"，期间的抢救以避免发生心搏骤停为目标，赢得后续的抢救时间。

（二）失血性休克的液体复苏

1. 液体复苏 是创伤失血性休克治疗的重要环节。复苏液体使用晶体液和胶体液，晶体液分为等渗液和高渗盐液。胶体液有血液、血液代用品、白蛋白、右旋糖酐、羟乙基淀粉和明胶等。平衡盐是最常用的复苏液体之一，成分和渗透压与血浆相仿。大量应用时可增加组织水肿，尤其是肺水肿；高渗晶体液能快速升高血压、增加心排血量，对心肺功能干扰小，不增加颅内压，其与胶体合用，复苏效果理想。常用 7.5% 的高渗氯化钠溶液；人工胶体液具有扩容效果显著、维持时间较长的特点；全血和成分血是严重失血性休克液体复苏所必需的。补液时通常晶体、胶体比例为 (2 ~ 3)∶1。

2. 限制性液体复苏　是指适当扩容维持收缩压在 90mmHg 以上，保证重要脏器灌注的复苏方法，适用于有活动性出血的休克病人，尤其是以胸部、腹部创伤为主的有活动性出血的休克病人。出血未控制的创伤失血性休克，如给予大量液体复苏，可造成血液过度稀释，引起凝血功能障碍；不易形成新的凝血块，或使已经形成的凝血块脱落；血液稀释造成血红蛋白浓度降低，减少组织氧供，加重酸中毒。合并颅脑损伤时，收缩压应维持在 100mmHg 以上，以保证脑组织灌注。

五、重度颅脑损伤

（一）颅脑外伤的严重程度分级标准

1. 轻型　单纯性脑震荡伴有或无颅骨骨折。

（1）昏迷 0 ~ 30 分钟。

（2）仅有轻度头晕、头痛等症状。

（3）神经系统和脑脊液检查无明显改变。

2. 中型　轻度脑挫裂伤伴有或无颅骨骨折及

蛛网膜下隙出血，无脑组织受压。

（1）昏迷时间 < 12 小时。

（2）有轻度神经系统阳性体征。

（3）生命体征有轻微变化。

3. 重型　有广泛颅骨骨折、广泛脑挫裂伤及脑干损伤或颅内出血。

（1）深昏迷，时间超过 12 小时以上，意识障碍加重或出现再昏迷。

（2）有明显神经系统阳性体征。

（3）生命体征有明显变化。

4. 特重型　重型中更重者。

（1）原发性脑损伤伤势严重，伤后昏迷，有去大脑强直或伴有其他脏器损伤或休克。

（2）出现晚期脑疝表现，瞳孔散大，生命体征明显变化或呼吸停止。

5. GCS 评价方法

（1）轻型　GCS 评分 13 ~ 15 分，伤后昏迷时间 < 12 小时。

（2）中型　GCS 评分 9 ~ 12 分，伤后昏迷 30 分钟至 6 小时。

（3）重型　GCS 评分 3 ~ 8 分，伤后昏迷 6 小时以上，或伤后 24 小时内病情恶化，再次昏迷 6 小时以上。

（4）特重型　重型病人，GCS 评分 3 ~ 5 分者。

（二）综合处置措施

重度颅脑损伤须严密观察病情，及时给予手

术治疗，同时应给予以下措施。

（1）改善脑血流，减轻脑水肿。

（2）降低颅内压　甘露醇与呋塞米交替使用，有效降低颅内压。肾功能损害者，应用甘油果糖或白蛋白加呋塞米，进行脱水治疗。

（3）亚低温　亚低温治疗可有效降低颅内压、保护脑细胞。

（4）营养支持　目的是避免和改善全身代谢紊乱，防止继发性脑损害。途径可选择胃肠内营养和胃肠外营养。

（5）预防并发症　包括肺部感染、高热、癫痫和营养不良等。

（6）催醒治疗　高压氧治疗、药物治疗、音乐疗法等。

六、脊髓损伤

（一）脊髓损伤的类型

1. 脊髓震荡　脊髓受到强烈震荡后立即发生迟缓性瘫痪，表现为损伤平面以下感觉、运动、括约肌功能完全丧失，是暂时的功能抑制，多在数小时内恢复。

2. 脊髓挫裂伤　创伤造成轻度出血和水肿，严重者可为脊髓完全挫裂或断裂。

3. 脊髓受压　脊髓直接受到移位的椎体、椎间盘或碎骨块压迫，出现缺血、水肿、出血。

4. 马尾神经损伤　第二腰椎以下骨折，可使马尾神经受损，出现受伤平面以下迟缓性瘫痪。

5. 脊髓休克　脊髓损伤后，失去高级中枢控制，伤后立即出现损伤平面以下迟缓性瘫痪。

（二）脊髓损伤的临床特征

1. 感觉障碍　损伤平面以下痛觉、温度觉、触觉和本体觉减弱或消失。

2. 运动障碍　脊髓休克期，表现为迟缓性瘫痪，反射消失。休克期之后，如为脊髓横断伤，则表现为痉挛性瘫痪，肌张力增高，腱反射亢进，同时有髌阵挛、踝阵挛及病理反射。

3. 括约肌功能障碍　脊髓休克期表现为尿潴留。

4. 消化系统症状　肠蠕动减慢、腹胀、便秘等。

（三）脊髓损伤病人的急救

当脊柱脊髓损伤合并严重的颅脑损伤、胸腹部脏器损伤、四肢血管损伤且危及生命时，应首先抢救病人生命。激素冲击治疗可减轻脊髓继发性损伤，利于神经功能的恢复。条件允许的情况下尽早手术减压并恢复脊柱的稳定性。

（四）脊髓损伤病人的搬运

怀疑病人有脊柱骨折时，应使其脊柱保持正常生理弯曲，避免脊柱过伸、过曲或旋转，三人以上平抬平放至硬板上。疑有颈椎损伤时，应有专人托下颌和枕部，使颈部保持中立位，抬至硬板床上后，应固定病人头部，防止左右转动。

（五）脊髓损伤的综合治疗

1. 激素冲击疗法　甲泼尼龙冲击治疗。

2. 手术治疗　手术方法有前路或后路减压加融合、内固定术。

3. 脱水疗法　目的是减轻脊髓水肿。

4. 自由基清除剂　包括维生素 E、维生素 A、维生素 C、辅酶 Q 等。

5. 促进神经功能恢复　包括维生素 B_1、维生素 B_6、维生素 B_{12} 和三磷酸胞苷二钠等。

6. 其他　包括营养支持、康复锻炼等。近年来，干细胞移植技术应用于脊髓损伤治疗，提高了脊髓损伤修复水平。

七、胸部创伤

(一)多发性肋骨骨折

2 根或 2 根以上肋骨骨折称为多发性肋骨骨折。

1. 固定　应用肋骨固定带或胸带固定，连枷胸或浮动胸壁者，需选择合适的外固定或内固定方法固定胸壁。

2. 评估　多发性肋骨骨折易导致内脏损伤，应尽快判断有无血气胸、胸腹脏器损伤。

3. 积极处理并发症　呼吸道有出血者注意保持呼吸道通畅，气胸或血气胸有呼吸困难者及时行胸腔闭式引流，出现呼吸困难、低氧血症者，及时建立人工气道，行机械通气。

4. 手术内固定的适应证

(1)合并胸内损伤，包括有持续性胸腔出血、经胸腔引流后持续性大量漏气、严重呼吸困难、心脏血管损伤、开放性肋骨骨折并胸内异物残留、胸腹腔内脏破裂、创伤性膈疝。

（2）连枷胸或浮动胸壁病人。

（二）张力性气胸

张力性气胸常见于胸壁穿透伤或较大而深的肺裂伤、支气管或食管破裂。病人伤侧肺萎陷纵隔向健侧移位，导致呼吸困难、低氧血症；胸腔内负压消失，大血管扭曲，回心血量减少，心排血量下降，迅速发生呼吸循环衰竭甚至死亡。胸部创伤病人如出现呼吸困难进行性加重，一侧呼吸音明显减弱或消失，颈静脉怒张，气管向健侧移位，应考虑张力性气胸，立即行胸腔穿刺或胸腔闭式引流。

八、骨盆骨折

（一）骨盆骨折的分型

1. 按部位　①撕脱性骨折；②骨盆环的孤立性骨折；③骨盆环的双骨折或骨折脱位；④骶、尾骨骨折；⑤髋臼骨折合并股骨头中心性脱位。

2. ABC分型　A型：稳定型，骨折轻度脱位。B型：旋转不稳定但垂直稳定。C型：骨盆后弓完全断裂，骨盆在旋转和垂直方向均不稳定。

（二）急救治疗原则

（1）快速进行全身评价，并进行相应的监测和处理。

（2）快速补充血容量，纠正休克。应在上肢或颈部建立多条液路，用于补液。

（3）尽快采取止血措施。

（4）行外固定支架固定，减少出血，有利于纠正休克。

（5）全身情况稳定者，在处理损伤脏器后，对骨盆进行局部处理；不稳定者，暂用外固定架给予固定。

（6）开放性伤口的处理　清洁伤口行一期缝合；污染伤口延期缝合；臀部、会阴部伤口应局部清创引流。

（三）并发症的处理

1. 失血性休克及腹膜后血肿　失血性休克救治遵循 VIPC 原则，腹膜后出血在积极抢救休克无好转的情况下，可行单侧或双侧髂内动脉造影及栓塞。

2. 尿道或膀胱损伤　尿道断裂，先放置导尿管，导尿困难可行耻骨上膀胱造瘘；膀胱破裂可行耻骨上膀胱造瘘或修补术。

3. 直肠损伤　应立即行剖腹探查及结肠造瘘术。

4. 神经损伤　多采取保守治疗。

第十章 儿科及新生儿科常见重症的监护

第一节 儿科常见重症的监护

一、小儿重症肺炎的监护

小儿重症肺炎是指除有肺炎常见的呼吸道症状外，同时累及其他系统而出现相应的临床表现。除呼吸系统严重受累外，其他系统也受累，全身中毒症状明显。

小儿肺炎的病原种类繁多，主要包括病毒、细菌、支原体、衣原体、真菌及原虫等。除有发热、咳嗽、气促、呼吸困难及肺部闻及细小水泡音等一般肺炎表现外，常常还出现循环系统、神经系统、消化系统受损的临床表现，甚至出现弥散性血管内凝血（DIC），临床应加强监护。

（一）临床表现

1. 循环系统 常表现为心肌炎、心力衰竭。心肌炎主要表现为面色苍白、心动过速、心音低钝、心律不齐及心电图 ST 段下移、T 波平坦或倒置；心力衰竭主要表现为呼吸困难加重，呼吸加快(>60次/分),烦躁不安,面色苍白或发绀,心率增快(>180次/分),心音低钝,奔马律,肝脏迅速增大。

2. 神经系统 精神萎靡、烦躁不安或嗜睡;脑水肿时,出现意识障碍、惊厥、前囟膨隆,可有脑膜刺激征,呼吸不规则,瞳孔对光反射迟钝或消失。

3. 消化系统 表现为食欲减退、吐泻、腹胀等。

(二)监护

(1)保持病室环境舒适,空气流通,温湿度适宜,尽量使患儿安静,以减少氧的消耗。

(2)经常更换体位,半卧位或抱患儿,以减少肺部淤血和防止肺不张。

(3)凡有低氧血症,有呼吸困难、喘憋、口唇发绀、面色灰白等情况应立即给氧。婴幼儿可用面罩或头罩给氧,流量3~5L/min,鼻导管给氧1~2L/min。若出现呼吸衰竭,则使用人工呼吸机辅助呼吸。

(4)及时清理患儿口鼻分泌物,经常协助患儿转换体位,同时轻叩背部,鼓励患儿咳嗽,以促使肺泡及呼吸道的分泌物及时排出。

(5)给予超声雾化吸入,以稀释痰液,利于咳出,必要时予以吸痰。

(6)遵医嘱给予祛痰药及解痉药。

(7)给予高热量、高蛋白、高维生素、易消化饮食。少量多餐，避免过饱影响呼吸，防止呛咳引起窒息。鼓励多饮水，湿润呼吸道黏膜，利于痰液排出，并助于黏膜病变的修复及纤毛的运动，同时防止发热导致的脱水。重病不能进食者，给予鼻饲或静脉营养。

（8）监测体温变化并警惕高热惊厥的发生。对高热者给予药物或物理降温。

（三）应急措施

（1）患儿出现烦躁不安、面色苍白、发绀加重、气喘加剧，呼吸加快 >60 次/分、心率加速，160～180 次/分、肝脏在短时间内急剧增大、尿量减少或无尿、颜面部或下肢水肿等心力衰竭的表现，立即报告医师，给予氧气吸入，遵医嘱给予强心、利尿药物。

（2）若患儿出现烦躁或嗜睡、惊厥、昏迷、呼吸不规则、双眼凝视、前囟隆起、头围增大、颈部抵抗等，提示颅内压增高，立即报告医师，保持呼吸道通畅，给氧，遵医嘱给予镇静、减轻脑水肿及降低颅内压等处理。

（3）患儿腹胀明显伴低钠血症时，及时补钠；若有中毒性肠麻痹，应禁食，予以胃肠减压和肛管排气。

二、小儿哮喘持续状态的监护

哮喘是指气道反应性增高及可逆性气道狭窄所致的喘息、呼吸困难和咳嗽症状的间断性发作。

哮喘持续状态为哮喘发作时出现严重呼吸困难，在合理应用拟交感神经药物和茶碱类药物仍不见缓解，病情进行性加重哮喘持续状态的三个基本特点：①持续发作 >6 ~ 24 小时；②连续 3 次应用支气管扩张药物无效；③出现呼吸困难、发绀。

（一）监护

1. 缓解呼吸困难

（1）遵医嘱给予支气管扩张剂和糖皮质激素，并评价其效果和不良反应。

（2）置患儿于坐位或半卧位，以利于呼吸；给予鼻导管和面罩吸氧，氧浓度以 40% 为宜，定时进行血气分析，及时调整氧流量。

（3）监测生命体征，注意呼吸困难的表现及病情变化，若出现意识障碍、呼吸衰竭等及时给予机械通气。

2. 保持气道通畅

（1）保持病房空气清新，温湿度适宜。

（2）给予雾化吸入，以促进分泌物的排出，对痰液多而无力咳出者，及时吸痰。

3. 做好心理护理

（1）保持病室安静，以保证患儿的休息，必要时遵医嘱给予镇静剂。

（2）哮喘发作时，守护并安抚患儿。

（二）应急措施

若患儿出现因喘息而说话困难，语音不连贯、大汗，呼吸 >25 ~ 30 次/分，发绀、大汗淋漓、心率增快＞140次/分、血压下降、呼吸音减弱等表现，立即报告医师，同时做好急救。给氧，准备呼吸机辅助呼吸；遵医嘱给予吸入 β_2 受体激动剂，常用的药物为沙丁胺醇；应用糖皮质激素、氨茶碱、β 受体激动剂、强心剂、镇静剂、抗生素等药物急救处理。

三、小儿心力衰竭的监护

心力衰竭是指心脏泵功能下降，心排血量绝对或相对不足，不能满足全身组织代谢需要的病理状态。

（一）临床表现

（1）小儿各年龄均可发病，1岁以内发病率最高。年长儿心力衰竭的症状与成人相似，主要表现为乏力、劳累后气促、食欲减低、腹痛和尿少、水肿。

（2）气促为左心功能不全的主要表现，重症者表现为咳大量粉红色泡沫痰、呼吸极度困难、发绀、皮肤湿冷、极度烦躁等。

（3）肝大及水肿、肝颈静脉反流征阳性为右心功能不全的主要表现，体检发现患儿面色苍白，颈静脉怒张，心脏扩大，端坐呼吸，肺底部闻及湿啰音。

（4）婴幼儿心力衰竭不同于成人，临床上常表现呼吸浅快，频率达到50～100次/分、面色苍白、鼻翼三角区发绀，可见吸气三凹征；喂养困难、哺乳停顿、烦躁多汗、哭声低弱等；心率增快达 150~200 次/分，多能听到奔马律，肝脏增大达肋下 3cm 以上。

(二) 监护

1. 减轻心脏负担

(1) 休息 卧床休息，尽量避免患儿烦躁、哭闹及不良刺激，必要时可适当应用镇静剂。

(2) 限制水、钠摄入 低盐饮食，每日不超过 0.5~1g 食盐，日液体量宜控制在 60~80ml/kg 以下，输入速度宜慢，以每小时 <5ml/kg 为宜。

(3) 体位 患儿取半卧位，青紫型先天性心脏病患儿取膝胸卧位，以减少回心血量。

(4) 衣着要宽松，被子要松软，以利呼吸。

(5) 婴儿喂奶要少量多次，奶嘴孔易稍大，但注意防呛咳。

2. 观察病情变化

(1) 心电监护 定时测量呼吸、血压、脉搏，注意心率、心律的变化，监测电解质，详细记录出入量，病情变化时及时报告医师。

(2) 呼吸困难、发绀、低氧血症者给予吸氧。

3. 应用洋地黄类药物的护理

(1) 当心率，婴儿 <100 次/分、幼儿 <80 次/分、学龄儿 <60 次/分时应立即报告医师，及时停药。观察药物不良反应。

(2) 钙剂与洋地黄制剂有协同作用，应避免同时使用。

（三）应急措施

出现急性肺水肿，如咳粉红色泡沫痰时，可在湿化瓶内加入 30%～50% 乙醇，以使泡沫表现张力降低而破裂，增加气体与肺泡壁的接触，改善气体交换。

四、小儿急性肾衰竭的监护

小儿急性肾衰竭是肾脏本身或肾外原因引起肾脏泌尿功能急剧降低，以致机体内环境出现严重紊乱的临床综合征。主要表现为少尿（每日尿量100～400ml）或无尿、氮质血症、高钾血症和代谢性酸中毒。

根据小儿发病原因的不同和各自的病理生理特点，病因可分为肾前性如失血、休克、严重失水、电解质紊乱、急性循环衰竭等；肾性如急性肾小球肾炎、急性肾小管坏死、大面积挤压伤等；肾后性如完全性尿路梗阻等。其中以急性肾小管坏死最为常见，也最具特征性，而且肾前性衰竭持续发展也会转化为急性肾小管坏死。

（一）监护

1. 密切观察病情的变化 注意体温、呼吸、脉搏、心率、心律、血压等变化。急性肾衰竭常以心力衰竭、心律失常、感染、惊厥为主要死亡原因，应及时发现其早期表现，并随时与医师联系。记录每小时及 24 小时尿量，在排除肾前与肾后性致尿少因素后，每小时及 24 小时尿量仍明显低于正常，要考虑肾功能损害的存在，少尿期持续时间愈长，预后愈差。当 24 小时尿量增至 400ml 以上，即为多尿期的开始。

2. 保证患儿卧床休息　视病情而定，一般少尿期、多尿期均应卧床休息，恢复期逐渐增加活动。血、尿常规测定每晨 1 次，临床可见尿颜色及比重改变，应严密观察，并分析其改变原因。

3. 观察贫血及出血倾向　如发现口鼻黏膜和皮肤出现瘀斑，应警惕 DIC 的发生。

4. 营养护理　少尿期应限制水、盐、钾、磷和蛋白质入量，供给足够的热量，以减少组织蛋白的分解。不能进食者从静脉中补充葡萄糖、氨基酸、脂肪乳等。透析治疗时患儿丢失大量蛋白，所以不需限制蛋白质入量，长期透析时可输血浆、水解蛋白、氨基酸等。

5. 准确记录出入液量　口服和静脉进入的液量要逐项记录，尿量和异常丢失量，如呕吐物、胃肠引流液、腹泻时粪便内水分等都需要准确测量，每日定时测体重以检查有无水肿加重。每 24 小时计算出入液体，保持水、电解质平衡，以便及时纠正其失调。

6. 控制输液量　严格掌握静脉输液量及滴速。

7. 预防感染　严格执行无菌操作，加强皮肤护理及口腔护理，定时翻身、拍背。病室每日紫外线消毒。

8. 做好心理护理　应做好家长及患儿心理护理，稳定情绪，解释病情及治疗方案，以取得合作。

（二）紧急处理

（1）少尿期需严格执行静脉输液计划，输液过程中严密观察有无输液过多、过快引起肺水肿症状，并观察其他不良反应。

（2）避免食用含钾高的食物及输注含钾液体及药物。血钾达 7mmol/L 时应紧急处理。

①10% 葡萄糖酸钙 0.5ml/kg，稀释后于 10 分钟缓慢静脉注射。

②25% 碳酸氢钠 5ml/kg，稀释成 1.4% 静脉注射。

③20% 葡萄糖 2ml/kg，每 5g 糖加胰岛素 1U，于 1 小时内静脉滴注。

④上述方法无效时行透析治疗。

五、小儿重症腹泻的监护

腹泻是由于多病原、多因素引起的疾病，是造成小儿营养不良、生长发育障碍及死亡的重要原因之一。根据发病因素分为感染性及非感染性；根据病程分为急性、迁延性及慢性；根据病情可分为轻型、中型及重型。临床以腹泻、水及电解质紊乱、酸中毒、低钾血症为主要表现。

（一）监护

1. 严格消毒隔离，防止感染传播　按传染病护理要求做好床边隔离，护理患儿前后要认真洗手，防止交叉感染。

2. 根据病情，补充液体

（1）口服补液　用于轻、中度脱水及无呕吐或不剧烈且能口服的患儿，鼓励患儿少量多次口服 ORS 补液盐。

（2）静脉补液　建立静脉通路，保证液体按计划输入，特别是重症脱水者，必须尽快在 30 分钟内补足血容量。每小时记录一次输液量，必须根据病情调整输液速度，了解补液后第一次排尿时间，以估计疗效。

（3）正确记录 24 小时出入量。

3. 监测体温变化　体温过高时应给予患儿多喝水、头枕冰袋等物理措施，做好口腔及皮肤护理。

4. 观察脱水程度　重症脱水指征表现为精神极度萎靡、表情淡漠、昏睡或昏迷。皮肤发灰或花纹、干燥、弹性极差。眼窝和前囟深凹，眼不能闭合，两眼凝视，哭时无泪，口唇黏膜极干燥，因血容量明显不足可出现休克症状，如心音低钝、脉搏细数、血压下降、四肢厥冷、尿少或无尿，应严密观察，同时要动态观察，经过补充液体后脱水症状是否得到改善。

5. 观察大便的变化　重症腹泻常以腹泻次数增多开始，每日可达数十次，水样便，呈黄绿色、蛋花汤样，有时可有黏液便或脓血便。食欲减退，常伴呕吐。观察记录大便次数、颜色、性状、量，做好动态比较，为输液方案和治疗提供可靠依据。

6. 调整饮食　腹泻患儿存在着消化功能紊乱，根据患儿病情，合理安排饮食，达到减轻胃肠道负担、恢复消化功能目的。一般在补充累积损失阶段可暂禁食 4 ~ 6 小时（母乳喂养者除外），腹泻次数减少后，给予流质或半流质饮食，如粥、面条等，少量多餐，随着病情稳定和好转，逐步过渡到正常饮食。

7. 臀部护理　选用柔软布类尿布，勤更换，每次便后用温水清洗臀部并擦干皮肤，局部皮肤发红处涂以 5% 鞣酸软膏或 40% 氧化锌油并按摩片刻，促进局部血液循环。避免使用不透气塑料布或橡皮布，防止尿布皮炎发生。

（二）应急措施

重者脱水患儿静脉补液原则按照先盐后糖、先晶体后胶体、先快后慢，补钾浓度应小于0.3%，每日补钾总量静脉滴注时间不应短于 6 ~ 8 小时，严禁直接静脉推注。

六、小儿急性颅内高压综合征的监护

急性颅内压增高是儿科常见危重急症之一，是由多种颅内、颅外疾病所引起的以头痛、呕吐和视（神经）盘水肿为主要表现的综合征。其病因及病理生理机制复杂，病情严重时可发生脑疝而危及生命。婴幼儿头痛的特点是因不能自诉，常表现为躁动不安、手打头、新生儿及小婴儿症状不典型，可表现为哭闹、尖叫、前囟部位膨隆等。呕吐多与头痛同时发生，常为喷射性反复发生。出现呼吸障碍，轻者表现为呼吸节律和幅度发生紊乱，呼吸不规则，每次呼吸的深浅度不等，频率欠均匀。严重时出现呼吸衰竭，病人表现周期性呼吸、双吸气、抽泣样呼吸等，同时继发脑疝。若抢救不及时，很快会导致死亡。

（一）监护

1. 病情观察　监测生命体征变化，若患儿出现意识障碍、囟门、瞳孔改变、躁动不安、频繁呕吐、四肢肌张力增高等惊厥先兆，提示有脑水肿、颅内压升高的可能。应注意脑疝及呼吸衰竭的存在。必须经常巡视、密切观察、详细记录，以便及早发现，给予急救处理。

2. 卧床休息　床头抬高 15°～30°（脑疝时平卧），利于颅内静脉回流。尽量避免猛力转头、翻身、挤压腹部及肝脏。保持呼吸道通畅。

3. 做好并发症的观察与处理　如患儿在治疗中发热不退或退而复升，前囟饱满、颅缝裂开、呕吐不止、频繁惊厥，应考虑有并发症存在。

4. 了解各种用药的使用要求及不良反应　如静脉用药的配伍禁忌；静脉输液速度不宜太快，以免加重脑水肿；保护好血管，保证静脉输液通畅；记录 24 小时出入量。

5. 做好基础护理　加强口腔护理，呕吐后帮助患儿漱口，保持口腔清洁，及时清除呕吐物，减少不良刺激；做好皮肤护理，及时清除大小便，保持臀部干燥，预防压疮的发生；注意患儿安全，躁动不安或惊厥时防坠床及舌咬伤。

6. 饮食护理　保证足够热量摄入，按患儿热量需要制定饮食计划，给予高热量、清淡、易消化的流质或半流质饮食。少量多餐，防呕吐发生。

（二）应急措施

急性颅内压增高出现脑疝时，立即采取紧急脱水降低颅内压。

1. 脱水剂　①20%甘露醇是临床常用的脱水剂。②10%甘油溶液。

2. 利尿剂　辅助治疗，呋塞米每次 1～2mg/kg，每日 2～4 次。

3. 糖皮质激素　具有非特异性抗炎、抗毒、抗氧化减低脑水肿等作用。

七、小儿惊厥及惊厥持续状态的监护

惊厥（convulsions seizures）是多种原因引起的大脑运动神经元突然大量的异常放电，使大脑神经元暂时性功能紊乱的一种表现。惊厥持续状态是指惊厥持续 30 分钟以上或频繁发作而发作间歇意识不恢复者。

（一）临床表现

惊厥发作时全身或局部肌群突然发生阵挛、松弛交替或强直性抽搐。根据其发作持续时间、间歇时间、部位不同可分为全身性抽搐和局限性抽搐。

1. 全身抽搐 可为强直-阵挛发作，患儿表现为突然意识丧失，肌肉剧烈强直收缩，全身肌张力增高、四肢伸直、头后仰甚至角弓反张，伴有全身抽搐时，多伴有呼吸暂停和青紫，持续1~2分钟转入阵挛期，肢体有节律抽动，数分钟后逐渐减慢至停止或表现为躯干四肢对称性抽动，双眼球上斜固定。局部抽搐时以面部（特别是眼睑、口唇）和拇指抽搐为主，双眼球常有凝视、发直或上翻，瞳孔扩大，不同程度的意识丧失。

2. 局限性抽搐 表现为一侧眼轮匝肌、面肌、口轮匝肌抽动，或一侧肢体，或趾、指抽动。局部以面部（特别是眼睑、口唇）和拇指抽搐为突出，双眼球常有凝视、发直或上翻，瞳孔扩大，同时有不同程度的意识障碍。

3. 其他 由于咽喉肌的抽搐，而致口吐白沫，喉部痰鸣，甚至窒息；腹肌抽搐可致大、小便失禁；严重抽搐可致舌咬伤、肌肉关节损害、跌倒外伤。惊厥发作每次持续数秒至数分钟不等，大多在5~10分钟以内。多数患儿伴有意识障碍，也有意识正常者，患儿发作后肌肉软弱无力、嗜睡，醒后乏力。

（二）监护

1. 观察病情

（1）惊厥发作时观察 惊厥发作时有憋气、

发绀、大量出汗、体温上升、大小便失禁等。发作持续数秒至数分钟停止，然后进入昏睡状态。轻症惊厥仅表现眼球上翻、四肢有抽动。观察患儿惊厥是否为突发的，有无前驱症状，婴幼儿在惊厥发作前有无情绪不良、行为变化等，学龄儿在发作前有无腹部不适、眩晕、头痛、心悸、恶心、视觉、听觉等异常；发作时有无伴有意识障碍和伴随症状，特别是生命体征和一般情况。

(2)高热惊厥的观察　高热惊厥是婴儿时期最常见的热性惊厥，惊厥大多发生于急骤高热(患儿体温常高达 39~40℃ 以上)开始后 12 小时内，一般发作时间短暂，仅数秒钟至数分钟，较长者可达 10~30 分钟以上，偶可呈持续状态。既往有高热惊厥史的患儿严密观察体温变化，迅速、及时做好降温准备，警惕高热惊厥的发生。

(3)抗惊厥的药物观察　应用抗惊厥的药物和脱水剂等对症处理后，注意观察药物疗效、用药反应及药物不良反应，并记录药名、时间、用法等。惊厥停止后，一般情况下可使用各种镇静剂。

(4)记录病情变化　详细记录病情变化，如惊厥发作的次数、部位、持续时间、有无呼吸停止、面色改变、大小便失禁等情况。

2. 避免诱发因素　避免诱发惊厥的各种因素，以免惊厥再次发作。保持室内安静，保证患儿足够的睡眠，减少刺激，高热惊厥者密切观察体温变化。

3. 防止并发症

(1)注意患儿口腔、眼睛、皮肤护理。惊厥停止后，可用生理氯化钠溶液或朵贝液清洁口腔，随时擦干患儿身上汗水和口腔分泌物，必要时更换内衣和床单。

(2)保持皮肤清洁干燥，酌情予以翻身，以防坠积性肺炎。体温不升者，注意保暖，防止受凉。

(3)加强基础护理，做好消毒隔离工作，预防医院感染。

4. 惊厥缓解后护理　对惊厥缓解后的患儿，应随时观察病情变化，测量血压、体温、脉搏和呼吸，观察瞳孔和神志的变化，如有变化，及时通知医师对症处理。

(三)应急措施

在临床上遇到患儿发生惊厥，在呼叫医师的同时，必须镇静自如，争分抢秒，迅速、果断，有条不紊地进行急救，并做好家属的工作，稳定家属的情绪。

1. 体位　惊厥发作时患儿有憋气、呼吸暂停，应让患儿平卧或半卧位，头偏向一侧，以免口腔分泌物或呕吐物流入气管内而引起窒息。及时吸出口鼻咽部分泌物或痰液，颈部和背部塞上小毛巾使颈部处于伸展位或将患儿下颌托起，防止意识丧失过程中的舌后坠。用消毒纱布1~2块包裹好压舌板，置于口腔一侧上、下磨牙之间，以防舌咬伤，但在牙关紧闭时切勿强行撬开。

2. 吸氧　惊厥引起严重通气不良和呼吸暂停，导致低氧血症，立即给予氧气吸入，以提高血氧分压，防止组织缺氧与脑损伤，减少惊厥后的脑损伤。

3. 建立静脉通路　及时应用镇静止痉药物；根据不同病因对症处理如低钙、低镁、低血糖、维生素 B_6 缺乏症等原因引起的惊厥，分别补充钙剂、镁剂、葡萄糖、维生素 B_6 等。

4. 镇静止痉　指压人中或针刺百会、合谷、内关等其中 1~2 个穴位，给予强刺激。同时，遵医嘱立即给予快速、足量、有效的镇静、抗惊厥药物。

5. 防止外伤　患儿惊厥时，应由专人护理。随时拉好床栏，患儿发作时护理人员应轻微握持患儿肢体，避免关节损伤和摔倒等意外；为防止坠床，四肢可用约束带加以约束；为防止头部碰撞到床头，可将枕头或海绵垫放置床头以保护头顶部。

6. 保暖　为患儿松解衣领裤带，减少被服对身体的压迫，以免影响呼吸，但需注意保暖的护理。

7. 用物准备　对惊厥持续不止者，要准备好气管插管用物以备抢救中枢性呼吸衰竭。

8. 记录　详细记录惊厥发作的过程、临床表现、病情变化及处理。

第二节　新生儿科常见危重症的监护

危重症新生儿具有病情变化快、临床症状不典型、患儿不会表述的特点，护理难度大，对护士专科理论知识、监护技能及职业道德有着极高的要求，NICU护士应熟练掌握危重儿监护知识。

一、新生儿休克的监护

新生儿休克是指机体受到任何急重症损害导致生命重要器官的微循环灌流量不足，有效循环血量降低及心排血量减少，组织中氧和营养物质的供应降低到细胞可以耐受的临界水平以下，并发生代谢产物积聚，细胞结构和功能损害，最终导致脏器功能不全。休克是新生儿期常见的急症，是导致新生儿死亡的重要原因之一，病死率高达50%。新生儿休克临床症状不典型、病情进展快、容易延误治疗，应予以重视。

（一）临床表现

（1）皮肤颜色苍白或青灰，失去正常新生儿的粉红色。

（2）肢体末梢发凉，上肢达肘部，下肢达膝部。

（3）皮肤毛细血管再充盈时间延长，足跟部 >5 秒，前臂 >3 秒。

（4）股动脉搏动减弱，甚至摸不到。

（5）心音低钝，心率 >160 次/分或 <100 次/分。

（6）呼吸增快，安静时 >40 次/分，出现三凹征，有时肺部可听到啰音。

（7）血压下降，收缩压足月儿 <50mmHg，早产儿 <40mmHg，脉压变小。

（8）反应低下，嗜睡或昏睡，先有激惹后有抑制，肢体肌张力减弱。

（9）周身尤其是四肢出现硬肿。

（10）尿量减少，连续 8 小时尿量 <1ml/（kg·h）表示肾小球滤过率降低，肾小管上皮受损，可导致急性肾衰竭及电解质紊乱。

（二）监护

（1）监测患儿生命体征、意识等。

（2）监测尿量。尿量 <1ml/（kg·h），提示尿少，立即报告医师及时处理。

（3）观察患儿皮肤黏膜有无出血、出汗及皮肤弹性。

（4）应立即给予扩容，用 0.9% 氯化钠溶液 10ml/kg 给予扩容。

（三）应急措施

一旦发现患儿出现休克表现，立即给予保暖，通知医师进行抢救。

二、新生儿猝死的监护

新生儿猝死是指健康或者病情稳定或轻微的新生儿，突然发生苍白、意识丧失、呼吸停止、肌张力低下、发绀等明显威胁生命事件（ALTE），经复苏抢救无效、短期内死亡。

（一）病因

1. 消化系统问题　几乎 50% 有因可循的 ALTE 与消化道疾病相关，其中最受人关注的是胃食管反流。新生儿尤其是早产儿胃食管反流发生率高，反流可刺激喉部化学感受器引起呼吸暂停和心动过缓，并可诱发喉痉挛造成上气道阻塞加重缺氧，或因反流量大误吸而窒息致死。

2. 神经系统问题　占 ALTE 的 30%，其中最常见的原因是惊厥、屏气发作或其他原因引起的迷走神经反应增强，通常发生在觉醒和哭闹时。

3. 呼吸问题　大约 20% 的 ALTE 由呼吸问题所致。呼吸暂停时容易发生心动过缓。

4. 心血管问题　如心律失常等。

（二）应急处理

一旦发生猝死，立即配合医师进行抢救。立即抽空胃内容物、吸净口鼻腔内分泌物；给予人工气囊加压给氧、胸外心脏按压；建立静脉通路，静脉推注 1∶10000 肾上腺素、纠酸等。

三、新生儿呼吸暂停的监护

呼吸暂停是指在一段时间内无呼吸运动，如呼吸暂停 5 ~ 15 秒以后又出现呼吸，称为周期性呼吸，如呼吸停止时间超过 20 秒或更长，心率减慢 <100 次/分，多伴有青紫、血氧饱和度降低和

肌张力低下，称为呼吸暂停。约 40% ~ 50% 的早产儿在新生儿期出现周期性呼吸。呼吸暂停是新生儿尤其是早产儿的常见症状，如不及时发现和处理，可致脑缺氧损伤，甚至猝死，应密切监护，及时处理。

（一）治疗原则

明确是原发性还是继发性呼吸暂停，积极治疗原发病。

（1）对可能发生呼吸暂停的新生儿应加强观察，注意呼吸情况，有条件者，使用监护仪监护。呼吸暂停发作时，应给予弹足底、托背、摇床等刺激，或复苏气囊加压给氧，咽喉部有分泌物者及时将其吸净。

（2）若呼吸暂停反复发作，应给予兴奋呼吸的药物。如氨茶碱 5mg/（kg·d），20 分钟静脉滴注，12 小时后半量维持；纳洛酮 0.1mg/kg，持续泵入。

（3）针对原发病进行治疗，如维持正常体温、纠酸、保持呼吸道通畅、抗感染等治疗。

（4）用药物治疗无效后，对频繁呼吸暂停者可使用鼻塞 CPAP 治疗，压力 3 ~ 4cmH_2O，FiO_2 21% ~ 40%，如仍无效，应给予气管插管，机械通气。

（二）监护

（1）密切观察患儿的呼吸频率、节律、呼吸暂停的情况，做好记录。

（2）做好抢救准备。

（3）监测患儿体温、脉搏、呼吸等生命体征。

（4）抬高患儿肩部，保持呼吸道通畅。

（5）及时、准确地记录呼吸机参数和模式。

四、新生儿呼吸窘迫综合征的监护

新生儿呼吸窘迫综合征（NRDS）由于缺乏肺表面活性物质引起，呼气末肺泡萎陷，致使生后不久出现进行性加重的呼吸窘迫和呼吸衰竭，病理以出现嗜伊红透明膜和肺不张为特征，又称肺透明膜病。主要见于早产儿，胎龄越小，发病率越高，胎龄 37 周 < 5%，32 ~ 34 周为 15% ~ 30%，小于 28 周为 60% ~ 80%。此外，糖尿病母亲婴儿、剖宫产儿、双胎的第二胎和男婴发病率也较高。

（一）临床表现

1. 多发生于早产儿　刚出生时哭声可正常，6 ~ 12 小时出现呼吸困难，逐渐加重，伴呻吟。

2. 呼吸不规则　呼吸急促 >60 次/分，发绀、鼻翼扇动，吸气性三凹征和明显的呼气呻吟。高浓度氧不能纠正。

3. 血气分析检查　$PO_2 < 8kPa（60mmHg）$，$PCO_2 > 4.6kPa（35mmHg）$。

（二）治疗原则

1. 纠正低氧血症　应用呼吸机辅助呼吸，采用正压呼吸（CPAP）与呼气末正压（PEEP）的通气方式，防止肺萎陷不张。

2. 病因治疗　早期使用肺表面活性物质（PS），如柯立苏、固尔苏等。

3. 对症治疗　吸入 NO，其有较强的扩血管作用，对血管痉挛和肺动脉高压治疗有较好的疗效。

（三）监护

（1）密切观察患儿的呼吸频率、节律、呼吸困难和发绀程度、脉搏氧，做好记录。

（2）做好抢救准备，如连接呼吸机、气管插管等。

（3）严格掌握出入量，密切观察心功能。

（4）保持呼吸道通畅，加强口腔护理，定时叩背、吸痰。

（5）预防脱管，定时记录呼吸机参数，调整参数后及时记录。

（四）急症处理

患儿出现明显吸气性三凹征、高浓度氧气不能纠正，脉搏氧低下，应立即报告医师给予气管插管、呼吸机辅助呼吸、NO 吸入。

五、新生儿肺出血的监护

新生儿肺出血是指肺的大量出血，至少影响 2 个肺叶，可以是肺泡出血、间质出血或者两者同时存在，是多种新生儿疾病的一种严重症状，常常是病危的表现。早产、窒息、低体重、低体温、硬肿、感染是新生儿肺出血的高危因素。

（一）临床表现

患儿常有缺氧、感染、硬肿、早产等病史，且原发病较为严重。

1. 全身症状 反应差、面色苍白、发绀、四肢冷、呈休克状态。

2. 呼吸障碍 呼吸困难突然加重，出现三凹征、呻吟、呼吸暂停，呼吸暂停恢复后仍不规则，经皮血氧饱和度难以维持正常。

3. 肺部体征 肺部可闻及粗湿啰音，或湿啰音比原来增多。

4. 出血表现 约半数患儿从口鼻流出血性液体或气管插管内流出泡沫样血性液，皮肤出血点或瘀斑、注射部位出血。

（二）治疗原则

1. 一般治疗 保暖、纠酸、控制液体入量等。

2. 机械通气 正压通气和呼气末正压是治疗肺出血的关键措施。一旦发生肺出血，应立即给予气管插管正压机械通气，吸气峰压 20～30cmH$_2$O，呼气末正压 5～7cmH$_2$O，吸呼比为1∶1～1∶1.5，呼吸频率 40～50 次/分。然后根据病情变化及时调整呼吸机参数。

3. 改善微循环 多巴胺、多巴酚丁胺持续泵入，有早期休克症状者，给 0.9% 氯化钠溶液 10ml/kg 扩容。

4. 应用止血药 1：10000 肾上腺素滴气管，静脉用止血药等。

（三）监护

1. 做好应急准备 随时备好呼吸机和抢救药品，以赢得抢救时机。早发现、早插管、早上机。

2. 检查气管插管 检查气管插管的位置是否正确，固定是否牢固，避免发生脱管或插管位置过深；保持气道湿化。

3. 提供足够的平均气道压力，尤其是呼气末正压 患儿口鼻腔内分泌物及时清除，并加强口腔护理，减少口腔炎的发生；机械通气后不主张执行常规翻身、拍背、吸痰等护理操作，保持安静。应尽量延长吸痰间隔，以免频繁吸引和扰动，不利于止血和吸收。使用呼吸机机械通气过程中，要密切观察患儿胸廓起伏程度、呼吸频率及患儿自主呼吸是否与呼吸机同步，发现问题及时报告医师给予处理。

4. 保暖 尽早将患儿置于预热的暖箱内，暖箱温度根据患儿体温、体重、日龄进行调节，保持中性温度，并保持良好的湿度。各种护理、治疗集中进行，减少热量散失。

5. 控制液体输入 使用注射泵控制液速，24 小时匀速输入。应用静脉留置针提供 24 小时静脉通路，可减少患儿痛苦，并方便静脉给药及急救处理。

（四）应急措施

（1）一旦发生肺出血，应立即配合医师进行抢救。早插管、早上机。

（2）心博骤停者，立即给予胸外心脏按压、复苏气囊加压给氧，静脉注射肾上腺素、气管插管等措施。

（3）发生脱管　立即给予复苏气囊加压给氧，SpO_2 上升后，立即重新气管插管。

（4）机械通气过程中，如血氧急剧下降，迅速检查有无堵管、脱管、管路打折，必要时给予重新插管。

六、新生儿持续性肺动脉高压的监护

新生儿持续性肺动脉高压又称持续胎儿循环，指由于多种病因引起新生儿生后肺循环压力和阻力正常下降障碍，动脉导管和（或）卵圆孔水平的右向左分流持续存在，即胎儿循环过渡到正常成人循环发生障碍所致的一种新生儿持续缺氧和发绀的病理状态。以出生不久即出现严重低氧血症为特征，是新生儿临床常见的危急重症。

（一）临床表现

（1）多为足月儿、过期产儿、有窒息史患儿。

（2）出生 24 小时内出现症状，青紫明显，刺激后加重，呈持续性。

（3）给高浓度氧气吸入，青紫不能改善。

（二）治疗原则

（1）维持体循环，降低肺动脉压力。给予血管扩张药，如硫酸镁等。

（2）积极治疗原发病。

（3）给予 NO 治疗：NO 为高亲脂、不稳定，吸入后能选择性降低肺动脉压力，改善通气/血流比值；降低分流，使患儿氧合得到改善。

（三）监护

（1）给予持续经皮脉搏氧监护，最好在患儿上肢、下肢同时监测。

（2）注意药物不良反应，如使用硫酸镁，注意监测患儿血压、心率等。

（3）使用 NO 的患儿，注意观察其出血情况，针眼处有无渗血、颅内有无出血等。

（四）应急措施

（1）一旦发生肺动脉高压，立即报告医师，配合医师进行抢救。

（2）使用 NO 过程中发生出血、高铁血红蛋白等副作用时，立即报告医师及时处理。

七、新生儿窒息的监护

新生儿窒息是指胎儿因缺氧发生宫内窘迫或娩出过程中引起的呼吸、循环障碍。

（一）临床表现

（1）胎儿娩出后，面部与全身皮肤青紫色或苍白、口唇暗紫。

（2）呼吸表浅、不规律或无呼吸或仅有喘息样微弱呼吸。

（3）心率 80 ~ 120 次/分或 <80 次/分，心跳规律或不规律，且弱。

（4）对外界刺激有反应，肌张力好或对外界刺激无反应，肌张力松弛。

（5）喉反射存在或消失。

（二）紧急处理

配合医师按"ABCDE"程序进行复苏。

A. 通畅气道：安置患儿仰卧，肩部垫高 2 ~ 3cm，使颈部稍后伸至枕正中；立即清除口鼻、咽、气道分泌物，保暖。

B. 建立呼吸：拍打患儿足底刺激呼吸，若无自主呼吸或心率 <100 次/分，立即给予复苏气囊加压给氧。面罩应密闭口鼻，通气频率为 30 ~ 40 次/分，手指压放的时间比是 1：1.2，氧气流量 ≥5L/min。出现以下指征应在 20 秒内完成气管插管和 1 次吸引：①胎粪黏稠，声门下有胎粪颗粒；②重度窒息加压给氧人工呼吸时间较长者；③应用气囊面罩复苏效果不好，心率在 80 ~ 100 次/分，不继续增加者；④疑有膈疝者。

C. 恢复循环：心率 <80 次/分，需给予胸外心脏按压，一般采用拇指法：操作者双拇指并排或重叠于患儿胸骨体下 1/3 处，其他手指围绕胸廓托在后背，按压频率 120 次/分，按压深度 1 ~ 2cm，按压有效可摸到大动脉搏动。

D. 药物治疗：立即建立有效的静脉液路，保证药物应用；胸外心脏按压不能恢复正常循环者，可遵医嘱给予静脉/气管内滴入 1：10000 肾上腺素；遵医嘱给予扩容、纠酸等对症治疗。

E. 评价：复苏过程中，每操作一步的同时，均要评价患儿的情况，然后再决定下一步的操作。

（三）监护

（1）加强监护　患儿取侧卧位，床边备吸引器等急救物品，遵医嘱给予药物治疗。

（2）加强皮肤护理，避免药液外渗。

（3）监测患儿神志、肌张力、体温、呼吸、心率、血氧饱和度、血压、尿量和窒息所致的各系统症状，观察用药反应。

（4）保暖，维持患儿正常体温。

八、重度肺炎合并心力衰竭的监护

肺炎并发心力衰竭是新生儿常见的危重症之一。重型肺炎往往容易发生心力衰竭。这是由于肺部广泛炎症病变，使气体交换受障碍，动脉血氧分压下降，直接损害心脏。炎症、发热使心脏排血量代偿性增加，加重心脏负担，缺氧而引起代谢紊乱，使心肌收缩功能减弱，肺小动脉收缩，造成右心衰竭。

（一）临床症状

（1）突然烦躁不安。呼吸急促、浅表。呼吸频率达 50～100 次/分以上。

（2）皮肤苍白、四肢冰凉，尤以指（趾）明显，可有冷汗。

（3）心率增快，在 180 次/分以上，与体温升高不相称。

（4）心音低钝，或呈奔马律。

（5）肝脏迅速增大至肋下 3cm。

（二）监护

1. 严密监测生命体征　监护心电、呼吸、血压及周围循环。

2. 保持适当体位　将床头抬高 15°～30°，呈头高倾斜位，保持合适的环境温度和湿度。

3. 保持呼吸道通畅　呼吸道通畅是保持气体交换的必要条件，痰液的淤积、气管的痉挛、黏膜的肿胀是阻塞气道的原因。及时清除患儿口鼻分泌物，重症患儿定时翻身叩背，每 2 小时一次。

4. 吸氧　对呼吸困难或发绀者，应及时给氧，缺氧不太严重者，流量 1～2L/min；缺氧较明显者，给氧流量 2～4L/min。监测血气，纠正酸碱平衡失调，必要时应用人工辅助呼吸。

5. 保持正常体温　体温过高时，采取物理降温/药物降温，体温过低给予保暖。

6. 洋地黄不良反应的观察　洋地黄可直接作用于心脏，加强心肌收缩力，增加心肌搏出量，抑制传导，使心率减慢，与利尿药物常用来治疗心力衰竭。当发现患儿有纳呆、呕吐、心率减慢（<100 次/分），或出现心律失常，应按医嘱口服

氯化钾，并立即停止洋地黄。用洋地黄时，应避免同时应用钙剂，用钙剂可增强洋地黄的毒性。

7. 药物观察　合理应用抗生素，烦躁不安者可按医嘱给适量镇静剂。心力衰竭伴有水肿的病儿，适当限制液体入量。

8. 纠正代谢紊乱　如低血糖、低血钙、低血镁、低钾血症或高钾血症。

（三）急症处理

1. 合并心力衰竭　如患儿出现烦躁不安、面色苍白、气喘加剧、心率加速（＞180 次/分）、肝在短时间内急剧增大等心力衰竭的表现，及时报告医师，给予氧气吸入并减慢输液速度，遵医嘱给予强心、利尿、镇静药物，以增强心肌收缩力，减慢心率，增加心搏出量，减轻体内水、钠潴留，从而减轻心脏负荷。

2. 出现急性肺水肿　如果患儿咳粉红色泡沫样痰液、明显呼吸困难时，立即在氧气湿化瓶内盛 50% ~70% 的乙醇，使泡沫表面张力降低、破裂、痰液易咳出；同时保证患儿安静休息，尽量避免哭闹，以减少氧的消耗，并采取头高足低位，以减少静脉回流；严格限制液体入量。

九、新生儿急性肾衰竭的监护

新生儿急性肾衰竭（ARF）因各种不同病因的急性肾损伤未早期诊治而导致短时间内肾脏生理功能急剧下降甚至丧失，表现为少尿或无尿，体液代谢紊乱，酸碱平衡失调以及血浆中经肾排出的代谢产物如尿素、肌酐等浓度升高的一种临床危重综合征。

（一）临床表现

1. 少尿或无尿　新生儿尿量 < 25ml/d 或 <1ml/（kg·h）者为少尿；尿量 < 15ml/d 或 <0.5ml/（kg·h）为无尿。正常新生儿于生后 24～48 小时内排尿，生后 48 小时不排尿者应考虑 ARF。

2. 电解质紊乱　高钾血症，血钾 >5.5mmol/L，少尿时钾排出减少，可伴有心电图异常：T 波高耸，QRS 增宽和心律失常；低钠血症，血钠 < 135mmol/L，主要为血稀释或钠再吸收低下所致；高磷、低钙、高镁血症等。

3. 代谢性酸中毒　由于肾小球滤过率降低，氢离子交换及酸性代谢产物排泄障碍等引起。

4. 氮质血症　ARF 时体内代谢产物从肾脏排泄障碍及蛋白分解旺盛，血中非蛋白氮含量增加，出现氮质血症中毒症状。

（二）监护

（1）严格记录 24 小时出入量，尤其是尿量，必要时遵医嘱给予利尿剂。

（2）密切观察病情变化　注意呼吸、脉搏、心率、心律、血压等变化。给予心电监护，观察心电图性质。急性肾衰竭常以心力衰竭、心律失常、感染、惊厥为主要死亡原因，应及时发现早期表现，并及时与医师联系。

（3）按计划严格控制液量和输液速度。

（三）应急措施

高血钾处理：当血钾 > 5.5mmol/L 时应紧急处理。

（1）缓慢静脉注射 10% 葡萄糖酸钙 0.5ml/kg。

（2）25% 碳酸氢钠 5ml/kg，稀释成 1.4% 静脉推注。

（3）20% 葡萄糖 2ml/kg，每 5g 糖加胰岛素 1U，于 1 小时静脉滴注后，给予胰岛素维持泵入，注意监测血糖。

（4）上述方法无效行透析治疗。

十、新生儿败血症的监护

新生儿败血症（neonatal septicemia）指新生儿期细菌或真菌侵入血液循环并在其中生长繁殖，产生毒素所造成的全身性感染。其发生率占活产婴的 1‰~8‰。出生体重越轻，发病率越高，极低出生体重儿（VLBW）可高达 164‰，长期住院者可更高达 300‰。

（一）临床表现

1. 体温改变　体壮儿常发热，体弱儿、早产儿常体温不升。

2. 一般状况　由于细菌毒素作用表现为精神食欲欠佳，哭声减弱、体温不稳定、体重不增等常出现较早，且发展较快、较重，不需很长时间即可进入不吃、不哭、不动、面色不好、神萎、嗜睡等状态。

3. 黄疸　有时是败血症的唯一表现，常为生理性黄疸消退延迟，或一周后开始出现黄疸，黄疸迅速加重或退而复现，不能用其他原因解释的黄疸，均应怀疑本症，严重时可发展为胆红素脑病。

4. 休克表现　面色苍灰、皮肤呈大理石样花纹，血压下降、尿少或无尿、硬肿等，常常是败血症病程发展到全身炎症反应综合征 SIRS 和（或）多脏器功能衰竭 MSOF 的表现，严重时可有 DIC。

（二）监护

1. 加强高危儿监护　对高危儿加强监测，可能发生败血症的高危新生儿应严密监测。注意观察新生儿面色、吮奶、精神状况及体温变化。实行保护性隔离措施，避免交叉感染。

2. 严密观察病情变化　加强巡视，每 4 小时监测体温、脉搏、呼吸、血压的变化，体温不稳定时，每小时测体温 1 次。如出现面色发灰、哭声低弱、尖叫、呕吐频繁等症状时，及时与医师取得联系，并做好抢救准备。

3. 清除局部感染灶　如脐炎、鹅口疮、脓疱疮、皮肤破损等，促进皮肤病灶早日痊愈，防止感染继续蔓延扩散。

4. 做好皮肤、黏膜护理　应特别注意保持口腔、皮肤、黏膜、脐部的清洁，避免感染或损伤。

5. 保证营养供给　喂养时要细心，少量、多次给予哺乳，保证机体的需要。吸吮无力者，可鼻饲喂养或结合病情考虑静脉营养。

（三）急症处理

（1）当体温过高时，可采用下调暖箱温度、打开包被、冷疗等物理方法或多喂水来降低体温，新生儿不宜用药物、乙醇擦浴、冷盐水灌肠等刺激性强的降温方法。体温不升时，及时给予保暖措施；降温后，30 分钟复测体温一次，并记录。

（2）患儿出现尖叫、哭声发直、四肢肌张力增高，双眼凝视、眼球上翻或呈落日状，可能并发化脓性脑膜炎，应及时报告医师抢救处理。

（3）腹胀　腹胀明显者，给予肛管排气。

（4）惊厥　严密观察患儿精神状态，如嗜睡、激惹或烦躁不安、尖叫、眼球固定或不自主的反复吞咽动作等为惊厥表现，按医嘱给予苯巴比妥 5mg/kg 肌内注射。

十一、新生儿溶血病的监护

新生儿溶血病是指由于母婴血型不合引起的胎儿或新生儿同族免疫性溶血性疾病。以 A、B、O 血型不合新生儿溶血症为最常见。临床以胎儿水肿和黄疸、贫血为主要表现，严重者可致死或遗留严重后遗症。ABO 溶血多为轻症，Rh 溶血一般较重。

（一）临床表现

1. 黄疸 为 ABO 溶血病的主要症状或是轻症患儿的唯一症状，因红细胞破坏产生大量非结合胆红素所致。>77% 的 Rh 溶血患儿出生 24 小时内即可出现黄疸并迅速加重；而 ABO 溶血病仅为 27.7%，以第二日至第三日出现者较多。血清胆红素以未结合胆红素为主，亦有因胆汁淤积而在恢复期出现结合胆红素升高者。当游离的非结合胆红素增高并通过血 – 脑屏障进入中枢神经系统，可致胆红素脑病或核黄疸。

2. 贫血 当红细胞破坏速度超过其生成的速度时，临床出现贫血的表现。程度不一，严重者可发生贫血性心脏病或心力衰竭。

3. 肝大、脾大 轻症患儿无明显增大；重症患儿水肿时有，明显肝、脾增大，系骨髓外造血所致，多见于 Rh 溶血病。

4. 胆红素脑病 多发生于生后 2 ~ 7 日，早产儿多见。随着黄疸加重逐渐出现神经系统症状，首先是嗜睡、喂养困难、吸吮无力、拥抱反射减弱、肌张力减低等；很快出现双眼凝视、肌张力增高、角弓反张、前囟隆起、呕吐、尖叫、惊厥常伴发热，如不及时治疗，30% ~ 50% 患儿死亡。

（二）治疗原则

1. 光照疗法 光疗通过转变胆红素产生异构体，使胆红素从脂溶性转变为水溶性，经胆汁或尿排出体外。

2. 换血疗法　换血是治疗高胆红素血症最迅速的方法。主要用于重症母婴血型不合的溶血病，可及时换出抗体和致敏红细胞、减轻溶血；降低血清胆红素浓度，防止胆红素脑病；同时纠正贫血，防止发生心力衰竭。

3. 其他　输血疗法、静脉免疫球蛋白的应用及药物治疗。

(三)监护

(1)在蓝光治疗和遵医嘱应用白蛋白及抗生素的同时，严密观察病情变化，注意黄疸进展情况，观察患儿有无反应低下、肌张力低下或尖叫、抽搐、双眼凝视等表现。

(2)加强患儿皮肤护理，尤其是颈项、腋窝、腹股沟以及臀部的皮肤护理，勤换尿布。

(3)在光疗期间，勤测体温，根据体温的高低及时调整箱温。各项护理操作集中进行，以免开箱时间过长引起患儿着凉。

(4)进行光疗的患儿需戴眼罩，避免蓝光直射眼睛；戴手套、脚套，保护患儿以防抓伤、磕伤等。

(5)观察光疗的不良反应，出现发热、腹泻、皮疹、青铜症等，给予对症处理。

(6)换血疗法的过程中给予持续脉搏氧监护、辐射台保暖；及时记录患儿生命体征变化，换血中急查血气、血糖、血生化等，有病情变化先停止换血操作,遵医嘱给予纠酸、推钙等对症处理。

(7)减轻心脏负荷,防止心力衰竭,控制液量及速度。

(四)应急措施

(1)患儿一旦出现核黄疸而抽搐时,立即通知医师并按医嘱给予镇静剂止惊,加强蓝光治疗和输液。病情危重者,协助进行换血疗法。

(2)换血中发生心脏停搏,立即停止换血,给予胸外心脏按压、复苏气囊加压给氧,积极配合医师抢救。

(3)若患儿出现拒乳、嗜睡、肌张力减退等胆红素脑病的早期表现,立即报告医师,做好抢救准备。

十二、多器官功能障碍综合征的监护

由于感染、休克、炎症和创伤的打击,导致全身炎症反应失控,造成同时或相继发生 2 个或 2 个以上器官或系统功能不全或衰竭,称为多器官功能障碍综合征(MODS)。

(一)临床表现

患儿反应差,面色苍白或青灰,病情发展迅速,出现呼吸困难、心力衰竭、胃肠道出血或肠麻痹、组织水肿、低血压、少尿、高碳酸血症、休克等。

(二)治疗原则

积极治疗原发病,对症治疗。

（三）监护

1. 密切观察病情变化　随时记录生命体征及心电、血氧饱和度等监护数据，发现异常及时报告医师。

2. 监测体温　体温过高时，遵医嘱采取物理降温或药物降温；体温过低时加强保暖措施。

3. 保持呼吸道通畅　根据患儿病情给予鼻导管、面罩吸氧，严重者给予 CPAP 或气管插管、呼吸机辅助呼吸。

4. 观察药物的效果和不良反应　观察血管活性药、强心药、利尿药等效果和不良反应，及时采集各项化验标本，监测心、肝、肾等各脏器功能。

（四）应急措施

（1）发现昏迷、肾衰竭、呼吸衰竭、心力衰竭等征象及时报告医师，遵医嘱给予脱水剂改善脑水肿，应用呼吸兴奋剂、补充血容量、肾上腺素、多巴胺、多巴酚丁胺等药物纠正休克、心力衰竭等。

（2）发现皮肤黏膜有出血点、注射针眼部位出血不止等 DIC 征象时，立即报告医师配合抢救处理。

十三、弥散性血管内凝血的监护

弥散性血管内凝血（DIC），是一种由不同原因引起的、以全身性血管内凝血系统激活为特征的获得性综合征。其特点是大量微血栓形成、继发性广泛出血及重要脏器发生器质性变化。按 DIC 发病的缓急分为急性和慢性两型。急性型在数小时或 1~2 日内发病，病情急剧而凶险，出血症状严重，可伴有血压下降或休克，该型在新生儿中多见；慢性型的病程可长达数月，出血不严重，高凝血期较明显。其病因主要是感染、缺氧酸中毒、新生儿硬肿症、溶血等因素。

（一）临床表现

1. 出血　是最常见的症状，也是诊断 DIC 的主要依据。出血原因是血小板和凝血因子大量消耗以及继发性纤溶亢进所产生的 FDP 具有强抗凝作用；体内类肝素抗凝物质反应性增加，也是造成血液低凝的原因之一。常见出血是皮肤瘀斑、脐残端及穿刺点渗血、消化道或泌尿道出血、肺出血等。

2. 微循环障碍与休克　由于广泛微血栓形成，致使微循环通路受阻，血液淤滞在微循环内，回心血量和心排血量不足，血压下降，出现休克。休克又加重 DIC，两者形成恶性循环。

3. 栓塞　广泛性微血管内血栓形成，产生栓塞，使受累器官，如肝、肾、脑、肺、消化道等缺血、缺氧而致功能障碍，甚至器质性坏死，临床上可出现肝、肾衰竭，呼吸窘迫，惊厥，昏迷，肺出血，消化道出血，皮肤瘀斑或坏死。

4. 溶血 由于微血管内出现广泛凝血所产生的纤维蛋白丝与红细胞膜相互作用，使红细胞变形受损，甚至破裂发生溶血性贫血。

(二)治疗原则

病因治疗、改善微循环和纠正水、电解质紊乱，抗凝疗法。

(三)监护

(1)严密观察患儿生命体征、神志、末梢循环变化、有无出血征象及尿的颜色和量。

(2)保持患儿呼吸道通畅，为患儿拍背和更换体位，以促进分泌物的排出，吸痰动作要轻柔。

(3)采用静脉留置针建立静脉通路，避免反复穿刺所引起的机械性损伤。任何穿刺部位针眼处按压 10 分钟以上，防止出血和淤血。

(4)准确记录 24 小时出入量，尤其是注意尿量的变化。

(四)应急处理

DIC 合并休克时、出血等严重并发症时，应立即通知医师，并备齐各种抢救用物，积极配合医师进行抢救。尽快恢复有效循环，保护心脏功能，纠正微循环障碍，输入止血药等。

十四、新生儿坏死性小肠结肠炎的监护

新生儿坏死性小肠结肠炎（NEC）是由于多种因素引起肠黏膜损伤，使之缺血、缺氧，导致小

肠、结肠发生弥漫性或局部坏死的一种疾病。临床以腹胀、呕吐、便血，严重者发生休克及多器官功能衰竭为主要表现，腹部 X 线检查以肠壁囊样积气为特征。90% 发生于早产儿，同时伴有肠壁积气和门静脉积气者，死亡率达 86%。

（一）临床表现

全身非特异性败血症症状大多于生后 2～12 日发病。初期常有体温不稳、呼吸暂停、心动过缓、嗜睡等全身表现，同时出现不同程度的胃肠道症状：腹胀、呕吐、腹泻或便血三联征。

1. 腹胀和肠鸣音减弱　患儿先有胃排空延迟、胃潴留，随后出现腹胀。轻者仅有腹胀，严重病例症状迅速加重，腹壁发红、腹胀如鼓，肠鸣音减弱，甚至消失，早产儿 NEC 腹胀不典型。腹胀和肠鸣音减弱是 NEC 较早出现的症状。

2. 呕吐　患儿常出现呕吐，呕吐物可呈咖啡样或带胆汁。部分患儿无呕吐，但胃内可抽出含咖啡或胆汁样胃内容物。

3. 腹泻和血便　开始时为水样便，每日 5～6 次至 10 余次不等，1～2 日后为血样便，可为鲜血、果酱样或黑粪。有些病例可无腹泻和肉眼血便，仅有大便隐血阳性。

4. 全身症状　患儿常有反应差、嗜睡、拒食，严重病例面色苍白或青灰、四肢厥冷、休克、酸中毒、黄疸加重。早产儿易发生反复呼吸暂停、心率减慢。体温正常或有低热或体温不升。

（二）治疗原则

绝对禁食水，给予胃肠减压、抗感染等治疗。

（三）监护

1. 严密观察病情　观察患儿神志、面色、体温、脉搏、呼吸、血压的变化。是否有呼吸暂停、心率减慢、烦躁不安、抽搐等；同时还应密切观察有无脱水的表现，皮肤颜色、弹性、前囟凹陷的程度及尿量的改变等。

2. 及早发现手术指征　密切观察病情变化，及早发现是否有手术指征，如气腹或门静脉积气，腹壁红肿，腹腔穿刺液为血性或浅褐色，有腹膜炎表现，大量便血，完全性肠梗阻，腹部有肿物，休克或明显的酸中毒表现，合并弥漫性血管内凝血。

3. 胃内容物的观察　保持胃肠减压管通畅，准确记录引流液的量，观察引流液的颜色，是否为鲜红色、咖啡色、黄色、草绿色、白色黏液，发现问题及时报告处理。

4. 大便性状的观察　大便的次数、量、性状、颜色、黏稠度等，是否为水样便、墨绿色便、鲜红色便、黏液血便、黑粪或果酱样血便，有无坏死脱落的肠黏膜，及时标本送检以明确病情变化。

5. 腹胀程度的观察　每日定时测量腹围并记录。观察腹胀的程度，如腹胀如鼓、稍腹胀，腹壁张力是增高还是腹软，严重者腹壁可出现红斑及板结。腹部触诊有压痛感，腹壁肌张力高有捻发感。肛管排气对减轻腹胀效果不明显，而胃肠减压具有明显减轻腹胀的作用。

(四)急症处理

患儿疑似为 NEC 时，立即给予禁食水、胃肠减压等处理措施。

第十一章　ICU 仪器设备操作技能

第一节　简易人工气道的建立

在病人发生呼吸道梗阻紧急情况下，应首先保证病人有足够的通气及氧供。常有人误认为此时应立即行气管插管，但在专业人员到来之前，常由于插管不成延误时机，造成缺氧加重，误吸及出血，乃至血流动力学紊乱、心律失常，为以后的救治造成更多的困难，在某些情况下，一些简单的气道管理方法能起到重要作用，甚至可以免除紧急情况下的气管插管。

一、解除气道梗阻，保持气道通畅

病人意识丧失伴有呼吸道部分梗阻表现呼吸费力，鼻翼扇动，所有辅助呼吸肌参加呼吸，仍无足够气体交换者，常见原因为舌后坠、呕吐、误吸、呼吸道分泌物聚积、喉痉挛及喉头水肿等。主要处理方法如下。

1. 清除呼吸道、口咽分泌物和异物。

2. 头后仰，托下颌。方法：将手掌放在病人的额前施压，向后使寰椎关节尽量伸展，再将手指放于骨性下颌向前上托起使下颌角抬起，呈现下颌牙位于上颌牙之前的位置即反颌位。注意怀疑可能有颈椎损伤时不能变换头位。

二、放置口咽通气道或鼻咽通气道

(一)简易人工气道型号选择及放置方法

1. 口咽通气管　是一种非气管导管性无创性通气管道，能防止舌后坠，迅速开放气道，获得有效的通气。通常由橡胶或塑料制成，亦可用金属或其他弹性材料制成，临床常用的口咽通气道，为一椭圆形空心塑料管，外形呈"S"形，包括翼缘、牙垫部分和咽弯曲部分。其型号以病人同身寸口角至耳垂长度为宜。不可过短以免将舌推向咽喉壁加重梗阻；不可过长，否则袭击咽部引起恶心、呕吐乃至损伤。

放置方法：①清理口腔分泌物，有义齿取下，评估病人意识与呼吸情况；②病人取平卧位，头后仰；③选择合适型号，口咽通气道的长度为病人口角至下颌角的距离；④一手拇指与示指交叉用力分开病人上下唇齿，另一手持口咽通气道沿口腔中线弯曲面朝上放置口腔通气道，遇到阻力时旋转通气道180°向下，提起舌根部向下，使通气管边缘紧贴病人门齿；⑤检查是否有气体从导管内流出；⑥以双"Y"型胶带交叉固定，以免脱出。

2. 鼻咽通气管　是经鼻腔安置的通气道，刺激小，恶心反应轻，易固定，气路端加粗，可防止滑入鼻腔。型号以病人从耳垂至鼻尖的距离加上 2.54cm 或从鼻尖至外耳道口的距离，调整到呼吸音最强位置为宜。操作简单、实用、有效。

放置方法：①插入前认真检查病人的鼻腔，确定其大小和形状，是否有鼻息肉或明显的鼻中隔偏移等；②收缩鼻腔黏膜和表面麻醉；③将鼻咽通气道的弯曲面对着硬腭放入鼻腔，随额骨平面向下推送至硬腭部，直至鼻咽部后壁遇到阻力；④在鼻咽部，鼻咽通气道必须弯曲 60°~90° 才能向下到达口咽部；⑤将鼻咽通气道插入至足够深度后，如病人咳嗽或抗拒，应将其后退 1~2cm。

(二)护理要点

1. 戴无菌手套，清除口腔分泌物，有义齿取下。

2. 放置稳妥，勤吸引导管内分泌物。

3. 病人取平卧位，头后仰，尽量保持口、咽、喉在同一水平线。

4. 注意口咽通气管在口腔的位置，避免不正确的操作将其推置下咽部而引起呼吸道梗阻，同时防止并发症发生，如吸入性肺炎、口腔压伤。每 2~3 小时更换导管位置；冲洗口腔 4~6 小时一次，更换口咽通气管每日一次；病人取侧卧位。

5. 鼻咽导管插入深度要合适，不可过深或过浅。鼻咽通气道可产生呼吸道阻塞、鼻出血、鼻黏膜溃疡、鼻腔与耳炎等并发症。预防：更换导管于另侧鼻孔每日一次；定时湿化插管鼻道。

6. 吸痰时要有另一人协助固定导管，以防导管滑动或脱出造成对口腔和鼻黏膜损伤。

7. 判断是否通畅，手掌放在通气管附近感觉是否有气流呼出。

三、放置喉罩导气管

喉罩（LMA）是一种特殊类型的通气管，在其通气管的前端衔接一个用硅胶制成的扁长形套，其大小恰好能盖住喉头。

（一）适应证

1. 急救复苏（CRP）时置入喉罩，简单、快捷、可靠。

2. 对插管困难病例在应用标准面罩呼吸囊不能维持有效通气时，可用 LMA 作为紧急而有效的通气管使用。

（二）禁忌证

1. 存在误吸风险的病人。

2. 小口、大舌、扁桃体异常肿大、咽喉部存在感染的病人。

3. 呼吸系统顺应性下降、呼吸道出血的病人。

4. 长期机械通气的病人、通气压力需大于 $25cmH_2O$ 的慢性呼吸道疾病病人。

5. 不能耐受喉罩，反复、频繁发生恶心、呕吐的病人。

（三）喉罩放置方法

1. 常规法 头轻度后仰，操作者左手牵引下颌以展宽口腔间隙，右手持喉罩，罩口朝向下颌，沿舌正中线贴咽后壁向下置入，直至不能再推进为止。

2. 逆转法 先将喉罩口朝向硬腭置入口腔至咽喉底部后，轻巧旋转180°（喉罩口对向喉头）后，再继续往下推送喉罩，直至不能再推进为止。

（四）注意事项

1. 喉罩插入及维持中应给予适当的镇静，避免刺激咽喉部反射而引起恶心、呕吐等不良反应。

2. 喉罩插入后，病人可保留自主呼吸，也可行正压通气，经喉罩行正压通气时，气道压应 < $20cmH_2O$ 以避免胃胀气。

3. 喉罩使用时间过长，可因咽部黏膜受压而损伤，引起咽喉疼痛等不适。需长时间通气者，可经喉罩插入气管插管，以保证通气需求。

4. 注意选择适当大小的喉罩，喉罩过小常致插入过深，造成通气不良；喉罩过大不易到位，容易漏气。

5. 喉罩不产生食管括约肌闭合的作用，相反使食管下端括约肌张力降低。因此，要时时警惕有可能突然发生胃内容物反流误吸的危险。饱胃或胃内容物残留较多的病人，禁忌使用喉罩。

四、简易呼吸器辅助通气

简易呼吸器又称复苏球、气囊、皮球等。适用于心肺复苏及需人工呼吸急救的场合。尤其适用于窒息、呼吸困难或需要提高供氧量的情况，具有使用方便、痛苦轻、并发症少、便于携带、有无氧源均可立即通气的特点。

（一）适应证

1. 心肺复苏。

2. 各种中毒所致的呼吸抑制。

3. 神经、肌肉疾病所致的呼吸肌麻痹。

4. 各种电解质紊乱所致的呼吸抑制。

5. 临时替代机械呼吸机。

（二）操作流程

1. 将病人去枕仰卧。

2. 手法开放气道，清理口腔分泌物。

3. 抢救者应位于病人头部的后方，将头部向后仰，并托牢下颌使其朝上，使气道保持通畅。

4. 将面罩紧扣病人口鼻，并用 EC 手法固定面罩，其余三指托举下颌骨，用另外一只手挤压球体，将气体送入肺中，规律性地挤压球体提供足够的吸气/呼气时间（成人：12～15 次/分，小儿：14～20 次/分），挤压与放松时间比为 1∶1.5 或 1∶2，每次潮气量为 400～600ml（即挤压球囊的 1/3～2/3），频率为 10～20 次/分。

5. 整理用物。

6. 评估病人是否有效通气。

（三）护理要点

1. 面罩要紧扣口鼻部，否则易发生漏气。

2. 挤压球囊用力均匀，不可用力过猛。若病人有自主呼吸，挤压与放松频率应与病人吸气、呼气节律一致。

3. 通气过程中要注意观察病人的意识、面色及胸廓有无起伏。

4. 消毒：乙醇擦拭后消毒供应科消毒。

第二节 脉搏氧饱和度监测技术

脉搏血氧饱和度监测（oxyhemoglobin saturation by pulse oximetry，SPO_2）是指由脉搏血氧饱和度仪连续及非侵袭的测量血液中血氧的浓度，即红细胞与氧结合达到饱和程度的百分数。

一、操作流程

1. 核对医嘱及病人。

2. 向病人解释操作目的及方法，取得合作。

3. 评估病人目前意识状态、吸氧状态、指（趾）循环、皮肤完整性及肢体活动情况。

4. 洗手，戴口罩。

5. 准备脉搏血氧饱和度监测仪及配套监测用传感器。

6. 携带物品至病人床旁，连接电源，开机自检。再次核对医嘱。

7. 协助病人取舒适卧位。

8. 选择监测部位，皮肤完整无破损，末梢循环良好，指甲无病变并且未涂抹指甲油。

9. 清洁病人局部皮肤及指(趾)甲。

10. 确认监测仪传感器性能良好(将探头夹在自己手指上，确认正常数值处于96%～98%)。

11. 正确安放传感器于病人手指、足趾处，指夹完全夹住指(趾)末端，感应光源应位于指(趾)甲床上方，保证接触良好，松紧度适宜。

12. 读取监测数值，根据病人病情调整报警上下限。

13. 再次核对。

14. 告知病人相关注意事项，整理床单位及用物。

15. 洗手，记录并分析数值变化趋势。

二、护理要点

1. SPO_2 监测报警低限设置为90%，发现异常及时通知医生。

2. 注意休克、体温过低、低血压或使用血管收缩药、贫血、偏瘫、指甲过长，同侧肢体测血压、周围环境光照过强、电磁干扰及涂抹指甲油等对测量结果的影响。

3. 注意应随时观察局部皮肤情况，并及时更换传感器的位置，以免皮肤受损或血液循环受阻。

4. 怀疑 CO 中毒的病人不宜选用脉搏血氧监测仪。

5. 避免在监测仪附近使用手机，以免干扰监测波形。

6. 监测时避免监测部位剧烈活动。

7. 脉搏血氧仪的传感器不适于接触黏性胶带，此情况可导致测量数据错误或误认为被测皮肤有水疱。

第三节 呼气末二氧化碳分压监测技术

呼气末二氧化碳浓度或分压（end - tidal carbon dioxide pres - sure，$ETCO_2$）的监测反映肺通气和肺血流。在无明显心肺疾患且 V/Q 比值正常时，$ETCO_2$ 可反映 $PaCO_2$（动脉血二氧化碳分压），正常 $ETCO_2$ 为 5%，相当于 5kPa(38mmHg)。

一、操作流程

1. 核对医嘱及病人。

2. 向病人解释操作目的及方法，取得合作。

3. 评估病人目前意识状态，呼吸机参数，气管插管的型号、深度。

4. 准备呼气末二氧化碳分压监测用模块及配套监测用传感器。

5. 洗手，戴口罩。

6. 携带物品到病人床旁，再次核对医嘱。

7. 协助病人取舒适卧位，检查病人气管插管、呼吸机管路。

8. 正确安装模块及传感器：气管导管与呼吸机螺纹管之间连接 CO_2 适配器，将 CO_2 检测传感器嵌入 CO_2 适配器卡槽，传感器数据线连接监测仪主机。

9. 校正：校正 CO_2 传感器。

10. 检测过程：被测气体直接通过模块的内腔，从而连续无创地监测 $ETCO_2$，该方法简单实用。

11. 读取监测数值，根据病人病情调整报警上下限。

12. 再次核对。

13. 告知病人相关注意事项，整理床单位及用物。

14. 洗手，记录并分析数值变化趋势。

二、护理要点

1. 麻醉时使用呼吸机，根据 $ETCO_2$ 测量来调节通气量，保持 $ETCO_2$ 接近术前水平。

2. 监测其波形还可确定气管导管是否在气道内。

3. 对于正在进行机械通气者，如发生漏气、导管扭曲、气管阻塞等故障，可立即出现 $ETCO_2$ 数字及形态改变并报警，利于及时发现和处理故障。连续监测 $ETCO_2$ 对安全撤离机械通气提供了依据。

4. 恶性高热、体温升高、静注大量 $NaHCO_3$ 等可使 CO_2 产量增加，$ETCO_2$ 增高，波幅变大。

5. 休克、心博骤停及肺空气栓塞或血栓梗死时，肺血流减少可使 CO_2 曲线迅速下降至零。

6. $ETCO_2$ 也有助于判断心肺复苏的有效性。

7. $ETCO_2$ 过低需排除过度通气等因素。

8. $ETCO_2$ 目前最常用的方法是红外线吸收光谱技术，是基于红外光通过检测气样时，其吸收率与 CO_2 浓度相关的原理，在监测过程中要注意传感器的清洁，防止管路内冷凝水及痰液的影响，减少监测误差。

9. 在监测过程中，如出现与临床实际病情不相符的数据误差时，可考虑重新校正传感器，参考校正后的监测数据。

10. 使用呼吸机及麻醉时，当病人恢复自主呼吸，易与呼吸机发生对抗，表现为 CO_2 曲线的规律中断。如仍在麻醉过程中，应考虑使用肌肉松弛剂等。

第四节　动脉血气分析技术

一、动脉血气分析标本的采集

（一）动脉血标本的采集

1. 采血部位　动脉血标本采血部位常以桡动

脉、肱动脉、股动脉为主。

2. 采血时机 病情允许能停止吸氧者,可停止吸氧 15~30 分钟后采集。采血技术熟练,力求一针见血。

3. 病人处于安静状态 如恐惧、疼痛、不合作等可使肺泡通气量增加,导致血气发生变化,其变化程度与肺泡通气量增加的程度有关。一般是 pH 下降,$PaCO_2$ 下降,PaO_2 升高;若病人因恐惧而屏气,则可发生通气不足而使 $PaCO_2$ 升高。所以采血前应注意向病人做好解释,保持平静呼吸状态,以获得准确的结果。

4. 必须隔绝空气 标本中混入空气会使 $PaCO_2$ 下降,PaO_2 升高,使检验结果出现误差。所以采血用的注射器内不应有气泡,取血后立即用胶塞封住针头。若操作中,标本一旦混入气体,应尽快将空气排出,以保证结果的可靠性。

(二)动脉血标本的抗凝

1. 具体方法 通常以肝素生理氯化钠溶液作为抗凝剂,常配成 100U/ml 的肝素溶液。采血前,用注射器抽取少量肝素溶液(约 0.2ml),针尖向上,将活塞拉到适当位置,使肝素溶液充分湿润注射器内壁,然后弃去,残留在针头及注射器无效腔的肝素量足以抗凝。通常采取血液 2ml,转动混匀。或使用专用动脉采血针直接采集动脉血标本。

2. 注意事项

（1）血标本内加入过量的肝素溶液能产生测量误差，一般 pH 升高，$PaCO_2$ 下降，PaO_2 升高。因为 4℃ 下储存的肝素生理氯化钠溶液在恒温 37℃ 的血气分析仪上测定其 pH 为 7.411，$PaCO_2$ 为 0.21kPa，PaO_2 为 25.5kPa。

（2）采血用具推荐使用一次性动脉血气针，其针内含抗凝剂，操作方便、结果准确，目前临床广泛应用。

（三）动脉血标本的送检

取血后应立即送检，标本应在取血后 20 分钟内进行测定，如因故不能检测，应置于 0~4℃ 冰箱中，不能超过 2 小时。总的要求可概括为 16 个字：肝素抗凝、正确采血、隔绝空气、及时送检。

二、动脉血气分析各项指标的正常值 及其临床意义

1. pH 为动脉血中 [H^+] 浓度的负对数。正常值为 7.35~7.45，平均为 7.4。pH > 7.45 为碱血症，pH < 7.35 为酸血症。

2. 动脉血二氧化碳分压（$PaCO_2$） 动脉血中物理溶解 CO_2 分子所产生的压力。代表肺泡通气功能，是判断呼吸性的指标。正常值为 35~45mmHg（4.67~6.0kPa）。

3. 碳酸氢根（HCO_3^-） 包括实际碳酸氢（AB）和标准碳酸氢（SB）。AB：是在实际条件下测得血

浆的 HCO_3^- 含量，正常值为 22 ~ 27mmol/L。SB：是在动脉血 37℃、$PaCO_2$ 40mmHg、SaO_2 100% 条件下，所测血浆 HCO_3^- 含量。正常情况下 $PaCO_2$ = 40mmHg 时，AB = SB；AB > SB，则表明 $PaCO_2$ > 40mmHg，见于呼吸性酸中毒或代谢性碱中毒代偿；AB < SB，则表明 $PaCO_2$ < 40mmHg，见于代谢性酸中毒或呼吸性碱中毒代偿。

4. 动脉血氧分压（PaO_2）　动脉血液中物理溶解氧分子所产生的压力。正常范围 80 ~ 100mmHg（12.6 ~ 13.3kPa），降至 8.0kPa（60mmHg）以下为呼吸衰竭。

5. 动脉血氧饱和度（SaO_2）　动脉血氧与血红蛋白的结合程度，是单位血红蛋白含氧百分数，正常值为 95% ~ 100%。

6. 碱剩余（BE）　表示血浆碱储量增加或减少的量。正常范围为 ±3mmol/L。

三、动脉血气分析方法

1. 判断酸碱平衡失调

pH 正常：可能确实正常或代偿性改变。

pH > 7.45 为碱血症，即失代偿性碱中毒。

pH < 7.35 为酸血症，即失代偿性酸中毒。

2. 判断呼吸性还是代谢性因素

（1）$PaCO_2$ 反映酸碱平衡失调呼吸性因素。

$PaCO_2$ < 35mmHg，呼吸性碱中毒。

$PaCO_2$ > 45mmhg，呼吸性酸中毒。

（2）HCO_3^- 反映代谢方面情况的指标。

$HCO_3^- < 22$ mmol/L，代谢性酸中毒。

$HCO_3^- > 27$ mmol/L，代谢性碱中毒。

（3）BE 反映酸碱平衡失调代谢性因素。

BE 正值时表示缓冲碱增加。

BE 负值表示缓冲碱减少或缺失，当 BE 与 HCO_3^- 发生矛盾时，以 BE 为准。

BE < -3 mmol/L，代谢性酸中毒。

BE > 3 mmol/L，代谢性碱中毒。

3. 确定混合性酸碱平衡失调中的原发因素

pH < 7.40，原发失衡为酸中毒。

pH > 7.40，原发失衡为碱中毒。

4. 判断氧合状态（PaO_2）

$PaO_2 < 80$ mmHg，为轻度低氧血症。

$PaO_2 < 60$ mmHg，为中度低氧血症。

$PaO_2 < 40$ mmHg，为重度低氧血症。

总结：血气分析步骤 第一步：判断酸碱平衡失调。第二步：判断呼吸性还是代谢性因素。第三步：判断是否存在混合型酸碱平衡失调，并确定原发因素。第四步：判断氧合状态。

第五节 腹内压监测技术

腹内压（intra - abdominal pressure，IAP）是指腹腔内的稳态压力。有间接和直接两种测定方法。直接法为有创操作，临床少用。通过 Foley 导尿管进行的膀胱压测定间接反映腹内压的大小，被认为是 IAP 测定的"金标准"。

一、操作流程

1. 核对医嘱及病人。

2. 向病人解释操作目的及方法，取得合作。

3. 评估病人 Foley 导尿管引流及固定情况。

4. 洗手，戴口罩。

5. 准备并检查用物（100ml 生理氯化钠溶液、一次性三通、注射器、输液器、治疗盘、测压尺）有效期，推治疗车至病人床旁，再次核对。

6. 用生理氯化钠溶液预冲输液器。

7. 病人取仰卧位，排空膀胱，放松腹肌，去除使腹内压增高的外来因素。

8. 输液器、三通与 Foley 导尿管相连，应用无菌技术经三通向膀胱内注入 25ml 生理氯化钠溶液，关闭注液端三通，打开测压端三通。

9. 以髂嵴腋中线部位为调零点。

10. 输液器连接测压尺，断开预冲用生理氯化钠溶液，输液器通大气。

11. 读取测压尺数值（cmH_2O）。

12. 再次核对。

13. 告知病人操作已完毕，整理床单位及用物。

14. 洗手，记录并分析数值的变化趋势。

二、护理要点

1. 危重症或创伤病人具备引起腹腔高压（IAH）/腹腔间隔室综合征（ACS）的任何高危因素时，应该监测腹内压。

2. 正常人仰卧位 IAP 一般低于 10mmHg，国际腹腔间隙综合征学会（WSACS）定义正常 IAP 为 5~7mmHg。IAP 持续增高超过 12mmHg 时，提示 IAH，应及时通知医生采取相应措施。

3. 根据 IAP 大小，IAH 严重程度分为 4 级：Ⅰ级，IAP 12~15mmHg；Ⅱ级，IAP 16~20mmHg；Ⅲ级，IAP 21~25mmHg；Ⅳ级，IAP >25mmHg。

4. IAP 大小以 mmHg 表示，所测得 cmH_2O 的数值需除以 1.36 转换为 mmHg。

5. 测定时必须处于仰卧位，须在无腹肌紧张状态下，以呼气末时数值为准。

6. 以髂嵴腋中线部位为调零点。

7. 测膀胱压时注入膀胱内无菌氯化钠溶液量不超过 25ml（20kg 体重以内小儿注水量为 1ml/kg）。

8. 膀胱注入生理氯化钠溶液后 30~60 秒再测定压力，以等待逼尿肌松弛。

9. 严格无菌操作。

第六节　体外膜肺氧合技术

体外膜肺氧合（ECMO）是将血液从体内引到

体外，经膜肺氧合后再用血泵将血液灌注入体内，部分或全部代替心肺功能，达到让心肺充分休息、为其功能恢复或下一步治疗赢得时间。

一、操作流程

1. 核对医嘱及病人。

2. 向病人解释操作目的及方法，取得合作（若病人清醒可解释告知），通知 ECMO 安装团队（外科医生、麻醉医师、体外循环医生及手术室护士）携仪器设备及手术用物至床旁。

3. 迅速清理床单位，保证操作空间宽敞、洁净，准备负压装置及充足的电源、气源（空气、氧气）。

4. 洗手，戴口罩。

5. 留取血标本，配合完成各项检查，包括血气、电解质、生化、血象、细菌培养、尿常规、ACT、PT、肝肾功能、游离血红蛋白、血浆胶体渗透压、心电图、床旁 X 片和超声心动图等。

6. 配合手术室护士粘贴手术负极板，协助外科医生调整床体高度。

7. 配合体外循环医师连接设备电源、气源，妥善摆放仪器设备。

8. 协助病人保持平卧位。

9. 应用多参数监测仪、肺动脉导管、连续心排仪和 12 导心电图监测并记录心排、心率、心律、血压、肺动脉压、肺毛细血管嵌顿压、中心静脉压、氧饱和度、体温等指标。

10. 记录安装前血管活性药物用量。

11. 安装过程中遵医嘱给予抗凝剂，并密切观察病人血流动力学变化。

12. 安装完毕，评估循环支持效果，及时调整血管活性药使用剂量，记录各项生命指征变化。

13. 与体外循环医师确认 ECMO 流量并做好记录及每班交接工作。

14. 整理床单位及用物。

二、护理要点

1. 床旁 ECMO 安装需做到团队中各环节信息畅通，监护人员相对固定可使监护工作具有连续性，避免不必要的疏漏。

2. ECMO 是机械辅助，可造成红细胞的破坏，表现为游离血红蛋红增高，血红蛋白尿，继发肺、肝、肾功能等多脏器损害。护理中严密观察，监控溶血指标，即游离血红蛋白、血生化、血象、尿色、尿常规、病人皮肤有无黄染等，做到早发现、早报告、早处理，配合医师将溶血造成的并发症降低到最低程度。

3. 记录 ECMO 运行后的各项血流动力学参数，如循环好转的指标：心率(心律)稳定、血压稳定或逐渐升高，肺动脉压逐渐下降，右房压和肺毛细血管嵌顿压逐渐下降，尿量增加等。

4. 动态监测并比较呼吸指标，如呼吸功能好转的指标：动脉血氧分压升高、氧饱和度升高、二氧化碳分压下降、酸碱紊乱逐渐纠正，根据临床监测结果调整呼吸机参数。

5. 监测手术创面及插管处渗血情况，出血和渗血严重的病人及时请外科医师探查止血或更换敷料。

6. 监测肢体血运情况：通过观察末梢皮肤颜色、温度及末梢血氧饱和度来评估组织灌注情况及机体缺氧状况的改善程度；检查置管后肢体动脉波动、皮肤颜色、温度、感觉与置管前的变化，准确记录发生异常的时间、部位，及时报告医师。

7. 依据 ECMO 转速高低、ECMO 氧合器有无凝血等情况遵医嘱使用肝素，调整 ACT 在170～210 秒，同时监测并补充血小板。

8. 对照动脉血气与氧合器血气的参数，评估心肺功能状态和氧合器的效果。

9. 协助医师完成各项检查：每日监测游离血红蛋白、血浆胶体渗透压、肝肾功能、心肌酶、淀粉酶，每日检查床旁心电图、胸片与超声等，以评价 ECMO 辅助效果，机体是否存在多脏器功能不全的情况。

10. 严格无菌操作，常规每日监测血象 2～3 次，观察有无寒战、高热等感染征象，同时做好相关细菌学监控培养，主要监测痰、尿、血、分泌物，无菌导管拔除时管道的培养，及时跟踪培养结果，配合医师调整治疗方案，及时反馈治疗效果。

11. 确保管道固定妥当，避免牵拉、打折、移位，确保机器正常运转。

12. 保持体温在 36.5℃ 左右，可应用调温水箱通过 ECMO 运行降温，也可应用变温毯调整体温。

13. 依据临床循环指标进行液体出入量调整，通常量出为入，早期多为负平衡。

14. 监控并评价胃内排空、胃肠蠕动、肠胀气、排气等情况，观察胃液的颜色、有无反流，如有异常及时实施胃肠减压并留取胃液标本鉴定，配合医生药物治疗并观察疗效，必要时进行通便护理。

15. 加强营养支持，静脉营养治疗以氨基酸、糖类等晶体液为主，不可使用脂肪乳，以防 ECMO 膜肺堵塞。

16. 基础护理需完善、到位，各班重点完成口、鼻、咽、耳、肢体、皮肤(头、颈背、臀、足跟)、会阴等部位的观察，保持清洁。

17. 观察神志变化，特别是瞳孔变化、能否准确应答，认真做好记录，配合医生排查神志不清的因素，给予必要的药物治疗。

18. 做好心理疏导与情绪安抚，症状严重的病人需做好安全防护，给予适当约束，配合抗焦虑、镇静等药物的治疗，防止意外事件的发生。

19. 保持环境清洁，每日定时消毒。

20. 准备撤除 ECMO 时，当转速 <1.5L 特别接近 1L 时，遵医嘱应用肝素维持 ACT 在 300 秒左右，同时实施撤机；一旦告知停机，护士应迅速配合医师给予鱼精蛋白中和肝素，即刻和 15 ~ 30 分钟查 ACT，直至医生要求水平。

21. 撤除 ECMO 时适当加大血管活性药物用量，并将呼吸机参数调整至正常范围，观察病人血流动力学有无波动，重点观察 HR、BP、氧饱和度、肺动脉压、中心静脉压、血气等，观察循环指标对血管活性药物的反应及内环境的变化。

22. 加强体温监测，ECMO 运行时体温控制在 35 ~ 36℃。停机后体温极易反跳，需观察并实施护理干预。

第七节　胸腔闭式引流技术

一、目的

1. 引流胸腔内积液、积血、积气。
2. 重建负压，保持纵隔的正常位置。
3. 促进肺膨胀。

二、定位

1. 引流积气　锁骨中线第二肋间。

2. 引流积液　腋中线与腋后线之间第六至第八肋间。

3. 脓胸　按 X 线、B 超定位。

三、护理措施

1. 保持管道密闭。

(1)保持引流管各衔接处密封，引流管固定通畅。

(2)水封瓶的长管以浸入水面下 3～4cm 并直立。

(3)搬动病人或更换引流瓶时，应夹闭引流管，防止空气进入。

(4)若引流管连接处脱落或引流瓶损坏，应立即夹闭胸壁引流导管，并更换引流装置。

(5)若引流管从胸腔滑脱，应立即用手捏闭伤口处皮肤，报告医师进一步处理。

2. 严格无菌操作，防止逆行感染。

(1)保持引流装置无菌。

(2)保持胸壁引流口处敷料清洁、干燥，一旦渗湿应及时更换。

(3)引流瓶应低于胸壁引流口平面 60～100cm，防止瓶内液体逆流入胸膜腔。

(4)24 小时更换引流瓶基底液，要先夹闭引流管，防止气体进入或液体倒流。

3. 保持引流管通畅。

(1)病人取半卧位，经常改变体位，依靠重力引流。

(2)定时挤压引流管，防止其阻塞、扭曲、受压。

（3）鼓励病人咳嗽及深呼吸，促进胸腔内积气、积液排出，促进肺复张。

4. 观察和记录。

（1）密切观察引流管水柱随呼吸上下波动的情况，有无波动是提示引流管是否通畅的重要标志。水柱波动幅度反映无效腔的大小和胸膜腔内负压的情况，一般情况下，水柱上下波动的范围为 4~6cm，若水柱波动过大，表示可能存在肺不张；若无波动，提示引流管不通畅或肺已经完全扩张；若病人表现为气促、胸闷、气管向健侧偏移等肺受压症状，则提示血块阻塞引流管，应积极采取措施，促使其通畅，并及时通知医师处理。

（2）观察并准确记录引流液的颜色、性质、量。

（3）出血情况的观察。出血已停止，引流胸液多呈暗红色。创伤后引流液较多，引流液呈鲜红色，伴有血凝块，触之引流管温度高，应考虑胸腔内有活动性出血，当一次排出血液 >1000ml 或连续观察胸腔闭式引流液 >150~200ml/h 或 3~5ml/（kg·h）（儿童），连续 2 小时，应立即报告医师准备开胸止血。

5. 拔管。

（1）拔管指征 置管引流 48~72 小时后，临床观察引流瓶中无气体溢出且颜色变浅，24 小时引流液量 <50ml，脓液 <10ml，X 线检查肺膨胀良好无漏气，病人无呼吸困难或气促时，即可终

止引流，考虑拔管。

（2）协助医师拔管　嘱病人先吸一口气，在其吸气末迅速拔管，并立即用敷料封闭胸部伤口并包扎固定。

（3）拔管后观察　拔管后 24 小时内应密切观察病人是否有胸闷、呼吸困难、发绀、切口漏气、渗液、出血和皮下气肿等，如发现异常及时报告医师处理。

四、应急措施

若引流管从胸腔滑脱，应立即用手捏闭伤口处皮肤，消毒处理后，用凡士林纱布封闭伤口，并协助医师进一步处理。

五、健康教育

1. 保持引流管通畅，避免引流管打折、扭曲、受压、脱出。

2. 如不慎将引流瓶碰撞破损，病人或家属应立即夹闭引流管，再通知医师、护士处理。

3. 引流瓶位置应低于引流管出口平面 60cm，防止引流液反流。

第八节　肠内营养泵的应用技术

肠内营养输注泵(enteral feeding pump)是一种由电脑控制输液的装置，可通过鼻饲管输入水、营养液，可以精确地控制肠内营养液的输注速度，保持营养液的相对无菌，食物渗透压的稳定，温度及速度的恒定。

一、操作流程

1. 核对医嘱及病人。

2. 向病人解释操作目的及方法，取得合作。

3. 洗手，戴口罩。

4. 准备用物，检查用物的有效期（肠内营养液，一次性营养泵管、加温装置）。

5. 开机，营养泵自检，关机。

6. 推至病人床旁，再次核对。

7. 安装肠内营养泵，连接外部电源，打开电源开关，开机自检。

8. 悬挂肠内营养液，连接肠内营养泵管，排气。

9. 安装管路，通路顺畅无打折。

10. 根据医嘱设定药液总量、输注速度，确认运转正常。

11. 生理氯化钠溶液冲洗鼻饲通路，确认通畅，将营养泵管与鼻饲管路连接，打开开关。

12. 按开始键，确认营养泵正常运转。

13. 安装加温装置，确保安全，管路无压迫、挤压。

14. 再次核对，协助病人取半卧位。

15. 告知病人操作已完毕，避免自行调节营养泵，出现异常情况及时通知护士。

16. 整理床单位，收拾用物。

17. 洗手，记录。

18. 观察营养泵报警及并发症情况，发现问题及时处理。

二、护理要点

1. 不同的肠内输注泵因结构和功能的不同，在输注速率和输注总量方面存在不同，在使用前应注意校正其输注速率和输注总量。

2. 肠内营养泵使用标配泵管，24 小时更换。

3. 肠内营养泵使用过程中应保持水平位置，减少输注过程中出现报警。

4. 加强营养泵清洁，减少由于营养液污染而导致报警增加。

5. 使用加温装置前需确认其安全性，遵守各种加温装置的使用要求，并避免对病人造成烫伤。

6. 营养泵与输液泵尽量明显分开放置，粘贴管路标识、防止管路混淆。

第九节　机械胸部震动排痰机的应用技术

1. 目的

(1)促进分泌物及痰液的排除。

(2)缓解支气管平滑肌痉挛。

(3)促进局部血液循环，加速淋巴回流。

（4）消除水肿，减轻阻塞。

（5）改善呼吸音。

2. 适应证

（1）术前气道清洁；外科术后病人；气管切开术后。

（2）气管及肺部疾患　支气管扩张症、哮喘、慢性支气管炎、慢性阻塞性肺气肿、急性肺炎、肺囊性纤维性病变、呼吸衰竭、肺不张、新生儿肺炎。

（3）其他　老年病、艾滋病、职业性肺部疾病等。

3. 应用范围　呼吸内科、ICU、CCU、神经内科、神经外科、普外科、急诊科、小儿科、老年科、移植病房。

4. 操作流程　以 BT－2008 多功能振动排痰机为例。

（1）洗手　将多功能排痰机推至病人床前，查对并向病人解释排痰的重要性，并取得病人合作。

（2）关闭门窗　防止排痰操作过程中病人受凉，听诊确定痰液位置并安排病人取相应卧位。在病人暴露皮肤处盖一单巾，单巾不宜过厚以免影响排痰效果。

（3）仪器操作

1）成人用　连接电源→打开开关→选择模式→成人模式→（按模式按键）选择固定模式 2（固定

模式 2 为成人常用模式)→点击开始→工作。

成人模式分为手动模式和固定模式两种。固定模式分为 1、2、3 种模式(表 11 - 1)。

表 11 - 1 仪器模式

模 式	时 间(min)	转 数
手动模式	可根据医嘱设定	可根据医嘱设定
固定模式 1	10	15 - 25 - 15
固定模式 2	10	25 - 40 - 25
固定模式 3	10	35 - 50 - 35

2)儿童模式 连接电源→打开开关→选择模式→手动模式/固定模式。

手动模式里时间转数根据医嘱设定,固定模式是机器已经设定好的参数。

关机顺序:机器停止工作→关闭开关→断开电源。

(4)排痰完毕,听诊呼吸音,嘱病人咳嗽或吸痰。

1)清醒病人,排痰完毕可协助漱口、咳痰,注意咳痰的性质及量,咳痰完毕再次听诊,必要时给予雾化加强排痰效果。

2)经口气管插管或气管切开的病人吸痰前加大吸氧流量,检查经口气管插管的插管刻度,检查气囊是否饱满。吸痰时间 <15 秒,吸痰过程中观察病人并注意痰液性质及量,及时报告医师。吸痰结束加大氧流量纠正缺氧症状,听诊呼吸音

并记录。

5. 禁忌证 胸前接触部位皮肤及皮下感染；肺部肿瘤（包括肋骨及脊椎的肿瘤）及血管畸形；肺结核、气胸、胸腔积液及胸壁疾病；未局限的肺脓肿；出血性疾病或凝血机制异常有发生出血倾向的；肺出血及咯血；不能耐受震动的病人；急性心肌梗死；肺大疱；肋骨骨折等。

第十节　气管镜经鼻或人工气道吸痰技术

经纤维支气管镜下吸痰，能在直视下将痰液吸出，是 ICU 常用的吸痰方法。护士的职责是配合医师进行操作。

一、操作前准备

1. 物品准备 各种抢救物品、药品齐全；检查纤维支气管镜（纤支镜）清晰度，连接管道是否通畅，冷光源系统是否正常；确认吸痰装置完好。

2. 病人准备 术前禁食 4 小时；2% 利多卡因雾化吸入；病人取仰卧位，取下活动义齿；握住病人手，安慰病人；心电监护；吸氧。

二、操作中配合

1. 操作方法 病人取仰卧位，头下垫一薄枕，持续吸氧，氧流量 2L/min，机械通气，先吸入纯氧 10~15 分钟，$SpO_2$90% 以上，光源在病人右侧，操作者在床头，连接吸引器，润滑纤支镜，纤支镜经鼻或人工气道进入气管、支气管，插管过程中出现咳嗽，遵医嘱气道内注入 2% 利多卡因 1~2ml 行气道表面麻醉；协助医师吸出痰液。

2. 密切观察生命体征及病情　呼吸道操作过程中出现 SpO_2 下降及心律失常最常见。吸痰过程中出现 $SpO_2 < 88\%$，心率 >140 次/分或 <60 次/分，应暂停操作。

3. 严格无菌操作　操作过程中动作应轻、快、稳，并应间断、反复吸引，避免持续吸引而使病人缺氧加重，吸引负压成人为（-0.04）~（-0.0533）mPa，不要太高以免损坏气道黏膜。

三、操作后护理

（1）退出纤支镜后，安慰病人，擦净口鼻。

（2）嘱咐病人术后 2 小时禁食水。

（3）严密观察有无并发症的发生及咳嗽咳痰情况，告知病人出现胸痛、气促、少量出血属正常现象，鼓励病人轻轻咳出，如出现大咯血立即通知医务人员。

（4）密切观察呼吸，持续心电监护，定期复查血气胸片。

（5）纤支镜吸痰后应加强各种呼吸物理疗法，防止肺不张的复发。

第十一节　心电监护与心电图分析技术

在对重症病人的处理过程中，常常遇到各种类型的心律失常。由于这类病人病情危重，临床情况复杂，常合并多系统多脏器的病变，对心律失常的处理不当，常可危及病人的生命。心电监护是心脏监护的重点，能为早期发现心电改变和心律失常提供及时而可靠的信息，为早期诊治提供依据。因此，护理人员应能熟练地识别各种常见心律失常的心电图，了解其临床意义，并熟悉心电图的分析方法及影响心电图改变的各种因素。

一、心电监护

(一)电极的位置

电极的贴附位置应避开手术切口，一般将正电极置于左侧锁骨中线第二肋间，负电极置于右侧锁骨中线第二肋间，接地电极置于左侧第五肋间或两大腿外侧。安放电极时应用乙醇或生理氯化钠溶液清洁皮肤，尽可能降低皮肤电阻抗，避免干扰波形。

(二)监测要点

1. 观察节律　比较各个周期的 PP 间期和 RR 间期是否规律。

2. 观察心率　成人正常心率为 60～100 次/分。

3. 分析 P 波　观察 P 波是否存在，P 波的形态是否正常，是否所有的 P 波形态和大小都一致，P 波和 QRS 波群是否为 1∶1 的关系。

4. 分析 PR 间期 观察 PR 间期是否正常，是否固定。

5. 分析 QRS 波群 观察 QRS 波群的时间和形态是否正常，是否所有的 QRS 波群大小和形态都一致，有无漏搏。

6. 分析 ST 段 分析 ST 段和 T 波是否正常。

二、常见心律失常及诊断

1. 正常窦性心律 心电图特点：每一组心电波均有 P 波，每个 P 波后面跟 QRS、T 波群，它们之间 PR 间期连续，RR 间期规律，各波形态正常，心率为 60～100 次/分（图 11－1）。

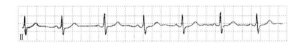

图 11－1 Ⅱ导联正常窦性心律

2. 窦性心动过缓 心电图特点：呈窦性心电图特点，成人心率＜60 次/分，幼儿＜80 次/分，婴儿＜100 次/分（图 11－2）。

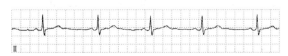

图 11－2 Ⅱ导联窦性心动过缓

3. 窦性心动过速 心电图特点：呈窦性心电

图特点，成人心率 > 100 次/分，幼儿 > 120 次/分，婴儿 > 140 次/分（图 11 - 3）。

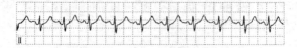

图 11 - 3　Ⅱ导联窦性心动过速

4. 窦性心律不齐

（1）心电图特点　呈窦性心电图特点，RR 间期不规则（图 11 - 4）。

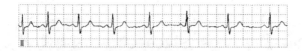

图 11 - 4　Ⅱ导联窦性心律不齐

（2）常见原因　①随呼吸而改变，吸气时心率快，呼气时心率慢；②异位搏动，特别是房性异位搏动易诱发窦性心律不齐；③神经性窦性心律不齐；④室性时相性心律不齐。

5. 窦性停搏

（1）心电图特点　窦性心律伴长 PP 间期（常 > 2 秒），长 PP 间期与正常 PP 间期不成倍数关系，长 PP 间期中出现逸搏或逸搏心律（图 11 - 5）。

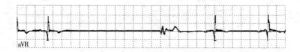

图 11 - 5　aVR 导联窦性停搏

（2）常见原因 窦性停搏常见于各种原因导致的心肌病变、药物中毒、高钾血症、迷走神经张力过高等，或见于严重的心肌缺氧缺血。

6. 心房扑动

（1）心电图特点 振幅、形态相同的连续的扑动波（F波）代替了P波，心电图基线消失，F波的频率为250~350次/分，QRS波群正常（图11-6）。

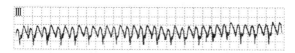

图11-6 Ⅲ导联心房扑动

（2）常见原因 常见于风湿性心脏病、冠心病、洋地黄过量、心脏手术后等。大部分心房扑动为一过性，多数转变成心房颤动。

（3）临床表现 取决于F波下传的程度，病人可出现不同程度的心悸、胸闷等表现。当出现心绞痛、心力衰竭、血压下降时，应采取紧急处理。

7. 房性期前收缩

（1）心电图特点 较正常冲动提早发生，P波存在但形态及PR间期异常，PR间期在0.12秒以上，P波可能隐藏于上一个T波上，QRS波群正常（图11-7）。

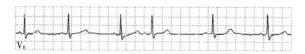

图11-7 V₆导联房性期前收缩

（2）常见原因　常见于正常人；各种原因导致的心肌病变、缺氧和二氧化碳潴留、药物中毒、低钾血症、心脏手术后等。

（3）临床表现　病人多数无症状。期前收缩频繁时，少数病人可出现不同程度的心悸、胸闷等表现。

8. 房性心动过速

（1）心电图特点　P波形态与窦房结所产生的不同，会藏在上一个 T 波或 QRS 波群中，心率 > 120 ~ 160 次/分，QRS 波形形态正常（图 11 - 8）。

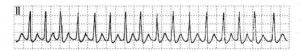

图 11 - 8　Ⅱ导联房性心动过速

（2）常见原因　见于各种病因导致的心肌病变；缺氧和二氧化碳潴留、低钾血症、洋地黄过量、心脏手术后等。

（3）临床表现　取决于心动过速的频率，病人可出现不同程度的心悸、胸闷等表现。严重者出现心绞痛、心力衰竭、血压下降，需要紧急处理。

9. 心房颤动

（1）心电图特点　无正常 P 波，代之以大小、形状各异的 F 波，频率在 350 ~ 600 次/分，心室率改变，RR 间期不等（图 11 - 9）。

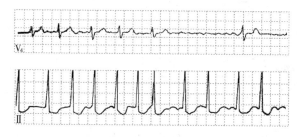

图 11-9　V₄ 和 Ⅱ 导联心房颤动

（2）常见原因　风湿性心脏病、高血压、甲状腺功能亢进、手术后及其他各种机体应急状态下。

（3）临床表现　取决于房颤时的心室率，心室率不快时，病人可以无明显症状；快速房颤时病人可出现不同程度的心悸、胸闷等表现，严重者可出现心绞痛、心力衰竭、血压下降。

10. 交界性期前收缩（结性期前收缩）　心电图特点：较正常冲动提早发生，P 波可倒置，缺失，逆行，QRS 波群正常（图 11-10）。

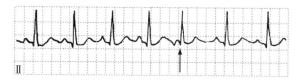

图 11-10　Ⅱ 导联交界性期前收缩

11. 交界性心律（结性心律）　心电图特点：P 波可倒置，缺失，逆行，心率在 40～60 次/分，RR 间期规律，QRS 波可正常。快速交界性心律为 60 ~ 100 次/分(图 11 - 11)。

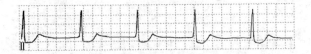

图 11 - 11　Ⅱ导联交界性心律

12. 阵发性室上性心动过速(房性和结性统称为室上性)　心电图特点：P 波不易分辨，心率 > 150 次/分，绝对均齐，QRS 波群形态正常(图 11 - 12)。

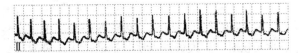

图 11 - 12　Ⅱ导联阵发性室上性心动过速

13. 室性期前收缩

(1)心电图特点　提前发出冲动，无 P 波，QRS 波群宽大、畸形，T 波与主波方向相反，代偿间歇完全。(图 11 - 13)

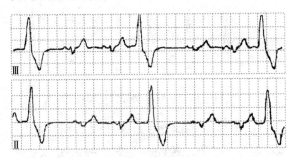

图 11 - 13　Ⅱ和Ⅲ导联室性期前收缩

（2）常见原因　可见于正常人，在情绪改变、吸烟、失眠、喝浓茶后更为常见；各种原因导致的心肌病变、缺氧、洋地黄中毒、低钾血症、心脏手术后等。

（3）临床表现　病人多无症状，期前收缩频繁时，少数病人出现不同程度的心悸、胸闷等表现。

14. 室性心动过速

（1）心电图特点　连续出现3个或3个以上室性期前收缩，心率为120～230次/分，三种室性心动过速：①有脉搏的室性心动过速但无症状；②有脉搏的室性心动过速同时有症状；③无脉搏的室性心动过速(图11－14)。

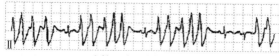

室性心动过速的心电图表现

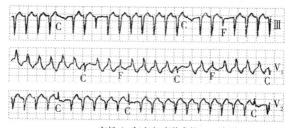

室性心动过速时形成的QRS波群

图11－14　Ⅱ导联室性心动过速

（2）常见原因　可见于各种原因导致的心肌病变、缺氧、洋地黄中毒、严重低钾血症、心脏手术后等。室性心动过速的出现表明心肌存在严重的病变。偶然也发生于无器质性心脏病者。

15. 心室扑动　心电图特点：P、QRS－T 消失，代之以均齐而连续的 F 波，频率为 150～250 次/分（图 11－15）。

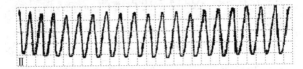

图 11－15　Ⅱ导联心室扑动

16. 心室颤动　心电图特点：P、QRS－T 消失，代之以形态不同、大小各异、极不均匀颤动波（F 波），频率为 250～500 次/分（图 11－16）。

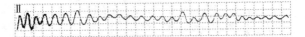

图 11－16　Ⅱ导联心室颤动

17. 一度房室传导阻滞　心电图特点：PR 间期延长，成人≥0.21 秒，儿童≥0.18 秒，每个 P 波后都有 QRS 波（图 11－17）。

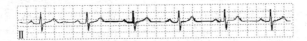

图 11－17　Ⅱ导联一度房室传导阻滞

18. 二度房室传导阻滞

(1)常见原因　房室传导阻滞是病变累及房

室结的结果，常见于各种原因导致的心肌病变、药物中毒、高钾血症、迷走神经张力过高等。

（2）临床表现　在出现二度Ⅱ型或传导比例较大的高度房室传导阻滞时，大部分病人表现为心悸、乏力。较长时间的室上性冲动不能下传，且低位起搏点不能以逸搏心律起搏时，可产生黑朦、晕厥，严重者出现意识丧失、抽搐（阿－斯综合征）。

（3）莫氏Ⅰ型　心电图特点：PR间期逐渐延长，直至P波后脱落一个QRS波群，脱落后的第一个PR间期又恢复正常，而后又逐渐延长，如此周而复始（图11－18）。

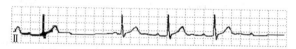

图11－18　Ⅱ导联莫氏Ⅰ型

（4）莫氏Ⅱ型　心电图特点：PR间期固定（正常或延长），连续两个或两个以上P波不能下传，可呈2∶1、3∶1等房室传导（图11－19）。

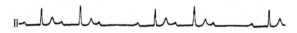

图11－19　Ⅱ导联莫式Ⅱ型

19. 三度房室传导阻滞　心电图特点：所有P波均不能下传，心室由结性或室性逸搏心律所控制，P波与QRS波无对应关系，各自有其规律，P波频率大于QRS频率（图11－20）。

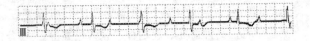

图 11－20　Ⅲ导联三度房室传导阻滞

第十二节　深静脉置管与管理技术

深静脉穿刺留置导管是重症监护中常用的操作技术之一，是危重、大手术及慢性消耗性疾病病人进行深静脉压监测、输液、输血、血液透析和实施完全胃肠外营养最有效的途径之一。由于其具有保留时间长、操作简单、输液种类广泛、导管弹性好等优点，目前已广泛应用于临床，但如果置管后护理不当，不但影响置管的继续使用，而且也给病人造成不必要的痛苦及经济损失，如何预防置管术后并发症的发生无疑对护理人员提出了越来越高的要求。

一、适应证

1. 严重创伤、休克以及急性循环衰竭等危重病人的抢救。

2. 需长期输液或静脉药物的治疗而周围静脉已无法利用者。

3. 需经深静脉进行全肠外营养治疗者。

4. 监测深静脉压。

二、插管途径

可选择锁骨下静脉、颈内静脉、股静脉、经外周静脉置入深静脉导管、置入式静脉输液港等。

三、操作方法

（一）锁骨下静脉穿刺

1. 经锁骨上穿刺术

（1）采用头低肩高位或平卧位，头转向对侧，显露胸锁乳突肌的外形，用 1% 甲紫划出该肌锁骨头外侧缘与锁骨上缘所形成之夹角，该角平分线之顶端或其后 0.5cm 左右处为穿刺点。

（2）常规消毒皮肤，铺消毒巾。

（3）用 2ml 注射器抽吸 1% 普鲁卡因于事先标记的进针点作皮内与皮下浸润麻醉，针尖指向胸锁关节，进针角度为 30°~40°，边进针边抽回血，试穿锁骨下静脉，以探测进针方向、角度与深度。一般进针 2.5~4cm 即达锁骨下静脉。

（4）按试穿的方位将穿刺针迅速通过皮肤，再穿刺锁骨下静脉，见回血后固定穿刺针，取下注射器，经穿刺针送入导引钢丝，退出穿刺针，沿导引钢丝插入扩张管，扩张皮肤及皮下组织，退出扩张管，沿导引钢丝送入静脉留置导管，插入长度 15cm 左右，退出导引钢丝，接上输液导管。

（5）将小纱布垫于进针点处，其上以无菌纱布覆盖，胶布固定。或用一次性贴膜覆盖，固定。如系小儿，可在穿刺点处穿一缝线，将导管结扎固定，以便长期保留。

2. 经锁骨下穿刺术

(1)体位及准备同上。

(2)取锁骨中点内侧 1～2cm 处(或锁骨中点与内 1/3 之间)锁骨下缘为穿刺点，一般多选用右侧。

(3)局部用普鲁卡因浸润麻醉，在选定的穿刺点处进针，针尖指向头部方向，与胸骨纵轴约呈 45°，与皮肤呈 10°～30° 角。进针时针尖先抵向锁骨，然后回撤，再抬高针尾，紧贴锁骨下缘负压进针，深度一般为 4～5cm。若通畅抽出暗红色静脉血，则移去注射器，导入导引钢丝。按上述锁骨上穿刺法插入深静脉留置导管。

(二)颈内静脉穿刺术

(1)平卧，头低 20°～30° 或肩枕过伸位。头转向对侧(一般多取右侧穿刺)。

(2)找出胸锁乳突肌的锁骨头、胸骨头和锁骨三者所形成的三角区，该区的顶部即为穿刺点。如解剖部位不明显，可于平卧后将头抬起，以显露胸锁乳突肌的轮廓。或取锁骨上 3cm 与正中线旁开 3cm 的交叉点为穿刺点。

(3)皮肤常规消毒，铺无菌洞巾，以 1% 利多卡因或 1% 普鲁卡因局部浸润麻醉，并以此针头做试探性穿刺，由穿刺点刺入，使其与矢状面平行，与冠状面呈 30°，向下向后及稍向外进针，指向胸锁关节的下后方，边进针边抽吸，见有明显回血，即表面已进入颈内静脉。

(4)穿刺尾端接 10ml 注射器，针头斜面朝上，按试穿方向穿刺。置管方法与锁骨下静脉穿刺法相同。

（三）股静脉穿刺法

（1）向病人做好解释工作，以取得病人合作。

（2）病人仰卧，下肢伸直并略外展。

（3）局部消毒，消毒面积为上至腹股沟，下至膝关节处，左右至大腿内外侧，待干。

（4）术者戴无菌手套，位于穿刺侧，铺无菌治疗巾。

（5）由助手协作，抽取无菌生理氯化钠溶液3ml，以左手示指、中指在病人腹股沟韧带下方扪清股动脉搏动最明显部位。

（6）右手持穿刺针，针头斜面向上，与皮肤呈 45° 角刺入，穿刺点位于动脉内侧 0.5 ~ 1cm 处。

（7）深度达 2 ~ 5cm 时，将抽有溶液的注射器与置管针连接、回抽，若无回血，则边退针边回抽。

（8）抽至有回血后，可推进溶液。推注和回抽均顺利证明置管在血管中。

（9）术者一手固定置管针针芯，另一手缓慢将套管送入静脉。

（10）抽出针芯，连接肝素帽（可提前将肝素帽与输液针头连接好），调节滴速。

（11）脱手套，贴膜固定，注明置管日期、时间，收拾用物，向病人及陪护人员交代注意事项。记录置管时间、局部状态等。

（12）每日输液完毕后封管，用肝素稀释液100mg/100ml或无菌生理氯化钠溶液正压封管。每4~6小时封管一次。

（13）需拔留置针时，用无菌棉球放于穿刺点上方，拔除套管针，按压穿刺点5~10分钟。

（14）贴膜每周更换一次，必要时，随时更换，注明更换日期及时间。

（四）经外周深静脉置管术（PICC）

PICC全称外周静脉置入深静脉导管，是由外周静脉（贵要静脉、肘正中静脉、头静脉）穿刺插管，其尖端定位于上腔静脉下1/3处。用于为病人提供中期至长期的静脉输液治疗。

1. 操作步骤

（1）选择血管　在病人上臂中段扎止血带，选择穿刺静脉。通常选择较粗大较直的血管，尽量避开静脉瓣，首选贵要静脉。

（2）体位　仰卧位，拟穿刺上肢外展90°。

（3）测量　自穿刺点至同侧胸锁关节，自胸锁关节至同侧第三肋间，两者之和为大致进管长度。

（4）穿刺静脉　应用PICC管专用的穿刺针穿刺静脉，确认针孔全部进入血管。

（5）放置导管　左手固定针头、右手向内送管。导管大约进入肩部时，让病人头部转向穿刺上肢方向并尽量靠近锁骨。继续送管直至预定长度，退出穿刺针，修正导管长度，连接充满氯化钠溶液的注射器。抽吸见回血，给予脉冲式冲管，接正压接头或肝素帽，用透明敷贴固定，记录导管实际长度。拍片确认导管位置是否正确。

2. 护理

（1）置管前护理　置管前，操作护士要向病人或家属讲明置管的重要性、可能发生的情况以及在操作过程中需病人配合的要点，取得病人和家属的理解和支持，并与其签订知情同意书。了解病人的凝血功能及血小板的数值；仔细测量置管长度。在操作过程中严格无菌操作，并进行相应的心理护理。

（2）置管中的护理　置管过程中注意保暖，当导管进入肩部时，让病人头部转向穿刺侧，下颌靠肩以防止导管进入颈内静脉。送导管困难，可稍拉回导管，轻微调整穿刺针再送管，或边推0.9%氯化钠注射液边送管，遇阻力不可强行送管，嘱病人适当调整体位，使上肢与躯干垂直，或稍作停顿后再送管，如果不行则改为对侧静脉置入。

（3）置管后护理　在穿刺点处放置一块约2cm×2cm大小的纱布再加以透明贴膜，这样一方面可以起到加压止血的作用，另一方面利于观察出血情况。一般情况下24小时更换贴膜，以后每周更换一次，如有出血、污染、潮湿应随时更换。更换时注意要自下而上的去除贴膜，不要用手触动贴膜覆盖区内的皮肤，严格无菌操作。严密观察穿刺点有无出血、水肿，触摸穿刺点有无疼痛、硬结。如有疼痛、硬结发生，可用类肝素软膏涂抹效果较好。如出血量较少直接更换贴膜即可，出血量较大时可在贴膜外用弹力绷带加压包扎或在穿刺点放置凝胶海绵止血。每日观察导管的刻度并记录，查看导管有无打折。如导管有部分脱出，可采用局部固定，切不可将脱出导管再送入血管中，以防感染。每次输液时观察输液速度，如滴速不畅，可能有管道堵塞现象，并于每日输液完毕后用20ml生理氯化钠溶液脉冲封管。

（4）拔管护理　拔除导管后，按压穿刺点5分钟以上，防止出现局部血肿，用碘酒、乙醇消毒局部，贴无菌敷贴或纱布。穿刺点与大静脉之间可能形成隧道，拔管后大静脉就与空气直接相通，为避免空气栓塞在穿刺点涂眼膏或凡士林纱布。拔管后均做细菌培养。

（五）置入式静脉输液港

置入式静脉输液港（PORT）称人工血管（图11-21），它包含输液腔部分和导管部分，输液腔部分大小如一元硬币，是一个小型硬的塑胶或金属圆腔，中间有封闭性硅质的橡皮膜，圆腔旁有一条含锁扣的导管，导管使用的皆为硅质材料，质地柔软，不易损伤血管内壁或造成血管穿孔，具有良好的组织共容性，在X线照射下也可以显影图。导管长约70cm，一般留在体内约20cm左右。内植式输液港可完全植入人体内，用来注射药物、营养物、血液制品或其他液体，亦可经此路径抽血。

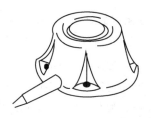

图 11 - 21 置入式静脉输液港

输液港安放技术如下。

1. 安放位置 静脉内植式输液港一般常置于右锁骨下窝中，而导管则由此经锁骨下静脉而终止于上腔静脉下 1/3 处。

2. 血管选择 有下列几种选择：锁骨下静脉、颈内静脉、头静脉、股静脉。一般多植入静脉系统，导管植入中央静脉：输注座固定于胸前锁骨下的胸壁或是两侧手臂的位置。至于其他部位属于腹腔内系统或动脉内系统是比较少见的。

3. 植入过程 病人安排在手术室局部麻醉下，由锁骨外侧 1/3 皮下穿刺锁骨下静脉，然后在导丝(guide - wire)的导引下，将可以剥离分开的硅质导管置入上腔静脉与右心房交界处，再于同侧前胸壁做一皮下隧道(tunnel)，以连接导管接口(portal)，并将此入口置于前胸皮下，然后使用专用蝶翼针(non - coring needle)穿刺入口处，以确定导管系统已安放在正确位置。当安放完毕，伤口愈合后，所见到的仅是一条长为 4～5cm 线状的小瘢痕，胸壁会有一个像一元硬币大小的圆形凸起，除此之外，外观并无其他改变。

4. 停止使用时的处理　为防止在导管内形成凝血而阻塞,静脉内与动脉内系统在每次使用后,必须用 10～20ml 生理氯化钠溶液脉冲式冲管,2～3ml 的抗凝剂(抗凝剂为含肝素的生理氯化钠溶液)正压封管,腹腔内系统必须用 20ml 的抗凝剂冲管。若长期未使用此装置的病人,必须定期回医院冲洗本系统。

四、深静脉置管的并发症

(一)静脉炎

静脉炎是最常见的并发症。置管早期出现的静脉炎通常与穿刺过程中管壁受到机械刺激即机械性损伤有关,为物理性静脉炎;后期出现的静脉炎与化学刺激或病人的特殊体质有关,为化学性静脉炎。治疗方面可行暖湿敷或 33% 硫酸镁湿敷,必要时可给予激素治疗。若处理后 24～48 小时不缓解或加重,应立即拔管。预防方面,应建立最大的无菌屏障,严格无菌操作,减少机械性刺激,选择合适导管,还应加强置管后的护理。

(二)静脉血栓形成

静脉血栓形成可发生在浅静脉和(或)中心静脉,多与导管尖端位置不正确,输入高渗液,或血管壁受损及血液处于高凝状态有关。应拔除导管,在另一侧重新置管。在预防上应确保导管尖端的正确位置,遵医嘱使用抗凝剂或溶栓治疗,熟练掌握创伤较小的穿刺与置管的技术。

（三）感染

1. 导管相关感染的类型 ①局部感染；②隧道感染；③导管相关的血流感染；感染的治疗主要是采取局部措施、理疗、热敷、加强局部护理、换药等，必要时口服抗生素，根据情况决定是否需要拔管。

2. 预防

（1）重视无菌环境，严格无菌操作。

（2）选择合适的皮肤消毒剂及消毒方法。

（3）采用合适的敷料覆盖导管部位，随时保持敷料的清洁、干燥及密封。

（4）注意观察置管处皮肤的情况，如出现疼痛、发红、肿胀等症状，应立即给予处理。

（四）导管阻塞

导管阻塞可分为血栓性和非血栓性阻塞，前者由于血液反流，在管腔内形成血凝块或血栓所致，后者的原因较多，如导管扭曲、打折、药物结晶沉积、输入高浓度液体及异物颗粒阻塞等。预防在于：正确合理利用导管；尽量应用输液泵输注；正确冲管、封管等。

（五）导管异位

导管异位主要与血管变异、病人体位改变等有关。处理：如导管异位距离短，可自行复位，若距离较长，可退出少许后再复位。

（六）导管拔除困难

1. 相关因素 导管置入时间过长和静脉壁黏

附；情绪变化，如害怕紧张导致的血管痉挛；静脉炎、血栓形成、感染等。

2. 处理 不要强行拔管，可热敷置管处，还可向导管内注射温热氯化钠溶液。

（七）空气栓塞

空气栓塞是一种严重并发症，可以立即引起死亡，常发生于静脉压较低、加压输液时液体输完或导管接头脱落时。因此，一定要及时更换液体，并仔细检查输液系统的各个连接点，进行必要的妥善固定，使其不漏气、不易脱落。在更换输液导管时应先关闭静脉留置管，确保导管各连接完善并无漏气现象后，再打开导管的阻断阀。

第十三节　心脏电复律技术

心脏电复律指在严重快速型心律失常时，用外加的高能量脉冲电流通过心脏，使全部或大部分心肌细胞在瞬间同时除极，造成心脏短暂的电活动停止，然后由最高自律性的起搏点（通常为窦房结）重新主导心脏节律的治疗过程。在心室颤动时的电复律治疗也常被称为电击除颤。

一、分类

心脏电复律主要分为同步电复律和非同步电复律。

1. 同步电复律 同步触发装置能利用病人心

电图中 R 波来触发放电，使电流仅在心动周期的绝对不应期中发放，避免诱发心室颤动，可用于转复心室颤动以外的各类异位性快速心律失常，称为同步电复律。

2. 非同步电复律 非同步触发装置则可在任何时间放电，用于转复心室颤动，称为非同步电复律。仅用于心室颤动，此时病人神志多已丧失。

二、适应证及禁忌证

（一）同步电复律

1. 适应证

（1）心房颤动 ①房颤持续时间 1 年以内。病因可能包括风湿性心脏瓣膜病及其他较少见病因，如冠心病、高血压、心肌病、特发性房颤等；②快速心房颤动用药物控制不满意，病人有明显不适症状；③原发病经治疗或手术后仍有房颤持续者，甲状腺功能亢进基本得到控制后，心脏手术后；④预激综合征合并的快速房颤。

（2）心房扑动 非阵发的心房扑动电复律比药物治疗效果好，安全性高，转复成功率高，常作为首选方法。

（3）室上性心动过速 一般在迷走神经刺激方法和药物治疗无效或心动过速持续，引起循环系统障碍时采用。

（4）室性心动过速 一旦出现血流动力学障碍或心绞痛，或在急性心肌梗死等紧急情况下宜及早进行电复律。

2. 禁忌证

(1)绝对禁忌证 洋地黄中毒引起的室上性心动过速是同步电复律的绝对禁忌证。在这种情况下如做电复律，可能会引起难治性心室颤动，最终导致病人死亡。

(2)相对禁忌证 ①电复律成功机会少，或复发机会多的心律失常；②具有潜在诱发更快速心律失常者；③具有诱发或导致心动过缓或心脏停搏危险者。

(二)非同步电复律的适应证

非同步电击复律主要用于心室扑动或心室颤动，及快速室性心动过速伴血流动力紊乱 QRS 波增宽不能与 T 波区分。

三、操作规程

1. 非同步电复律

(1)解开病人衣服，暴露胸部。

(2)将除颤电极板从支架上取下来，并将导电糊均匀涂于电极板上。

(3)选择能量 将"能量选择"旋钮旋至要求的能量级别(详细能量级别参考注意事项部分)。

(4)充电 按仪器面板上的"充电"(charge)按钮，或按下心尖位置电极上的黄色充电按钮。除颤器即可开始充电，当(charge done)灯亮时表示"充电完毕"，此时仪器处于待命状态，监护仪上显示所需能量。

(5)除颤 将左电极放在病人胸骨右缘第二肋间隙(心底部),右电极板放于病人左乳头的左下方(心尖部),电极板要与病人皮肤紧密接触,嘱其他人离开床边,操作者两臂伸直固定电极板,使自己身体离开床缘,双手同时按下除颤按钮进行除颤。

(6)除颤完毕 将能量选择钮旋至"off"位置,用纱布擦净电极板并放回原处,擦去病人身上的导电糊并整理衣服。

2. 同步心脏电复律 是一项手动模式的功能,它让除颤器的电击与正监护的 ECG 的 R 波同步。

(1)将"能量选择"开关转到"监护仪接通"位置。

(2)按"lead select",选择所需的 ECG 导联。

(3)按一次"SYNC",将仪器置于"同步"模式,显示屏上出现信息"SYNC"。

(4)以下步骤同非同步心脏电复律的操作流程。

四、注意事项

(1)电极板应涂导电糊(膏),紧贴皮肤并施加一定压力,以减少胸部阻抗;两块电极板之间的距离不能小于10cm。小儿除颤要使用小儿除颤电极板组。

（2）除颤前选择合适的除颤部位，避开潮湿和敷料，如有植入性起搏器，至少避开 10cm 以上。

（3）除颤时应避免自身与病人直接或间接的接触，避免周围人员与病人直接或间接的接触。

（4）操作应迅速，准确。

（5）除颤能量　单相波除颤：成人首次电击使用 200Ws（失败可重复电击，并提高电击能量，但最大不超过 360Ws），小儿按 4Ws/kg 予以除颤。双相波除颤：120～200Ws。

（6）开胸除颤时，电极直接放在心脏前后壁，除颤量从 5Ws 开始，最多不超过 50Ws。

（7）对于细颤型心室颤动者，应先进行心脏按压、氧疗及药物处理后，使之变为粗颤，再行电击。

（8）无论是体内还是体外电除颤，心室颤动都是非同步电除颤的绝对和紧急适应证。由于心博骤停（SCA）最常见的心律为心室颤动，因此主张对骤停者进行电除颤。SCA 主要表现为意识丧失、大动脉搏动及心音消失，医务或现场人员可通过拍打呼喊与触摸（颈动脉或股动脉搏动），来判断病人意识是否丧失以及大动脉搏动是否消失，切勿因听心音存在与否，甚至等待做心电图检查，而耽误宝贵的抢救时机。心室扑动（室扑）通常是室颤的前奏，故心电图或心电监测显示室扑者可予以电除颤。另外，室性心动过速（无脉性室速）也可作为电除颤的适应证。

（9）断开与病人相连的其他仪器设备，例如心电图机（除非这些仪器设备有抗除颤功能）。

五、并发症及其处理

部分接受电除颤者可能发生一些不良反应，例如低血压、急性肺水肿、心肌损伤和皮肤灼伤等，室性期前收缩等心律失常也很常见。这些不良反应有的是一过性的，可自行恢复，有的可根据情况给予相应处置。同时，要对病人进行连续监测，例如心电与呼吸监测。

（一）心律失常

电击后心律失常以期前收缩最常见，大多在数分钟后消失，不需特殊处理。若为严重的室性期前收缩并持续不消退者，应使用抗心律失常药物治疗。若产生室性心动过速、心室颤动，可再行电击复律。

电击后也可能发生显著的窦性心动过缓、窦性停搏、窦房阻滞或房室传导阻滞。轻症能自行恢复者可不作特殊处理，必要时可使用阿托品、异丙肾上腺素，以提高心率，个别病人可能需要安装临时心脏起搏器。

（二）低血压、急性肺水肿、栓塞

血压下降多见于高能量电击后，若仅为低血压倾向，大多可在数小时内自行恢复；若导致周围循环衰竭者，应及时使用升压药。急性肺水肿发生率不高，老年人和心功能差者容易发生。一旦发生，应按急性肺水肿抢救。

（三）心肌损伤

电击，尤其是高能量电击可引起心肌损伤，心电图上出现 ST - T 波改变，血心肌酶升高，约持续数小时到数日。个别病人出现心肌梗死心电图，持续时间也较长。

（四）其他

电极与皮肤接触不良、连续电击、高能量电击有可能引起皮肤灼伤。麻醉剂可能引起呼吸抑制，一旦发生应气管插管做人工辅助呼吸。

第十四节　临时心脏起搏器的应用技术

人工心脏起搏器由脉冲发生器和电极组成，人工心脏起搏器是将一脉冲发生器通过电极与心肌相连，脉冲发生器发放一定频率、振幅的电脉冲，通过电极刺激心脏，代替心脏起搏点发放冲动，使心脏有规律的收缩。所以，当心脏起搏点功能失常或心脏传导系统有严重病变时，应用起搏器可达到认为控制心率、维持心脏"泵"功能的作用。

对确诊窦性心动过缓、病态窦房结综合征的病人，手术前床边安置临时起搏器，可使其在相对安全的状态下接受手术，减少严重心血管并发症的发生率，提高了手术的安全性，改善了病人的生活质量，保障生命安全。

1. 参数的设置　起搏方式为按需起搏，临时起搏参数为：一般成人起搏频率为 60 次/分，儿童为 100 ~ 120 次/分，幼儿为 120 ~ 140 次/分。输出功率为 5 ~ 10mA，感知电压为 2mV，连接前开机并检查电池量，以免因电池量不足引起意外发生。

2. 起搏器的护理与注意事项

(1) 每班均应记录并核对起搏方式、频率、输出功率及感知电压，参数有变时随时记录。

(2) 观察病人心率、心律的变化，起搏电极导线与临时起搏器正确连接，参数恰当，正常情况下心电图每起搏脉冲之后，有紧接与其相偶联的 QRS 波群，注意心律与起搏频率是否一致。

(3) 起搏导线稳固以防移位，起搏器应安置在安全便于观察的地方，并注意周围电场对起搏器的影响。

(4) 放置备用电池并每班交接，经常检查有无低电池提示，电池故障或耗竭应及时更换。

(5) 如遇到起搏失效，应检查起搏导线是否脱开、起搏参数是否处于正常范围和电源是否充足等，并及时排除故障或更换起搏器。

第十五节　输液泵的应用技术

一、目的

输液泵是机械推动液体进入血管的一种电子

机械装置。能将药液精确、微量、匀速、持续地输入体内，达到控制输液速度的目的。多用于危重病人、心血管疾病病人及患儿的治疗和抢救。

二、操作流程

（一）操作前准备

1. 护士准备　衣帽整洁，洗手，戴口罩。

2. 物品准备　输液泵及电源线、输液器、输液架、拟输入药物（遵医嘱）、医疗垃圾桶、手表。

3. 病人准备　了解治疗目的，并做好准备。

（二）操作流程

1. 严格"三查七对"，配置药液遵循无菌操作原则。

2. 检查输液泵，显示正常后方可应用。

3. 将输液泵固定于输液架或床头上。

4. 接通电源，打开电源开关。

5. 根据医嘱配备药液，经二人查对，确认无误后，连接输液泵专用输液器。

6. 按常规排尽输液管内空气。

7. 再次查对信息，根据药液选择输液通道。

8. 打开输液泵门，将输液泵输液器安装于输液泵的管槽内，设置每毫升滴数及预输液量，按（OK）键确认。

9. 消毒静脉通路输液接头，按压"开始/停止"键，启动输液。

10. 当输液量接近预先设定的输液量限制时，输液量显示键闪烁，提示输液结束。

11. 输液完毕，关闭病人静脉输液处的三通。再次按压"开始/停止"键，关闭输液泵，再断开与病人静脉输液处的连接，打开输液泵门，取出输液管。

12. 整理用物及床单位，洗手，记录。

(三)注意事项

1. 了解输液泵的工作原理，熟练掌握其应用方法。

2. 输液泵使用的环境温度应低于45℃。

3. 如出现报警，应查找原因，并能正确、快速地排除。

4. 不与大功率医用设备共用插座或距离过近，避免在强电场、强磁场环境下使用仪器。

5. 使用期间，不随意搬动输液泵，防止输液泵电源线因牵拉而脱落。

6. 及时更换药液，保持使用药物的连续性，更换药液时应先夹闭静脉通道，更换完毕后，再启动输液泵。

7. 每次调整输注速率后，勿忘再按启动键。

8. 输注时应加强巡视，密切观察生命体征及输注部位，及时排除异常情况。

9. 当出现电池低电压报警时，应及时将泵接通交流电源进行充电或关机。

三、输液泵使用中常见问题

1. 管内有空气　管路中有气泡,溶液瓶或袋内液体已空,及时将空气排除,打开仓门取出泵管,排出气泡,更换新输液瓶。

2. 压力、阻塞报警　流速调节器(螺旋夹)未松开、输液管打折或受压、血块阻塞静脉通路、近心端血管压力过大,松开流速调节器(螺旋夹),解除输液管打折或受压,清除血块,松解止血带,穿宽袖口衣服,避免在输液肢体侧测血压。

3. 电池低电压报警　电池/蓄电池电量不足、电池充电无效,应正确连接外部电源,更换同类型电池。

4. 滴数报警　输液瓶或袋内液体已空、流速调节器未打开、排气时小帽未打开、传感器放置错误、传感器损坏、滴壶不稳、有摆动、滴壶有水雾、滴壶液面过高等都可以导致滴数报警,检查输液器,打开流速调节器,打开排气帽,正确放置,夹紧传感器于滴壶,更换传感器,固定输液壶,保持稳定,摇动滴壶,去除水雾,滴壶内液面不能超过滴壶高度1/2,将输液瓶正置,再将部分液体挤回瓶内,使液面降低。

5. 保持开放速率　输液瓶或袋内液体已空,遵医嘱更换输液或停止输液。

6. 输液泵故障　立即查找故障原因,做好故障排除,如故障不能排除,重新更换输液泵或手动输液，并联系医工科，进行仪器维修。

第十六节　微量注射泵的应用技术

微量注射泵是用少量液体将药物精确均匀持续地泵入体内的一种泵力仪器，具有操作简单、定时、精确、流速稳定、易于调节的优点。

一、操作流程

（1）使用前向清醒病人做好解释工作，严格"三查七对"，配置药液遵守无菌操作原则。

（2）将微量注射泵固定于支架或床头桌上，接电源，开机，检查电源及仪器性能。

（3）将已抽吸药液的注射器与延长管和头皮针连接，排气后置于泵的针管滑座内，可见泵的操作面板上"20"和"50"中相应注射器指示灯亮。

（4）根据医嘱选择所需泵速，按快进键将头皮针内空气排尽，按启动键"STAT"，可见注射指示闪动，连接静脉通道，微量注射泵进入工作状态。

（5）微量注射泵使用结束，先按停止键，自静脉通道拔除头皮针，关闭电源，整理清洁微量泵，做好消毒工作。

（6）蓄电池，连接交流电可自行充电，充电16小时，在断电后可连续使用3小时左右。

（7）注射泵泵速在0.1～99.9ml/h选择。注射器通常使用 20ml 或 50ml 注射器。它的报警系统包括管道受阻、阻塞、接近注射完毕、已经注射完毕、暂停时间过长、滑座与注射器分离、余量、低电池容量报警等。

二、微量注射泵使用中常见问题

1. 药物外渗 在泵注过程中如发生药物外渗，微量泵的报警系统不会反映，如果不及时采取积极正确的措施，将会发生严重后果。

2. 静脉炎和静脉硬化 微量泵给药时一般均进行留置针穿刺，并且药物浓度相对较高，发生静脉炎和静脉硬化的危险也较高。

3. 静脉回血 与速度过慢、延长管过长或折叠扭曲、双通道同时泵入、病人注射部位移动等因素有关。

4. 针头阻塞 由于延长管有一定的弹性，容量大，病人躁动、咳嗽、吸痰时，很容易造成堵管，而针头阻塞后，微量泵仍继续输送药液，但并未进入血管，而积聚在延长管内，当管内压力增到一定限度时，微量泵才报警，这对危重病人是不利的。

5. 微量注射泵速率调节错误 由于操作者不熟悉速率设置键，或更换药物后未及时更改速度，或在个别情况下速度设置被他人无意中误触而改变了速度，使药物进入体内过多或不足，导致不良后果。

6. 微量注射泵故障 常为速度不准确，蓄电池耗光，另外保养不当、不注意微量泵的清洁，特别是高黏度药液依附在推注器和导轨摩擦处，影响速度的准确性。

7. 微量注射泵报警音量及敏感度低 由于微量泵输液速度慢，注射器药液已输完，仍不报警或音量低，如发现不及时，易给病人造成严重的损害。

8. 对药物配伍禁忌的意识淡薄 临床中从静脉留置针肝素帽处插入 2 ~ 3 个针头的现象十分普遍，但如果药物配伍禁忌意识不强，特别是对一些新药，特殊药的配伍禁忌了解不够，在多种药物联合应用时，会犯药物配伍禁忌的错误，导致药物疗效降低，甚至产生不良反应。

三、观察护理要点

（一）加强巡视观察

1. 严密观察用药的局部反应 发现药物外渗，应立即停止泵入，重新选择静脉，并做好局部处理。

2. 泵入血管活性药物观察 泵入血管活性药物如：多巴胺、硝普钠、硝酸甘油等药物必须选用中心静脉（颈内静脉、锁骨下静脉、股静脉、PICC）。因药物浓度高，刺激大，微量泵使用时间长，一旦药物漏至皮下组织，可引起局部血管强烈收缩而致组织坏死或血管的通透性增大致皮下淤血、静脉炎等发生。应用外周血管时，应选择粗直、易于固定并便于观察的部位进行穿刺。对老年病人尽量避免下肢穿刺输液。泵入药液为专用通道，尽量不与其他药物共用一条血管。

(二)静脉回血处理

1. 对因采取措施　根据所用药物性质和回血量采取不同措施，如硝普钠、硝酸甘油、多巴胺等药物不能简单地按快进键处理回血，应将装有生理氯化钠溶液的针管接在针头上，将回血缓慢推入，或者将针头自肝素帽上取下，按快进键将回血滴干净后，插回使用；如回血较多至延长管时，需更换延长管，切勿将针头接在延长管上直接推注，以免因给药过速引起不良反应。

2. 泵速过慢造成回血处理　如因泵速过慢(0.5~3ml/h)造成回血，可选一组常规液(250ml或500ml)与微量泵同一液路，滴速调节缓慢，即达到稀释药液，减轻血管刺激的目的，又能防止回血阻塞血管。如病人心肾功能差，限制液体入量，没有较多液体，可用肝素稀释液封管后，不用夹闭留置针，而继续泵入药物。

(三)泵速及药物管理

(1)护理人员要熟练掌握专业知识及药物作用和不良反应，严格交接微量泵上药物名称、剂量、泵入速率、换算剂量。应用期间不能随意中断泵入药物，提前配好药液备用，当残留报警灯亮时立即更换，更换动作要迅速、准确，血管活性药物更换前后严密监测生命体征。

（2）如遇微量泵输液速度慢，注射器药液已输完，仍不报警或音量低，要更换微量泵，如病人对血管活性药物非常敏感，可在余液剩 2～3ml 时提前更换药物，或者配两条泵液，相互交叉使用。

（3）遇紧急抢救或危重病人使用时，多选用中心静脉双腔导管。血管活性药物输入较多时，一个肝素帽上最多插 2～3 个针头，并注意药物之间的配伍禁忌，使用三通，每个延长管上贴标识，妥善固定，防止肝素帽及三通连接处漏液，影响抢救。用无菌治疗巾包裹中心静脉导管及三通，防止感染，每日更换 1 次治疗巾。

（四）防止脱管

病人翻身时，密切观察延长管及针头有无脱落。观察泵工作状态、用药效果，出现不明原因血压、心率较大变化时，应观察延长管和头皮针连接处是否脱开，液路是否通畅，切勿在延长管部分折叠向血管内挤压，尤其是应用硝普钠时，以防血压骤降。向病人及家属说明目的、方法及注意事项，禁止自行调节。

（五）做好仪器保养

保持注射泵清洁，每次用后用 75% 乙醇擦拭干净，测试注射泵速率是否准确，置于通风干燥处备用。

第十七节　血管内低温护理技术

血管内低温护理技术是将注入制冷液体的特殊导管插入病人的深静脉，再通过液体循环对病人的血液进行降温的技术。

一、操作流程

1. 核对医嘱及病人。

2. 向病人解释操作目的及方法，取得合作。

3. 评估病人股静脉穿刺处皮肤等组织情况，必要时双侧腹股沟备皮。

4. 洗手，戴口罩。

5. 准备并检查用物(Icy 导管、控温仪、核心体温监测仪)的有效期，推治疗车至病人床旁，再次核对医嘱。

6. 病人取仰卧位，护士协助医生进行股静脉穿刺，放置导管，X 线定位。

7. 连接电源，连接温度控温仪，开机自检，连接核心体温监测仪。

8. 监测核心体温，准确记录。

9. 密切观察病人是否有寒战反应，遵医嘱给予抗寒战药物。

10. 开始复温时以每小时增加 0.1℃ 的速度给予持续复温。

11. 监测核心体温并准确记录。

12. 复温结束后，撤出 lcy 导管，告知病人操作已完毕，整理床单位及用物。

二、护理要点

1. 严格无菌操作。

2 遵医嘱应用镇静药物。

3. 防止皮肤出现压疮，每小时观察皮肤 1 次。

4. 降温过程中多项参数同时监测，除了密切监测病人的生命体征外，还要重点监测病人的意识、尿量、电解质、血气、血糖、凝血功能、皮肤等。

5. 预防股静脉出血、血栓。

第十八节　降温毯的应用技术

一、目的

为了减少病人体内能量的消耗，保证重要脏器的功能，降温效果安全可靠。

二、操作方法

1. 开机前准备工作

（1）主机放置病人床旁，主机背面与物体间距离必须大于20cm，以利于散热。

（2）将左右人体探头插至主机相应的插座上，另一端至病人腋下。

（3）将冰毯的出水、回水管按要求一端接在冰毯的出水、回水处，另一端接到本机的左右冰毯的出水、回水管接头上。插接要可靠。

(4)检查供电源插座上地线是否符合标准，电压范围(交流220V±22V)应符合要求，连接电源，接好地线。

2. 加水 打开电源开关，拧开加水孔盖，加入5~7.5L蒸馏水，加水速度要慢，同时要观察机箱上水位指示，到"正常"水位中部可停止加水。水位过高有"停止加水"提示和报警声，自控系统停止工作，溢水孔向外流水，所以注水必须在正常范围内。

3. 设置温度值 根据医嘱或病人情况调整水温，设置冰毯机的报警值，完成后按一次"确认"键，再按一次"启动"键，使主机开始制冷工作(延时5分钟)。

4. 关机程序 关闭左、右泵开关，然后断开电源开关。拔下电源插头拆下保护地线，缠绕在机箱后的电缆线支架上。拔下冰毯的进水出水管，注意毯内存水倒干净。体温探头拔下并清洗干净。

三、注意事项

1. 病室环境要求 病室应保持清洁卫生，室内温度不宜过高，保持在18~24℃，湿度为50%~60%，通风良好，室内减少陪护人员和流动。

2. 降温毯的安放 降温毯平铺于气垫床上，面上铺一层吸水性强的床单(床单平整无接缝，以免造成病人压疮)。使用时降温毯铺于病人肩部和背部,不要触及颈部,以免因副交感神经兴奋而引起心跳过缓。进出水管一端靠近床尾,水平放置,勿打折扭曲,安置妥当,方便各项治疗操作。注意保护冰毯表面,防止针刺,以免破损(针刺小孔可导致冰毯漏水,冻伤病人、冰毯报废)影响使用。

3. 严密观察生命体征变化　在使用降温毯的过程中,除密切观察病人体温、面色、脉搏、呼吸、瞳孔大小、对光反射外,要配合心电监护和血氧饱和度的检测,因低温状态下会引起血压降低和心率减慢,尤其是儿童和老年病人。

4. 加强皮肤护理　每小时翻身叩背一次,注意皮肤有无发红、发紫、破溃,衣被有无潮湿等情况以便及时处理。保持床单的干燥,如有潮湿应及时更换。翻身时,将靠背枕垫置于冰毯下(保持冰毯始终与病人接触而不被枕垫等物品隔开),否则影响降温效果。

5. 预防呼吸系统并发症　为了防止病人在体温下降过程中出现寒战,同时配合使用冬眠药物肌松剂的病人,常引起呼吸减慢,潮气量下降,甚至呼吸抑制,必须密切观察呼吸模式频率、血氧饱和度,保持呼吸道通畅,充分给氧,及时清除呼吸道分泌物。气管切开的病人,充分湿化气道,雾化吸入,每日2次,防止呼吸道黏膜干燥。

6. 注意病人胃肠道的保护　因病人处于低温

治疗状态，腰背部紧贴于降温毯，鼻饲后可出现腹泻，所以鼻饲必须严格护理操作规程，并在病人腰臀部加垫一层棉垫，效果更好。

7. 做好降温病人的肢体保暖 肢体保暖既能保证输液通畅，又能保证病人舒适，在病人足部加盖棉垫，降温效果更加。早期尽量鼻饲以补充营养，维持机体代谢所需能量，增强抵抗力，同时能有效预防应激性溃疡发生。

8. 掌握停机时机 降温毯应连续使用一段时间，使体温维持在一个恒定水平，即使体温已降至正常也不应急于停机，应在病情稳定后方可逐渐停机，这样降温效果好，也可防止体温反跳。长时间亚低温可能会加重脑缺血损害，治疗时间以 3~7 日比较适宜，最长 < 14 日，而后自然复温，复温时间应控制在 10~12 小时，以保安全。

9. 保持降温毯的软水管通畅，避免折叠或弯曲 降温毯使用过程中应观察探头的放置位置，要经常检查是否有脱落或位置不正确，应及时纠正。长时间使用机体时，经常检查机器是否工作，如制冷水位有无缺失。冰毯铺放平整，避免部分折叠，造成循环受阻，影响降温效果。

第十九节　空气波压力治疗仪的使用技术

一、目的

空气波压力治疗仪产生的脉动气流通过管道进

入紧覆在肢体治疗部位的气囊上，气囊随压力的上升和下降对肢体进行大面积的挤压、按摩，气压力可刺激深部肌肉，促进血液、淋巴液的回流。压力降低时使静脉血迅速充盈，显著提高血流速度。

二、治疗仪设置流程

以韩国 DL2002D 空气波压力治疗仪为例。

1. 设置充气模式　仪器开机默认模式为：仪器上次关机前运行的一个"模式"或多个"模式"组合。

（1）按"MODE"键选择所需模式。

（2）开机键出现［A］时，即已经选中"模式 A"（开机默认），再按一次"MODE"则"模式 A"被取消。

（3）此时如果重复按"MODE"，则"模式 A"在被选中和没被选中之间转换。

（4）通过按面板上的"上键""下键"和"MODE"键选择所需充气模式。

（5）［A］→表示选中"模式 A"，A→则表示没有选中"模式 A"，B～H 模式选定方法同 A。

①当只选择一个模式时，仪器会自动重复运行此一个模式。

②当同时选择多个模式时，仪器会循环运行选择模式，直至所设置的时间运行结束。

2. 设置治疗时间　时间设置范围为 1～99 分钟，仪器开机默认治疗时间为 15 分钟。

（1）按"TIME"键。

（2）液晶面板上的"TIME"闪烁。

（3）用"上键"和"下键"调节所需治疗时间。

3. 设置压力大小 压力范围为 0 ~ 200mmHg；压力区间为 20 ~ 200mmHg，在此区间压力调节 10mmHg；每腔室压力均可单独调节；仪器开机默认值为 60mmHg。

（1）按"PRESSURE"键一次，液晶面板上整个腿形图标闪烁，"STEPO"此时通过按"上键"和"下键"，可以同时调节整个 12 腔压力大小。

（2）通过按"PRESSURE"键，当"STEP1"为 1 时，即腿形图标①处闪烁时，按"上键"和"下键"可以设置第一腔室压力的大小。

（3）再按"PRESSURE"键一次，继续下一腔室压力设置。

（4）通过上述步骤，可以设置 12 个腔室中每个腔室压力大小。

4. 设置持续压力时间 持续压力时间，指腔室压力达到所设定大小后并保持此压力的时间；持续压力时间范围为 0 ~ 6 秒；仪器开机默认值为 5 秒。

（1）按"HOLD"键一次，液晶面板上腿形图标闪烁，此时可以设置持续压力时间。

（2）再按"上键""下键"，设定所需持续压力时间。

5. 设置充气时间 充气间歇时间指 12 个腔室充气结束时间到下次充气开始的间隔时间；充气间歇时间范围为 0 ~ 19 秒；仪器开机默认值

为 5 秒。

（1）按"INTERVAL"键一次，液晶面板上"INTERVAL"处会闪烁，此时可以调节充气间歇时间。

（2）通过按"上键"和"下键"设定所需充气间歇时间。

三、治疗仪管道连接

1. 气管与主机的连接 只用一个套筒时，用两条单组气管，并按颜色分别与主机和套筒连接；同时用两个套筒时，用两条双组气管，并按颜色分别与主机和套筒连接。将气管插头与插座插牢，否则会漏气。

2. 气管与套筒的连接 将气管接头与套筒接头按颜色分别正确连接。

3. 髂部套筒的使用（选配件） 将套筒套在髂部，然后将两条单组气管按颜色分别与主机和套筒连接。如果插得不牢，套筒会漏气。

4. 加宽带的使用 如果套筒直径过小，请选用加宽带。拉开上/下肢套筒的拉链，然后将加宽带放至中间并分别拉紧拉链。

四、注意事项

首次使用时，切忌一开始就选用高压力，应从 2 或 3 级压力开始，然后再逐渐提高压力，并以尽量舒展放松的姿势躺下并带上套筒。

使用中要确保治疗仪、插管和主机插管连接

紧密，然后套好气囊套筒，拉好拉链并扣好，避免漏气。

第二十节　脑电双频指数监护的应用技术

脑电双频指数（BIS）依据脑电信号变化，能够反映病人镇静水平，已被广泛用于监测麻醉深度和预测意识变化。BIS 以单个的 1～100 的数字，来代表综合脑电活动强度。BIS 评分 <40 分，代表深睡眠；而 BIS 评分 >80 分，代表可能唤醒。

一、操作流程

1. 核对医嘱及病人。

2. 洗手，戴口罩。

3. 准备物品：BIS 监护仪、传感器；开机检查机器是否启动备用状态和系统检测，如指示灯由黄变绿。

4. 向病人解释操作目的，取得配合。

5. 将 BIS 传感器粘贴在病人相应部位，传感器定位分别是：1 点位于额部正中鼻根向上 5cm、4 点位于眉骨上方、3 点位于任意一侧的太阳穴，每个探头按压 5 秒，将导线使用夹子固定在病人头部附近合适位置。

6. 将 BIS 传感器连接到病人连线（PIC）上。

7. 传感器检测：绿色圆圈电极阻抗处于可接受范围内，可开始监护。空心圆圈无可用状态。

红圈电阻抗超出可接受范围。

8. BIS(脑电双频指数)读值。

9. 报告医生监测 BIS 数值。

10. 调节镇静药物剂量,调控 BIS(脑电双频指数)在合适范围内。

11. 记录。

二、护理要点

1. BIS 值波动的处理:BIS 值异常增高或降低时,首先检查有无干扰,镇静镇痛药进入病人体内的剂量有无改变,评估有无刺激大小的变化,评估其他生理状态有无改变。

2. 在连接到脑电双频指数监护仪的病人身上使用除颤器时,传感器不能放在除颤电极板之间。

3. 为减低导线勒颈的危险,小心谨慎放置病人接口电缆(PIC)并保证安全。

4. 脑电双频指数是一个持续处理的 EEG 参数,与病人的催眠状态水平相关,100 代表清醒,0 则代表完全无脑电活动。65~85 为镇静睡眠状态,40~65 为全麻状态,小于 40 则表示大脑皮层处于爆发抑制状态。

5. 影响脑电双频指数(BIS)值的因素:肌电图干扰和神经肌肉阻滞剂、仪器干扰、异常脑电图、麻醉药。

第十二章　新生儿专科操作技能

第一节　机械通气及气道管理

一、新生儿 CPAP 呼吸机的使用

持续气道正压通气(CPAP)是患儿存在自主呼吸时使用的人工通气，其作用机制是使患儿在整个呼吸周期接受高于大气压的气体，在呼气时施以气道正压，防止小气道和肺泡萎缩，整个呼吸周期内气道压力均为正压。如患儿不能有效自主呼吸则不适宜或用后经监测不能使病情改善应改为机械通气。

(一)适应证

(1)呼吸窘迫，头罩吸氧时氧浓度 >40%。

(2)拔管后出现明显三凹征或呼吸窘迫。

(3)早产儿呼吸暂停。

(二)禁忌证

(1)进行性呼吸衰竭不能维持氧和，$PaCO_2 >$ 60mmHg，pH <7.25。

(2)先天畸形，如先天性膈疝、气管－食管瘘、腭裂等。

（3）心血管系统不稳定。

（4）中枢驱动不稳定，如中枢性呼吸暂停。

（三）操作流程

（1）应用 CPAP 前准备　根据患儿体重不同选择大小合适的鼻塞，根据患儿的头围选择合适的帽子，摆好患儿头部位置，清理口鼻腔分泌物。

（2）连接电源开机　开空气压缩机→接氧气→开主机。

（3）测试并调节参数　氧浓度为 30% ~ 50%，氧流量为 5 ~ 7L/min，调节压力在绿区，一般为 4 ~ 6cmH_2O。

（4）戴帽子，固定鼻塞，将两侧的绷带固定至帽子的侧孔处。

（5）撤机　当 CPAP 压力 < 4.5cmH_2O、无呼吸暂停和心动过速及过缓、无脉搏氧下降、呼吸做功不增加时可撤机。脱机时先去除鼻塞及帽子改为头罩及鼻导管吸氧再行关机。关机顺序为关主机→拔氧气→关空气压缩机。

（四）注意事项

（1）固定鼻塞及帽子的绷带应松紧适宜，每 2 小时放松一次，更换鼻塞并消毒 1 次/日。

（2）鼻塞大小以保证密合于患儿鼻前庭为宜，避免鼻塞过大造成压迫损伤。

（3）使用过程中如压力不足应注意检查鼻塞或管道是否松脱，不应一味增加气流量。

（4）尽量减少患儿哭闹及压力过高，以免造成气胸。

(5)随时监测生命体征及脉搏氧变化(新生儿脉搏氧保持在88%～93%),面色反应情况如发现呼吸困难、发绀未改善报告医师及时处理。

(6)湿化罐内蒸馏水加至安全线处,防止湿化不到位使患儿气道干燥,无法咳嗽致痰液积聚阻塞气道,并发肺炎、肺不张,温度调至36℃左右,及时清除管道内凝集的水分,防止随气流进入患儿气道,避免湿化罐内水分蒸发干损伤气道。

(7)为减轻腹胀及胃潴留,应常规放置胃管行胃肠减压。

(8)根据病情需要吸痰,可不作为常规操作,以减少刺激。蒸馏水每日更换,操作前后洗手,避免交叉感染。

(五)CPAP呼吸机的保养和维护

(1)CPAP呼吸机的操作者,应熟练掌握呼吸机性能、使用方法、故障排除等,以免影响治疗效果或损坏机器。

(2)专人负责管理,定期维护、保养,并及时记录。

(3)使用过程中,空压机过滤网,每日清洗1次。

(4)CPAP呼吸机主机和面板每日用有效氯溶液擦拭,每晚紫外线灯照射。

(5)湿化罐用清水冲洗后,放于500g/L的有效氯溶液中浸泡30～60分钟后,然后用清水冲洗，晾干送消毒供应室行环氧乙烷低温灭菌。

二、新生儿呼吸机的使用

机械通气的目的在于改善通气、换气功能，纠正低氧血症和高碳酸血症，改善临床症状，为治疗呼吸衰竭的原发病争取时间。新生儿常用的通气方式为：同步间歇指令通气（SIMV），由临床医师设置机械强制的通气次数，患儿在两次机械通气间隙可借呼吸机的持续气流进行自主呼吸，用于锻炼自主呼吸。

（一）适应证

1. 相对指征

（1）频繁间歇性呼吸暂停对药物干预无效。

（2）血气分析急剧恶化，机械通气估计难以避免时可考虑早期应用。

（3）患儿呼吸非常困难，为减轻患儿的呼吸做功。

（4）NRDS 需要用肺表面活性剂治疗时。

2. 绝对指征

（1）长时间呼吸暂停。

（2）$PaO_2 < 50 \sim 60mmHg$ 而氧浓度 $> 60\% \sim 70\%$。

（3）$PaCO_2 > 60mmHg$ 伴持续性酸中毒（$pH < 7.2 \sim 7.25$）。

（4）全身麻醉患儿。

（二）操作流程

1. 呼吸机的准备 连接管道及测压管，将肺与呼吸机管道相连,加蒸馏水至水位线,连接电源。开机顺序:开空气压缩机→接氧气→开主机。注意空气压缩机压力表指针应位于绿区,打开湿化罐开关。

2. 调节呼吸机参数 一般氧浓度为 0.35 ~ 0.45,呼吸频率 40 次/分,PIP 为 20 ~ 25cmH$_2$O,PEEP 为 4 ~ 6cmH$_2$O,吸气时间 0.5 秒,流速 8 ~ 10L/min。

3. 连接气管插管 密切观察患儿神志、面色、口唇、甲床颜色、呼吸、心率、尿量、脉搏氧等变化,如呼吸机调节不适宜可出现胸部明显起伏、血压下降,表明通气过度。或出现烦躁不安、发绀加重、心率加快,表明通气不足或低氧血症,应立即通知医师及时处理。

4. 撤机 一般首先降低氧浓度和 PIP,然后降低呼吸频率,同时观察胸廓运动、脉搏氧和血气分析结果。当 PIP < 10 ~ 15cmH$_2$O,PEEP 为2 ~ 4cmH$_2$O,频率 <10 次/分,如动脉血气正常可转为 CPAP 模式,维持原有 PEEP 值,CPAP 维持治疗 1 ~ 4 小时,血气结果正常即可撤机。拔管前应用氨茶碱、纳洛酮等呼吸兴奋剂;拔管时,先吸净插管内及口鼻腔内的分泌物;准备头罩、氧气;拔管后留取痰培养;视患儿情况给予雾化吸入,减轻喉头水肿等。

5. 关机顺序 关主机→氧气→关空气压缩机。

6. 使用机械通气的并发症 ①气道损伤；②气管插管并发症；插管堵塞、插管意外脱管；③慢性肺部疾患；④气漏综合征；⑤感染；⑥早产儿视网膜病变；⑦神经系统并发症。

(三)注意事项

1. 监测呼吸机运转情况 看监测指标，听到报警音迅速处理。注意连接处有无漏气、松脱，经常检查插管固定是否牢固；操作过程中注意防止滑脱；记录插管刻度严格交接班；床旁备氧气和复苏气囊便于抢救。

2. 正确吸痰 吸痰前加大氧浓度，翻身拍背，选择合适的吸痰管，插入吸痰管深度超过插管 1cm 左右，听到"嗞嗞声"时，左右旋转缓慢退出，吸痰时间＜15 秒，待患儿生命体征平稳后下调氧浓度。避免盲目吸痰、吸痰时间过长、吸痰管插入过深等。吸痰后，立即给予复苏气囊加压给氧，待心率和脉搏氧恢复正常后，迅速连接呼吸机。

3. 预防感染 操作前后洗手，严格无菌操作，呼吸机专人负责，按要求做好清洁和消毒，病室定时通风，每日紫外线消毒。

4. 严密监测生命体征及循环功能 监测体温、心率、ECG、血压、尿量、中心静脉压及周围循环情况。观察患儿自主呼吸强弱，是否与呼吸机合拍。

5. 尽量避免患儿烦躁 适当应用镇静剂，防止颅内出血。

6. 做好基础护理 注意保暖，每日口腔及脐部护理各 2 次，保持患儿皮肤及周围环境清洁干燥，2~4 小时翻身一次，避免压疮。

（四）呼吸机的保养和维护

（1）呼吸机的操作者，应熟练掌握呼吸机性能、使用方法、故障排除等，以免影响治疗效果或损坏机器。

（2）呼吸机应有专人负责管理，定期维护、保养，并及时记录。

（3）使用过程中，蒸馏水及吸痰用的无菌注射用水每日更换；每日用有效氯消毒液擦拭呼吸机主机和面板；管路定时更换消毒；压缩机空气过滤网每日清洗一次。

（4）湿化罐用清水冲洗后，晾干送消毒供应室行环氧乙烷低温灭菌。

三、一氧化氮仪的使用

1. 适应证 公认的适应证为新生儿低氧性呼吸衰竭和肺动脉高压、潜在适应证为儿童复杂先天性心脏病合并肺动脉高压、儿童和成人急性肺损伤。

2. 应用指征

（1）低氧血症性呼吸衰竭，呼吸机正压通气下，$FiO_2 > 60\%$，$SpO_2 < 80\%$。

（2）肺动脉高压根据多普勒心脏彩超、心导管或临床诊断，以出现动脉导管、卵圆孔的右向左分流、三尖瓣反流等为依据。

3. 禁忌证

（1）严重左心发育不良，或依赖动脉导管未闭的患儿。

（2）严重出血，如颅内出血、脑室内出血、肺出血等。在出血得到控制后，病情变化仍然适用时可以使用。

（3）严重贫血，在血红蛋白 < 80g/L 时必须输血后，方能考虑治疗有适应证。

（4）高铁血红蛋白还原酶缺乏症，包括先天性或获得性。

4. 使用流程

（1）与呼吸机连接。

（2）打开电源开关，调至"增强模式"。系统自动显示"预热5：00"后，"清零3：00"。

（3）显示设置参数：标定 NO（为 NO 罐上标签浓度，如805）、潮气量（5 ~ 8ml/kg）、呼吸频率和吸呼比（潮气量、呼吸频率、吸呼比与呼吸机设置参数一致）、NO 治疗浓度［起始浓度 $(10 ~ 20) \times 10^{-6}$ 维持浓度 5×10^{-6}］、治疗时间（光标所在位置可设置、完成单个参数后，按"OK"，按"↑↓"移动光标，按"→←"光标在数字间移动）。

（4）"→"设置完成。

（5）开高压表，再开减压表（0.2 ~ 0.4，一般为0.3），按"OK"键治疗。

（6）修改参数，按"ESC"返回到设置菜单进行修改。

（7）关机顺序为关高压表、开减压表、所有压力归零后再关减压表。NO治疗仪继续工作20～30分钟排完余气后，关电源。

5. 注意事项

（1）有禁忌证患儿禁止使用。

（2）使用期间，严密观察患儿生命体征及脉搏氧情况，发现病情变化，及时报告医师，及时调整参数。

（3）NO的撤离 一般在肺动脉高压患儿血氧改善，右向左分流消失，吸入氧浓度降至40%～45%，平均气道压<10cmH$_2$O时，可考虑撤离NO。

四、新生儿气管插管的护理配合

气管插管术广泛应用于新生儿急救，一般选用3～3.5号的气管插管，<1000g的患儿使用2.5号管，插入的长度为千克体重+6，插入至声门下1～2cm。

1. 气管插管的适应证

（1）新生儿窒息复苏。

（2）呼吸心搏骤停。

（3）胎粪性羊水吸入需气管内吸引。

（4）呼吸机辅助呼吸。

（5）获取气管内分泌物做培养。

2. 插管途径

(1)经鼻插管。

(2)经口插管　一般选用经口气管插管术，易于操作便于抢救时争取时间。

3. 用物准备　复苏气囊、面罩、氧气、吸痰管、吸痰器、无菌手套、无菌生理氯化钠溶液、喉镜、电池、气管导管(根据患儿体重选择)、胶布(马蹄形胶布 2 条)、听诊器、胃管、20ml 注射器、呼吸机。

插管选择及插入深度见表 12 - 1。

表 12 - 1　插管选择及插入深度

胎龄(周)	体重(g)	插管型号	插入深度唇至管端(cm)	吸痰管型号(Fr)
<28	<1000	2.5	7	5~6
<34	<2000	3	8	6~8
<38	<3000	3.5	9	8>
38	>3000	3.5~4	10	8~10

4. 操作流程

(1)备齐用物至辐射台，协助医师打开无菌器械，如气管插管包等。连接氧气管与复苏气囊，打开氧流量。

(2)准备负压吸引，连接吸痰管，试吸备用。

(3)将患儿抱至辐射台，连接心电监护仪，摆好体位，取仰卧位，肩部抬高，头后伸使下颌、气管、剑突呈直线，开放气道，按需要固定头部。

(4)进行插管时护士要密切观察患儿生命体

征。如有心率减慢、发绀等情况，应暂停操作，给予复苏气囊加压给氧，待患儿面色转红、心率回升后再行插管。

（5）导管插好后应先用100%氧气气囊加压给氧，医师听诊双肺呼吸音清晰对称，查看胸廓起伏一致，确定导管位置正确后胶布固定。检查导管外露长度，如过长可适当剪短（用无菌剪刀），防止无效腔过大影响通气效果，保持导管安稳防止脱出。

（6）留置胃管，以防止胃扩张和呕吐时引起导管脱落。

（7）如导管松脱应重新固定，并报告医师重新确定导管位置。

（8）将患儿抱至床旁，连接呼吸机。

（9）插管后拍 X 线片，确定插管位置正确位置为第二至第三胸椎之间。

5. 注意事项

（1）复苏气囊加压给氧的频率是40次/分，潮气量为 6~8ml/kg。

（2）插管成功后，及时给予留置胃管，抽出胃内容物。

（3）插管过程中密切观察患儿生命体征及脉搏氧情况，并及时报告医师。

五、新生儿气管内给药

新生儿气管内给药主要为肺表面活性剂（PS），

需两人合作完成。PS 有两种剂型需冷冻保存，干粉剂在用前用生理氯化钠溶液溶开摇匀，预热；混悬剂用前解冻摇匀并预热，使 PS 颗粒更好地分散。

1. 用物准备 无菌手套、无菌剪刀、硅胶吸痰管(F6，F8)、5ml 注射器、尺子、皮肤消毒剂、棉签、复苏气囊、氧气。

2. 操作流程

(1)测量气管插管前端到外口的长度，将吸痰管剪至测量长度备用。

(2)给药前，充分吸净插管及口鼻腔内分泌物，保持呼吸道通畅，确定导管位置，听诊双肺呼吸音，如患儿烦躁可给予镇静剂。

(3)将复温好的药物上下转动，勿震荡，使药液呈均匀状态，消毒瓶口，医师戴手套，将药液抽吸至 5ml 注射器内，去针头连接备用的吸痰管。

(4)分离插管与呼吸机，医师将与注射器相连的硅胶管通过插管送至导管前端，分仰卧位、左、右侧卧位与患儿吸气时分 3 次快速注入，每次注入完毕后用复苏气囊加压 3~5 分钟使药液充分弥散。严密观察患儿心率、脉搏氧、呼吸、血压的变化，如出现呼吸暂停、心率下降应暂停给药，配合医师加压给氧，待生命体征平稳后再继续给药。最后打入少量空气将残余药液注入，以保证药量准确。

(5)给药完毕后，复苏气囊加压给氧 10~15 分钟后连接呼吸机,提高通气峰压,使药液在肺泡内充分弥散,给药后 30 分钟常规做血气,根据结果及时调整呼吸机参数。

3. 注意事项

(1)用药后取仰卧位,6 小时内禁止吸痰。

(2)由于是气管内直接给药,应严格执行无菌操作。

(3)用药前给予镇静剂,减少患儿刺激后咳嗽,至药液喷出。

六、新生儿氧疗

吸氧疗法是指通过给氧,提高动脉血氧分压和动脉血氧饱和度,增加动脉血氧含量,纠正各种原因造成的缺氧状态,促进组织的新陈代谢,维持机体生命活动的一种治疗方法。

(一)给氧指征

严重呼吸困难的患儿需要给氧多无异议,但对中等度缺氧的患儿是否给氧,应根据血氧监测而定。通常吸入空气时,血氧分压低于 50 ~ 60mmHg 应考虑给予吸氧。因为在血氧分压低于 60mmHg 时,其氧离曲线呈陡峭状,血氧分压的轻微下降可引起血氧含量的明显减少。

(二)物品准备

氧气装置 1 套(氧气装置有 2 种:一种为氧气筒、扳钳、氧气表、湿化瓶,另一种为中心供氧装置、氧气流量表、湿化瓶);鼻导管、棉签、胶布或氧气面罩、头罩等。

（三）操作流程

1. 携用物至患儿床旁，做好解释　先关紧流量表开关，打开总开关，再慢慢打开流量表开关，连接鼻导管，观察氧气流出是否通畅，然后关闭流量表开关。

2. 鼻导管法　为低流量给氧法。氧流量为 0.3~0.6L/min，用于病情较轻的患儿。

（1）用湿棉签清洁鼻腔。

（2）打开流量表将鼻导管用水湿润后，自鼻孔轻轻插入鼻腔，长度约为1cm。

（3）用胶布将鼻导管固定于鼻梁部。

3. 鼻旁管法　于鼻导管旁开一约1cm的狭小孔，将其固定于患儿鼻孔前，封闭一侧断端，另一侧接氧气，流量为 0.5~1L/min，适用于恢复期患儿或缺氧不严重者。

4. 面罩给氧法　常用氧流量为 1~1.5L/min。

（1）检查面罩各部功能是否良好。

（2）放置面罩，使与患儿面部密合，以橡皮带固定。

（3）定时间移去面罩，检查皮肤的压迫部位，防止皮肤损伤。

5. 鼻塞法　适用于长期用氧者，无导管刺激黏膜缺点，患儿舒适，使用方便。

（1）拭净鼻腔，将鼻塞塞入鼻孔，鼻塞大小以恰能塞严鼻孔为宜，塞入勿深。

(2)调节流量同鼻导管法。

6. 头罩吸氧法 常用流量为 2～5L/min。将患儿的头部置于头罩内，罩面上有多个孔，可以保持罩内的氧浓度、湿度和温度。头罩内的温度、湿度及吸入氧浓度，均可按要求调节，即按不同的氧气、空气比例调节所需的吸入氧浓度，加湿后吸氧，头罩与颈部之间要保持适当的空隙，头部不需固定，能自由转动，使患儿感到舒适，但要求罩内空气、氧气混合流量至少5L以上，否则会使罩内二氧化碳重新吸入，同时必须在罩内近口、鼻处放置吸入氧浓度检测仪。

(四)注意事项

(1)切实做到防火、防油、防震。氧气筒存放阴凉处，周围严禁烟火或放置易燃物品，禁止在氧气表的各接头处涂油。

(2)治疗过程中，经常观察患儿缺氧情况有无改善、氧气装置有无漏气、流量表指示与流量是否正确。调节流量时，应先分离导管或移动面罩后进行，以防高压氧冲入呼吸道损伤黏膜。

(3)持续用氧者，应经常检查鼻导管是否通畅，每8～12小时更换鼻导管1次，并更换鼻孔插入，以减少对鼻黏膜的刺激与压迫。

(4)筒内氧气切勿用尽，至少保留5kg/cm² 压力，以防外界空气及杂质进入筒内，于再充气时引起爆炸。

（5）氧气筒要有标志，注明"满"或"空"字，以便于使用时鉴别。各班交接班时，应检查氧气装置是否有缺损、漏气，氧气量是否够用，如有缺损、漏气应补充及修理，以免影响急救和治疗。

（6）给氧浓度　视患儿的需要而定。一般供氧浓度以能保持患儿的血氧分压在 50～80mmHg（早产儿 50～70mmHg）为度。要达到患儿的氧需量而不产生诸如脑、眼、肺的有害后果，必须进行血氧分压或动脉血氧饱和度的监测。要求：早产儿经皮脉搏氧监测为 85%～93% 即可。

七、新生儿吸痰技术

新生儿吸痰法是经口、鼻腔、人工气道将呼吸道的分泌物吸出，以保持呼吸道通畅，预防吸入性肺炎、肺不张、窒息等并发症的一种方法。

1. 目的

（1）彻底清除呼吸道分泌物，确保呼吸道通畅。

（2）促进呼吸功能，改善肺通气。

（3）预防肺部并发症的发生。

2. 物品准备　电动吸引器或中心负压装置，治疗盘内：F6 或 F8 吸痰管数根、玻璃导管一只（连接吸痰管及吸引器导管）、纱布数块、棉签、治疗碗内盛生理氯化钠溶液、一次性手套、弯盘。

3. 操作流程

(1)洗手、戴口罩。

(2)物品准备。

(3)检查吸引装置性能与负压,连接吸痰管。

(4)戴手套,阻断负压。①经鼻腔插入导管,开放负压,边旋转边吸鼻腔;②气管插管者经插管吸引。

(5)分离吸痰管,一次性吸痰管直接放入医疗废物袋中。

(6)擦拭口腔,整理用物。

4. 注意事项

(1)吸引前先检查吸引器效能是否良好,吸引导管是否通畅,连接是否正确。

(2)将患儿头侧向一侧,并略向后仰。吸痰管由口腔颈部插至咽喉部,在患儿吸气时将吸痰管插入气管。如口腔吸痰有困难时,可由鼻腔插入(颅底骨折患儿禁用);气管插管或气管切开患儿,可由气管插管吸痰。

(3)痰液黏稠时,可配合雾化吸入、叩背,提高吸痰效果。

(4)吸痰前后应加大氧流量,吸痰压力为 $-0.01 \sim -0.02$MPa,一次吸痰不应超过 15 秒。连续吸痰总时间不超过 3 分钟。吸痰完毕,立即给予复苏气囊加压给氧,使肺扩张。

(5)吸痰管应自下慢慢向上移,并左右旋转,吸净痰液，禁止固定一处吸引，吸痰过程中，注意观察患儿面色、皮肤颜色。

(6)严格无菌操作，一次性吸痰管用后弃去，每次吸痰均需要更换吸痰管，每日夜班晨起更换吸痰用生理氯化钠溶液，储液瓶内吸出的液体应及时倾倒，不得超过1/2满，储液瓶按规定消毒。

(7)玻璃接头备用时，插入生理氯化钠溶液瓶内，不得接触液体。

(8)储痰瓶及吸痰连接管、玻璃接头每周消毒一次，停止使用后进行终末处理。

第二节　新生儿远红外线辐射抢救台和暖箱的使用

一、新生儿远红外线辐射抢救台的使用

新生儿远红外线辐射抢救台是利用热辐射源对患儿进行开放式保温治疗，用于对早产儿、新生儿体格检查、手术后护理及危重抢救等。

1. 适应证

(1)产房内对刚娩出的新生儿进行擦干身体、吸分泌物、量体重、脐部护理、复苏等护理或抢救操作。

(2)对新生儿做一些暴露躯体的操作时(如抽血、腰穿等)。

(3)对危重新生儿进行抢救时。

2. 操作流程

（1）接通电源，打开总开关、照明灯电源开关、控制仪电源开关，检查各部位是否正常。

（2）选择模式　预热模式、手控模式、肤温模式。

1）预热模式　辐射台默认模式，打开辐射台后自动显示。

2）手控模式　即功率输出量由医护人员调节，主要用于新生儿放在辐射台短暂者，如出生时护理或简单的诊治操作。

3）肤温模式　凡新生儿需在辐射台时间较久时采用此模式。要保证传感探头紧贴皮肤上，否则会导致过热。

（3）按日龄、体重调节至适中温度，待温度升高至所需温度时，将早产儿或新生儿放入辐射台。

3. 注意事项

（1）不要过分信赖辐射台来防止热量丧失，应尽快将潮湿的新生儿擦干以减少蒸发失热。

（2）避免将辐射台放置在通风处。

（3）用辐射台保暖时，新生儿的不显性失水量较置暖箱者增加50%以上，应注意液体补充。

（4）新生儿在辐射台上，通过对流、蒸发散失热量可观，氧耗较高。

（5）辐射台在使用后应进行清洁消毒，用含氯消毒剂擦拭各部，处理完毕盖防尘罩。

二、新生儿暖箱的使用

1. 适应证　暖箱为新生儿提供一个适宜的小环境，尤其是早产儿、NRDS 患儿、危重儿及需蓝光治疗者等。

2. 操作流程

（1）根据患儿病情，在暖箱小槽内加足量的蒸馏水，满足其湿度需求。

（2）接通电源，检查各部位是否正常。

（3）打开控温开关，按日龄、体重调节至适中温度，待温度升高至所需温度时，将早产儿或新生儿放入箱内。

（4）每 4 小时测体温 1 次，根据体温和日龄随时调节箱温。

（5）暖箱不用时应将各控制开关调节"0"位，切断电源。

（6）暖箱使用期间，每日用 0.05% 有效氯擦拭箱内，住院满 7 日，更换暖箱 1 次。患儿出院后暖箱进行终末处理。拆卸暖箱各部件，用 0.05% 有效氯擦拭后，床单位消毒机彻底消毒。

3. 注意事项

（1）使用新生儿暖箱的护理人员必须经过培训，并在熟悉暖箱功能的医护人员指导下使用。

（2）需提前预热，待箱内各参数达到要求时再放入新生儿。

（3）使用期间，严格观察暖箱的运转是否正常，仪器报警要立即查明原因，若有故障立即关机，抱出患儿，请专职人员维修。使用中严禁堵塞出风口和回风口。

（4）每 2～4 小时监测患儿体温和箱温变化，并记录，或根据患儿体温情况随时调整。

第三节　新生儿换血疗法

新生儿换血是治疗高胆红素血症最迅速的方法。主要用于重症母婴血型不合的溶血症，换血可及时换出抗体和致敏红细胞，减轻溶血；减低血清胆红素浓度，防止核黄疸；同时纠正贫血，防止心力衰竭。

1. 换血指征

（1）产前诊断基本明确而新生儿出生时脐带血血红蛋白低于 120g/L，伴水肿、肝脾大、心力衰竭等。

（2）血清胆红素超过 342μmol/L（20mg/dl），且主要为未结合胆红素者。

（3）凡有早期核黄疸症状者，不论血清胆红素浓度高低都考虑换血。

（4）早产儿及前一胎有死胎、全身水肿、严重贫血等病史者，此胎往往也严重，应酌情降低换血标准。

（5）生后已 1 周以上，体重较大、情况良好、无核黄疸症状者，即使血清胆红素达 427.5μmon/L

（25mg/dl），而其中结合胆红素占 85.5μmol/L（5mg/dl）以上，也可先用其他方法治疗。

2. 血液的准备

（1）Rh 血型不合时，应采用与母亲相同的 Rh 血型，与新生儿相同的 ABO 血型。

（2）ABO 血型不合时，母亲是 O 型，新生儿是 A 型或 B 型，最好采用 AB 型血浆和 O 型红细胞混匀后换血。

（3）对有明显贫血和心力衰竭的患儿，可用血浆减半的浓缩血来纠正贫血和心力衰竭。

（4）血液应选用新鲜血，现配、现采。库血贮存时间不超过 3 日，使用前需去除保养液。

（5）换血量　通常为新生儿血容量的 2 倍。新生儿血容量为 80ml/kg，因此，换血量一般为150~180ml/kg。

（6）血液的球：浆 = 2：1 或 3：1。

3. 物品及环境准备

（1）物品准备　手术衣、无菌手套、三通（2个）、吊桶、输血器、直型留置针、肝素帽、3M贴膜、20ml 注射器（数支）、延长管、0.9%氯化钠溶液 500ml、肝素 1 支、心电监护仪、输液泵、辐射台、葡萄糖酸钙、5%碳酸氢钠液等。

（2）环境准备　室温 24~26℃，换血前用紫外线消毒房间 1 小时。

4. 操作流程

（1）备齐用物至辐射台，配置肝素钠氯化钠溶液

1ml=1U 肝素钠。

(2)注射器抽吸肝素钠氯化钠溶液，并连接延长管，冲三通备用。

(3)建立 1 条动脉通路，接三通，一端持续泵入肝素氯化钠溶液，防止堵管，另一端接 20ml 注射器用于从动脉抽血。

(4)建立 2 条静脉通路，其中 1 条接肝素帽用于给药，另 1 条接三通，接 20ml 注射器用于向静脉内注血。

(5)往吊桶内排入血液。摇匀后，排净空气，接于静脉通路。

(6)动静脉同步换血，速度适宜，保持血液出入量平衡。根据监护仪的各项参数及患儿的病情，调整换血的速度，一般控制整个换血全程时间在 90～120 分钟内。

(7)换血结束后，动脉通路拔出，局部加压止血 5 分钟，待出血停止后，穿刺点消毒，避免感染发生。静脉通路，去除三通，连接肝素帽，肝素氯化钠溶液冲管后输液用。

5. 注意事项

(1)换血前、中、后，均需留取血标本，查血气、血糖、血生化、血常规等。根据化验结果给予纠酸、补钙等处理。

(2)有呼吸困难、低血压、心血管系统不稳定者禁止换血，有呼吸困难、频繁呼吸暂停者，先给予呼吸机辅助呼吸。

（3）用肝素作为抗凝剂，肝素用量不能过大，以免引起出血和血小板减少。

（4）库存血置于室温下预温。

（5）换血过程中保持患儿安静，可用安抚奶嘴、少量糖水等，如需要可用苯巴比妥，应选用最小剂量：5mg/kg，尽量不用安定和大剂量苯巴比妥。

（6）换血后，严密监护患儿，继续光疗，密切观察患儿黄疸程度及有无嗜睡、拒乳、烦躁、抽搐等，每2小时测经皮胆红素值。

（7）术后情况良好者，可试喂糖水，如无呕吐等异常情况，可进行正常喂养。

第四节　新生儿常用基础操作技能

一、新生儿桡动脉血气标本采集

1. 物品准备　一次性5号头皮针、一次性1ml肝素化注射器、皮肤消毒剂、血气分析仪、一次性无菌手套、污物缸、一次性棉签。

2. 操作步骤

（1）选择穿刺部位　触摸桡动脉最大搏动点定位。

（2）穿刺方法　穿刺前常规皮肤消毒，护士左手托住患儿穿刺手背，右手持针，于第二腕横纹交界处与桡动脉平行方向，呈30°~45°进针穿刺（先将头皮针与肝素化注射器连接），有落空感并见搏动血即为穿刺成功。

（3）早产儿桡动脉较为明显，第二腕横纹处即可观察到高出皮肤表面的一道纹，穿刺方法同（2），即可穿刺成功。

（4）抽血后避免注射器内进入空气，影响血气结果。

（5）取血后按压5分钟，局部消毒。

3. 注意事项

（1）应于动脉搏动最明显点进行穿刺。

（2）应严格消毒。

（3）取血后一定要按压5分钟，防止出血。

（4）采血应在患儿安静时进行，因患儿啼哭、屏气、挣扎等均直接影响血气的数值，特别是氧分压。

（5）本穿刺不得作为给药、输液或其他用途。

二、新生儿 PICC 置管技术

新生儿 PICC 主要应用于新生儿静脉营养、血管刺激性药物静脉给药等方面，在控制感染、减少反复穿刺等方面也具有很大的优势。

1. 适应证

（1）早产儿或低出生体重儿。

（2）需要长期静脉输液。

（3）病情危重患儿需要抢救者。

（4）输入刺激性或毒性药物，如化疗药、钙剂、碱性药等。

（5）输入高渗液体，如浓度 >10% 的葡萄糖、

TPN 等。

(6)静脉保护 外周静脉条件差或缺乏外周静脉通路者。

2. 禁忌证

(1)肘部静脉血管条件差。

(2)穿刺部位有感染或损伤。

3. PICC 置管静脉选择 首选贵要静脉，在肘下 1~2 横指处进针；次选肘正中静脉。

4. 物品准备 PICC 穿刺包(PICC 为 1.9FR 导管)、穿刺鞘、2 副手套、肝素帽/正压接头、稀释肝素液(1~10U/ml)、生理氯化钠溶液、镊子、10ml 注射器 2 具、皮肤消毒剂、弯盘 2 个、治疗巾 2 块、孔巾 1 块、纱布若干、无菌透明敷贴、胶带。

5. 操作流程

(1)洗手、戴口罩。

(2)选择合适的静脉，首选贵要静脉。患儿平卧，手臂外展与躯干呈 90°，在预期穿刺部位以上扎止血带，评估患儿血管情况，松开止血带。

(3)测量导管尖端所在的位置 测量时手臂外展 90°，穿刺点沿静脉量至右胸锁关节再至第三肋间；测量双上臂中段周径，以供监测可能发生的并发症，如渗漏和栓塞。

(4)打开 PICC 无菌包，戴无菌手套。应用无菌技术，准备肝素帽，抽吸生理氯化钠溶液 5ml。

(5)将第一块治疗巾垫于患儿手臂下。乙醇清洁脱脂后，再用安尔碘消毒。新生儿为整个上肢，逆时针、顺时针间隔消毒各3次。

（6）更换手套，铺孔巾及第二块治疗巾，扩大无菌区。

（7）用注满生理氯化钠溶液的注射器连接导管并预冲，按测量长度剪去多余部分，剥开导管护套以便应用方便。

（8）助手在上肢扎止血带。

（9）再次消毒穿刺点，将保护套从穿刺针上去掉，活动套管。

（10）穿刺成功，见回血立即放低穿刺角度推入导针2~3mm，确保引导套管的尖端也处于静脉中，送外套管。

（11）左手示指固定引导套管，避免移位；中指压在套管尖端所处的血管上，减少血液流出；助手松开止血带；按压安全装置，使穿刺针退至安全装置内。

（12）用镊子夹住导管尖端，开始将导管逐渐送入静脉，用力要均匀、缓慢。当导管进入肩部时，将患儿头转向穿刺侧，下颌靠肩，以防导管误入颈静脉；将导管置入预计深度，即上腔静脉，从预穿刺点沿静脉至右胸锁关节再向下至第三肋间。

（13）送管成功后，从静脉内退出引导套管，使其远离穿刺部位，劈开并移去引导套管。

（14）用生理氯化钠溶液注射器抽吸回血，并注入生理氯化钠溶液，确定是否通畅，连接肝素帽。

（15）肝素氯化钠溶液正压封管。

（16）移去孔巾，用酒精棉签清理穿刺点周围皮肤，涂以皮肤保护剂。

（17）将体外导管放置呈 S 型弯曲，在穿刺点上方放置一小块无菌纱布吸收渗血，注意不要盖住穿刺点；覆盖一透明贴膜在导管及穿刺部位，贴膜下缘与圆盘下缘平齐，不要超过圆盘装置。

（18）用胶布固定圆盘，X 线拍片，确认导管尖端位置。

（19）记录　穿刺导管的批号及名称、导管型号及臂围、所穿刺部位、穿刺过程描述、抽回血情况、穿刺日期及穿刺者姓名、胸片结果等。

（20）拔管　患儿平卧，应从穿刺点部位轻轻地缓慢拔出导管，切勿用力过猛；拔管后立即压迫止血，24 小时内用无菌纱布覆盖穿刺点，以免发生拔管后静脉炎；测量导管长度，观察导管有无损伤或断裂；遇到拔管困难时，可以停止，先热敷或等 20～30 分钟后再次拔管。

6. 注意事项

（1）置管前　熟悉操作流程及并发症的处理；确认知情同意书已签字；评估血管情况；准备用物及环境，监测生命体征。

（2）置管中　严格无菌操作，两人密切配合；遇到问题及时向其主管医师报告；做好充分准备，尽力解决术中遇到的问题。

(3)置管后 及时查看 X 线检查结果，并做相应的处理；连接输液，准确记录；密切观察穿刺点出血情况，24 小时内更换敷料。

7. 护理要点

(1)每日治疗前测双侧臂围、导管刻度、固定位置、回血情况。

(2)观察穿刺点及周围皮肤有无红肿、分泌物及硬结等。

(3)冲管/封管。

1)目的 保持导管通畅，减少药物之间的配伍微粒，控制血液回流。

2)频率 每次静脉输液、给药后要冲管；输注 TPN 后要立即冲管后再接其他液体。

3)方法 正压脉冲式冲管，速度要慢。冲管溶液：生理氯化钠溶液，用于连续输液过程中，每 6 小时冲管 1 次；肝素氯化钠溶液(1～10U/ml)用于间断性输液后封管或每日治疗前。注射器：使用 10ml 注射器。

(4)一般置管后 24 小时内更换贴膜，去除纱布；贴膜、肝素帽每周更换 1 次。若使用纱布敷料，每 24～48 小时更换 1 次；若贴膜潮湿、脱落、可疑污染等立即更换；肝素帽有血渍、破损应及时更换。

(5)更换贴膜时，应自下而上撕去，用安尔碘消毒穿刺点周围皮肤，范围大于贴膜面积；更换贴膜后在贴膜、记录单上记录日期和时间。

（6）1.9FR 导管禁止采血、输血及血制品；禁止静脉注射、推钙、禁止使用 <10ml 的注射器；禁止封管，用注射泵 24 小时维持，最低速度 1ml/h。

（7）不得做静脉快速推注药物，以防压力过大，造成血管渗漏；禁止于高压注射泵推注造影剂。

（8）拔管后做导管尖端培养。

（9）拔管指征 体重长至理想指标，停止一切静脉治疗；导管移位/断裂；感染；误入动脉，机械性静脉炎处理不见好转；导管堵塞无法再通。

8. 常见并发症及处理

（1）穿刺部位出血

1）原因 导入针型号过大，留置导管过细；穿刺不当或创伤性穿刺；凝血功能障碍；穿刺部位活动过度等。

2）处理 穿刺前，正确评估患儿，了解患儿凝血功能、血小板计数等；发生出血立即给予沙袋压迫止血 4 小时；24 小时限制臂部活动；正确评估出血量，必要时给予止血药。

（2）穿刺部位渗液

1）原因 患儿处于低蛋白血症期；患儿全身状况差；导管位于穿刺点下，血管外发生破损；纤维蛋白鞘生成；液路不畅，如栓塞、压迫等。

2)处理 纠正原发病或原因，输注蛋白、纤溶剂使用；穿刺点处加压包扎；减少导管自由进出；拔出导管。

(3)机械性静脉炎 是由于导管对血管壁的摩擦、撞击作用，造成血管的痉挛和血管内膜的损伤，激惹静脉壁发生静脉炎症反应所致。其症状为：在置管后 72 小时内出现，可有轻度的疼痛，穿刺部位红、肿，可触及硬结或条索状改变。

1)原因 选择导管的型号和血管的粗细不适宜；穿刺者技巧，送管过快；微尘物质，导管上的颗粒物质；固定不妥；穿刺侧肢体过度活动；选择的导管材质过硬等。

2)处理 严重者立即停止输液，7 天后再输液；湿热敷，轻轻活动；限制穿刺肢体活动；抬高患肢；外涂类肝素软膏、如意金黄散，避开穿刺点。

3)预防 选择适当的导管型号；穿刺时送管动作轻柔，送管速度不宜过快；接触导管前冲洗干净附于手套上的滑石粉；掌握正确的固定方法，妥善固定导管；预防性应用增强型透明膜贴 5～7 天；适当约束患肢，减少过度活动。

(4)导管移位

1)症状体征 输液泵频繁报警；无回血；穿刺点外导管长度增加；局部肿、痛。

2)原因 固定差；剧烈运动；移位；导管头端在右房。

3)处理 观察导管状况；X线检查确认导管开口位置；拔管或重新置管。

4)预防 早期确定导管位置；固定导管。

(5)导管堵塞

1)症状体征 输液泵持续高压报警；注入药物有阻力及输注困难；回抽困难或无法抽到回血；无法冲管；输液速度减慢或停止；缓慢加重的堵塞提示脂类物质沉积。

2)原因 药物配伍禁忌，药物之间不相溶，未经氯化钠溶液冲管就用肝素封管；未正压封管，导致血液反流；脂肪乳剂沉淀引起管腔阻塞；导管尖端贴到静脉壁，因患儿体位，导管打折；静脉血管内膜损伤。

3)处理 检查导管是否打折，患儿体位是否恰当；确认导管尖端位置正确；用10ml注射器缓慢回抽，血凝块是否能抽出；酌情拔管。

4)预防 尽量减少穿刺时静脉损伤；采用正确的封管技术；注意药物间配伍禁忌；输注脂肪乳剂应定时冲管。

三、新生儿肛门直肠插管术

1. 适应证 肛管排气；清洁灌肠。

2. 物品准备 聚乙烯管或相应大小的软橡皮管(钝头，顶端侧面开加几个小孔)、液状石蜡、便盆、20ml注射器、生理氯化钠溶液预热到38℃、手套、湿巾、纸尿裤。

3. 操作流程

(1)患儿仰卧，臀部垫以纸尿裤，使患儿双膝向腹侧屈曲，暴露肛门。

(2)戴好手套，将肛管前端蘸以液状石蜡。

(3)清洁灌肠　用注射器吸取预热的生理氯化钠溶液 10 ~ 20ml 接上肛管，边插管边推注生理氯化钠溶液，插入直肠 3 ~ 4cm 即可，注入完毕后再抽吸出注入的生理氯化钠溶液，注入便盆中。以后按 10 ~ 20ml 注入和吸出，反复进行，直至抽出液中不见粪质为止。

(4)肛管排气　从肛门轻轻旋转插入 4 ~ 5cm，将管子另一端插入床下水瓶中，可见气泡排出，可轻轻旋转导管并略向前后运动，更换患儿体位或用手轻轻按摩腹部，以助排气。

(5)术毕拔管，用湿巾擦净臀部，换上干净纸尿裤。

4. 注意事项

(1)插管时动作轻柔，如插管不畅，可轻轻旋转，禁用力插入。

(2)选择合适型号的肛管。

四、新生儿下鼻胃管技术及鼻饲

1. 适应证

(1)鼻饲　于 32 周、缺乏咽反射和吮吸、吞咽能力的早产儿或呼吸急促的新生儿。

(2)用于诊疗　抽吸胃液做检查；抽空胃内

容物如吸入的胎粪，洗胃；胃肠减压。

2. 物品准备　6Fr 硅胶鼻饲管、20ml 注射器、胶布、一次性手套。

3. 操作流程

（1）操作前用肥皂洗净双手。将患儿仰卧，测量插入长度（耳垂至鼻尖，鼻尖至剑突）在鼻饲管上做标记。

（2）将患儿头便向一侧，戴手套，将胃管由鼻孔送入胃内。

（3）将注射器接在胃管上，抽吸有无胃液引出或将 0.5～1ml 空气注入胃中，在腹部听诊有无气过水声，核实胃管在胃内后胶布固定，标明下胃管时间。

（4）鼻饲时，需按时按质按量将鼻饲液加入注射器，将注射器固定在高于患儿头部 15～20cm 处，通过重力作用自行滴入。喂毕注入少量空气，排净鼻饲管内残留奶液。喂后轻拍患儿背部，将患儿右侧卧位或俯卧位，有助于胃排空。每次鼻饲需先抽吸胃内残留量。如 > 1/4 前次喂入量，提示消化不良，应减量或暂停鼻饲。

4. 注意事项

（1）下胃管过程中刺激迷走神经可引起呼吸暂停和心动过缓，注意观察。

（2）每次鼻饲前，应抽吸胃液，确定胃管位置；抽吸胃内残余量，确定鼻饲量为全量或减量。

（3）鼻饲管每周更换一次，胶布污染随时更换。

（4）更换鼻饲管应在鼻饲前更换。

五、新生儿皮肤护理

皮肤具有保护功能，是人体与外界接触的防御屏障。新生儿皮肤娇嫩，血管丰富，易损伤而致细菌感染防御功能不够完善，对外界刺激敏感，往往因轻微的外力、刺激引发损伤，护理不当而易发生各种感染。因此，保证其完整性是新生儿护理中极其重要的内容。

（一）常规皮肤护理

1. 勤洗澡，勤擦拭，保持皮肤清洁　每日为病情平稳的患儿流动水洗澡 1 次，水温 38~41℃；不能洗澡的患儿，用柔湿巾轻轻擦拭皮肤皱褶处，如颈下、腋窝、肘窝、腹股沟、腘窝等处；每次大便后用温水清洗臀部，勤换尿布防止红臀和尿布疹的发生。

2. 保持脐带残端的清洁和干燥　每日用安尔碘棉签消毒，一般于生后 3~7 日残端脱落。脱落后如有黏液或渗血，应用安尔碘消毒或重新结扎；如有肉芽组织，可用硝酸银烧灼局部；如有化脓性感染，用双氧水（过氧化氢）或碘酒消毒。

3. 保持口腔清洁　危重患儿需每日用 0.9% 氯化钠溶液棉签擦拭口腔，保持口腔清洁，以防真菌感染。

4. 衣服宜宽大、质软、不用纽扣　应选用柔软、吸水性强的尿布。

（二）新生儿皮肤问题

1. 新生儿臀红 由于大便浸湿尿布后未及时更换，尿液中的尿素被粪便中的细菌分解成氨，刺激皮肤使其发炎，所以又称为尿布疹。

（1）分期

1）轻度 仅有臀部潮红。

2）中度 局部表皮潮红并伴有红色小丘疹。

3）重度 除伴有中度表现外，还伴有皮肤破溃、脱皮及糜烂、溃疡，有时可并发细菌或真菌感染。

（2）护理

1）轻度 温水洗干净后，干氧吹干，涂鞣酸软膏，如此反复几次，1 日可治愈。

2）中度 温水洗干净后，干氧吹干，涂鞣酸软膏与炉甘石洗剂交替使用，并加以短时间按摩，如此反复几次，疗效较好，1～2 日可治愈。

3）重度 温水洗干净后，干氧吹干，取赛肤润 1～2 滴于患处轻揉 10 分钟，3～5 日可治愈。臀红应加强尿布的更换，保持臀部清洁，以防感染。

2. 新生儿硬肿症 由于受寒等原因引起皮肤、皮下脂肪硬化、水肿，常见于生于冬天、早产、窒息、感染、缺氧的新生儿。

（1）临床表现 多发生于生后 1 周，皮肤呈暗红色，紧贴皮下组织不易捏起，如橡皮样。全身冰凉，反应差，尿少或无尿，体温在 35℃ 以下或不升。

(2)护理

1)根据患儿胎龄、体重、脉搏、硬肿部位程度、肌张力、尿量、四肢末梢循环情况制定护理计划，遵循逐步复温的原则，切忌加温过速。

2)保证热量供给、液体供给，控制输液速度。

3)预防感染，严格消毒隔离制度，做好重症记录。

3. 新生儿输液外渗的护理

(1)导致新生儿皮肤损伤的常见药物

1)具有外渗性的化学物质　如钾、钙、高渗糖、甘露醇、硫酸镁、碳酸氢钠、氨茶碱等。

2)具有高分子性质的抗生素　青霉素类、头孢菌素类、万古霉素、美罗培南等。

3)蛋白制剂　人血白蛋白、免疫球蛋白、血制品、血浆、血小板和全血。

4)静脉高营养物质　氨基酸、脂肪乳、水溶性维生素、脂溶性维生素。

5)血管收缩剂　多巴胺及肾上腺素。

(2)药物外渗所致皮肤损伤的表现

1)在静脉滴注脂肪乳剂外渗时，局部皮肤不红肿，但有白色颗粒状沉积物稍突出表面。

2)甘露醇、钙、氯化钾、抗生素、能量合剂、多巴胺等药物外渗所致皮肤损伤时，若为轻度炎性改变：局部组织出现大片红肿、肿胀，沿血管出现条索状的红线；若为重度：局部皮肤苍白继而出现水疱，更严重者皮肤直接由红变为紫黑色，形成溃疡。

（3）护理

1）轻度炎性改变 可使用中成药制剂，依照中医瘀消活血、肿消痛止的原则制成的中药制剂，对各种药物渗漏引起的水肿、淤血、疼痛者效果较好。如涂如意金黄散、类肝素软膏。

2）重度炎症改变 任何药物引起的局部皮肤出现水疱、变紫黑色或坏死，都要进行药物封闭。采用甲磺酸酚妥拉明皮下浸润注射。炎症早期24~48小时内，给予冰氯化钠溶液湿敷20分钟后，涂类肝素软膏。

第十三章　ICU常用药物监测

第一节　镇静、镇痛药物的监测

一、哌替啶（度冷丁）

（一）药理作用

1. 镇痛、镇静　与吗啡相似，但镇痛效力仅为吗啡的 1/10～1/8。注射后 10 分钟即可见效，作用持续时间 2～4 小时。在镇痛的同时，10%～20% 的病人可出现欣快感，引起明显的镇静作用。

2. 抑制呼吸　哌替啶与吗啡在等效镇痛剂量时，抑制呼吸程度相等，但维持时间较短。肌内注射 1 小时后抑制呼吸作用达高峰，一般在 2 小时内开始恢复，对呼吸功能正常者无明显妨碍，但对肺功能不良者及颅脑损伤者可危及生命。

3. 心血管系统　治疗量可扩张血管，引起直立性低血压。由于抑制呼吸，使体内的 CO_2 蓄积而扩张脑血管，可致颅内压升高。

4. 平滑肌　可提高胃肠道平滑肌及括约肌张力，但作用弱而短暂，故不引起便秘，也无止泻作用。能引起胆管括约肌痉挛，提高胆内压，但作用较吗啡弱。治疗量的哌替啶对支气管无明显影响，大剂量可引起收缩。对妊娠末期子宫的正常节律性收缩无明显影响，不对抗缩宫素对子宫的兴奋作用，故用于分娩止痛不延长产程。但应估计胎儿在 2～4 小时内不会分娩的情况下使用。

（二）临床应用

1. 镇静、镇痛 弱于吗啡，但成瘾性比吗啡轻，目前几乎取代吗啡在各种剧痛中的应用，如创伤性疼痛、手术后疼痛、内脏绞痛、晚期癌痛及分娩疼痛等。对内脏绞痛仍应配伍解痉药阿托品。

2. 麻醉前给药 可消除病人手术前的紧张和恐惧情绪，可减少麻醉药的用量。

3. 人工冬眠 常与氯丙嗪、异丙嗪组成冬眠合剂用于冬眠疗法。其中氯丙嗪虽可增强哌替啶的镇静作用，但使用后的呼吸抑制和降压作用增强，应予以注意。对老年体弱者，婴儿和呼吸功能不良者，应用冬眠合剂时，可不加哌替啶。

4. 心源性哮喘和肺水肿 可代替吗啡作用，但对部分病人疗效不如吗啡。

（三）微量注射泵输入

微量注射泵输入哌替啶用于术后镇痛配置方法：首次为哌替啶 50mg + 生理氯化钠溶液 50ml，以 90ml/h 泵入；再配置哌替啶 50mg + 生理氯化钠溶液 50ml，以 2～4ml/h 泵入，维持至 24～48 小时。

（四）不良反应与禁忌证

1. 不良反应

（1）治疗量可引起恶心、呕吐、眩晕、出汗、心悸和直立性低血压。

（2）反复使用易产生耐药性，连续用药2周可成瘾，故临床应控制使用。

（3）有轻度呼吸抑制作用，可使体内的 CO_2 堆积，导致脑血管扩张，颅内压升高。

（4）中毒　大剂量引起中毒表现为呼吸抑制和昏迷。偶可致瞳孔散大、震颤、肌肉痉挛、反射亢进。代谢物去甲哌替啶蓄积可引起中枢兴奋，心跳加快、谵妄甚至惊厥。解救时，纳洛酮不能对抗其惊厥症状，需配合抗惊厥药物使用。

2. 禁忌证

（1）室上性心动过速、外伤和颅内疑有占位性病变者禁用。

（2）气管哮喘、慢性阻塞性肺疾病严重和肺功能不全者禁用。

（3）老年体弱和婴幼儿慎用。

（4）严禁与单胺氧化酶抑制剂使用。

（五）用药监护

1. 本品为国家特殊管理的麻醉药品，务必严格遵守国家对麻醉药品的管理条例。

2. 未明确诊断的疼痛尽可能不用本品，以免掩盖病情贻误诊治。

3. 肝功能损伤、甲状腺功能不全者慎用。

4. 静脉注射后可出现外周血管扩张、血压下降，尤其与吩噻嗪类药物（如氯丙嗪等）以及中枢抑制药并用时。

5. 本品务必在单胺氧化酶抑制剂（如呋喃唑酮、丙卡巴肼等）停用 14 天以上方可给药，而且应先试用小剂量（1/4 常用量），否则会发生难以预料的严重的并发症，临床表现为多汗、肌肉僵直、血压先升高后剧降、呼吸抑制、发绀、昏迷、高热、惊厥、终致循环衰竭而死亡。

6. 注意勿将药液注射到外周神经干附近，否则产生局麻或神经阻滞。

7. 不宜用于 PDA，特别不能做皮下 PDA。

8. 本品能通过胎盘屏障及分泌入乳汁，因此产妇分娩镇痛时以及哺乳期间使用时剂量酌减。

9. 小儿基础麻醉：在硫喷妥钠按体重 3 ~ 5mg/kg 10 ~ 15 分钟后，追加哌替啶 1mg/kg 加异丙嗪 0.5mg/kg 稀释至 10ml 缓慢静注。

10. 本品与芬太尼因化学结构有相似之处，两药可有交叉敏感。本品能促进双香豆素、茚满二酮等抗凝药物增效，并用时后者应按凝血酶原时间而酌减用量。

11. 注射液不能与氨茶碱、巴比妥类药钠盐、肝素钠、碘化物、碳酸氢钠、苯妥英钠、磺胺嘧啶、磺胺甲噁唑、甲氧西林配伍，否则发生浑浊。

二、芬太尼

（一）药理作用

本品为 μ 阿片受体激动剂，短效镇痛剂，镇痛作用为吗啡的 80～100 倍，作用迅速，但维持时间短。

（二）临床应用

主要用于复合麻醉，尤其适合心血管手术麻醉，是目前最常用的术中术后麻醉镇痛。

（1）用于各种剧烈疼痛。

（2）与全身麻醉药或局部麻醉药合用，可减少麻醉药的剂量。

（3）与氟哌啶醇合用产生安定、镇痛作用，适用于外科小手术。

（4）与异丙嗪合用产生安定、镇痛作用，适用于外科手术。

（5）用于癌痛。

（三）微量注射泵输入

微量注射泵输入芬太尼用于术后镇痛配置方法：芬太尼 0.2mg + 生理氯化钠溶液 54ml + 异丙嗪 50mg，以 3～6ml/h 持续泵入 24～48 小时。

（四）不良反应及禁忌证

（1）眩晕、恶心、呕吐及胆道括约肌痉挛。

（2）大剂量产生明显肌肉强直，纳洛酮可对抗。

（3）静脉注射过快易产生呼吸抑制。

（4）支气管哮喘、脑损伤或脑肿瘤引起的昏迷禁用此药。

（五）用药监护

1. 本品为国家特殊管理的麻醉药品，务必严格遵守国家对麻醉药品的管理条例。

2. 芬太尼和 CYP3A4 抑制剂（如某些蛋白酶抑制剂、酮康唑、氟康唑、地尔硫草、红霉素和维拉帕米等）同时使用，会导致血浆中的芬太尼浓度升高，甚至引起可能致命的呼吸抑制。因此，需要密切监测，以防芬太尼过量。

三、吗啡

（一）药理作用

1. 中枢神经系统

（1）镇痛、镇静作用　吗啡具有强大的镇痛作用，皮下注射 5 ~ 10mg 既能显著减轻或消除各种原因所致疼痛。镇痛作用可维持 4 ~ 5 小时。在镇痛的同时，有明显的镇静作用，消除病人的紧张、焦虑及恐惧等情绪反应，提高病人对疼痛的耐受。

（2）抑制呼吸　治疗量的吗啡既有呼吸抑制作用，使呼吸频率减慢，潮气量降低，呼吸中枢对 CO_2 敏感性降低；随剂量增大，呼吸抑制状态加深；中低剂量时，呼吸频率可减至 3 ~ 4 次/分，从而导致严重缺氧。

（3）镇咳　吗啡抑制咳嗽中枢，是咳嗽反射消失或者减弱，但易成瘾，临床常用可待因代替。

（4）中枢作用　中毒时瞳孔呈针尖样变化；引起恶心、呕吐；促进垂体后叶释放抗利尿激素。

2. 心血管系统　外周血管扩张，引起直立性低血压。此外，由于吗啡抑制呼吸而引起 CO_2 潴留，可继发脑血管扩张，脑血流增加，颅内压升高。

3. 平滑肌

（1）能兴奋胃肠道平滑肌，提高其张力，作用强而持久，有时可达痉挛的程度；抑制消化液分泌，使食物消化延迟；由于对中枢的抑制，使便意迟钝，引起便秘。

（2）治疗量吗啡可使胆道平滑肌痉挛，奥迪括约肌收缩，胆内压升高，上腹部不适，甚至发生胆绞痛。

（3）能收缩输尿管，增强膀胱括约肌张力，引起尿潴留；大剂量吗啡尚可收缩支气管，诱发哮喘发作。

（二）临床应用

1. 镇痛　吗啡对各种疼痛都有效，但易成瘾，用于其他镇痛药无效的严重创伤、烧伤等引起的急性锐痛。心肌梗死引起的心绞痛，若血压正常者，亦可使用；有镇静作用，消除焦虑不安等情绪反应并扩张外周血管，减轻心脏负担。对内脏绞痛则应与解痉药阿托品合用。

2. 心源性哮喘　左心衰竭突发急性肺水肿，

除采用吸氧，给强心苷、氨茶碱外，应配合使用小剂量吗啡，使症状迅速得以改善。作用机制可能是由于吗啡的镇静作用，消除病人紧张不安的情绪，减少耗氧量，扩张外周血管，降低外周阻力，减少回心血量，减轻心脏负荷。此外，吗啡降低呼吸中枢对 CO_2 的敏感性，使呼吸由快而浅变为深而慢，有利于肺泡换气。

3. 止泻　可用于非细菌性急慢性腹泻以及肛门手术后的止血，常选用阿片酊或复方樟脑酊。

4. 心肌梗死而血压正常者　应用本品可使病人镇静，并减轻心脏负担。

5. 麻醉和手术前给药可保持病人宁静进入嗜睡。

（三）不良反应和禁忌证

1. 不良反应

（1）治疗量可引起恶心、呕吐、眩晕、便秘、排尿困难、胆绞痛、呼吸抑制和嗜睡等。

（2）过敏反应者较少，偶尔瘙痒、荨麻疹、皮肤水肿等。

（3）耐药性　连续反复多次应用吗啡可产生耐药性，其效力减弱。必须增加剂量才有效。临床应用常用量 2~3 周即明显产生耐药性。应用大剂量时，耐药性形成更快。故开始宜选用小剂量，逐渐加大以找到最佳有效剂量。各种镇痛药交替使用，可延缓耐药性的发生。

（4）成瘾性　治疗量，3 次/日，连续用药 2

周左右产生成瘾性，引起精神和身体的依赖性，一旦停药即出现戒断症状，表现为烦躁不安、失眠、打哈欠、呕吐、流涕、肌肉痛、震颤、盗汗、腹痛、意识丧失、瞳孔散大甚至虚脱等症状。给予治疗量吗啡，上述症状立即消失。

2. 禁忌证　分娩止痛、哺乳妇女和婴儿止痛、支气管哮喘、肺心病、颅内压增高、痢疾、消化道和泌尿道阻塞性疾病及严重肝功能障碍病人，禁用吗啡类药物。

(四)用药监护

1. 本品为国家特殊管理的麻醉药品，务必严格遵守国家对麻醉药品的管理条例。

2. 根据 WHO《癌症疼痛三阶梯止痛治疗指导原则》中关于癌症疼痛治疗用药个体化的规定，对癌症病人镇痛使用吗啡应由医师根据病情需要和耐受情况决定剂量。

3. 未明确诊断的疼痛，尽可能不用本品，以免掩盖病情，贻误诊断。

4. 可干扰对脑脊液压升高的病因诊断，这是因为本品使二氧化碳滞留，脑血管扩张的结果。

5. 能促使胆道括约肌收缩，引起胆管系的内压上升，可使血浆淀粉酶和脂肪酶均升高。

6. 对血清碱性磷酸酶、丙氨酸氨基转移酶、门冬氨酸氨基转移酶、胆红素、乳酸脱氢酶等测定有一定影响，故应在本品停药24小时以上方可进行以上项目测定，以防可能出现假阳性。

7. 因本品对平滑肌的兴奋作用较强，故不能单独用于内脏绞痛（如胆、肾绞痛），而应与阿托品等有效的解痉药合用，单独使用反而使绞痛加剧。

8. 应用大量吗啡进行静脉全麻时，常和神经安定药（neuroleptics）并用，诱导中可发生低血压，手术开始遇到外科刺激时血压又会骤升，应及早对症处理。

9. 吗啡注入硬膜外间隙或蛛网膜下腔后，应监测呼吸和循环功能，前者24小时，后者12小时。

10. 药液不得与氨茶碱、巴比妥类药钠盐等碱性液、溴或碘化合物、碳酸氢盐、氧化剂（如高锰酸钾）、植物收敛剂、氢氯噻嗪、肝素钠、苯妥英钠、呋喃妥因、新生霉素、甲氧西林、氯丙嗪、异丙嗪、哌替啶、磺胺嘧啶以及铁、铝、镁、银、锌化合物等接触或混合，以免发生浑浊甚至出现沉淀。

四、丙泊酚

（一）药理作用

丙泊酚是一种起效迅速（约30秒），短效的全身麻醉药，通常从麻醉中复苏迅速。丙泊酚为静脉全身麻醉药，用于麻醉或镇静的诱导与维持。治疗量下静脉注射后40秒内可迅速产生催眠作用，而兴奋作用很小。

（二）临床应用

用于麻醉诱导、维持以及镇痛和镇静。

（三）不良反应

1. 血管系统　低血压、儿童潮红、血栓形成及静脉炎。

2. 心脏系统　心动过缓、肺水肿。

3. 呼吸系统、胸及纵隔　诱导期一过性呼吸暂停。

4. 胃肠系统　复苏期恶心及呕吐、胰腺炎。

5. 神经系统　复苏期头痛、术后神志不清。

（四）禁忌证

1. 对本品任何成分过敏的病人禁用。

2. 16 岁和 16 岁以下机械通气时镇静者禁用。

3. 2% 丙泊酚注射液含大豆油，对花生或大豆过敏的病人不应使用本品。

（五）用药监护

需逐步将血药浓度设定在 $0.2 \sim 2.0 \mu g/ml$ 范围。用药开始应设定一个较低的靶浓度值，然后根据病人的反应逐渐增加剂量直至达到需要的镇静程度。

1. 成人　正在接受机械通气重症监护的病人，使用镇静药物时，建议持续输注本品。大多数病人的输注速率为每小时 $0.3 \sim 0.4mg/kg$ 时，可达到满意的镇静效果。病人在接受本品用于 ICU 镇静时，推荐输注速率不应超过每小时 $4.0mg/kg$，除非病人的获益大于风险。如本品用于脂肪超负荷危险的病人时，应检测血脂水平，有指标显示机体血脂清除不完全时，应适当调整本品剂量。如病人同时接受其他静脉乳剂，应考虑输注的脂肪总量并酌情减量。1ml 浓度为 20mg 的本品约含 0.1g 脂肪。如果病人用药时间超过 3 日，则应对其血脂进行监测。

2. 老年病人 当丙泊酚用于镇静时，其输注速率应降低，严禁快速推注给药，因为可能导致老年病人循环、呼吸系统抑制。

3. 小儿 本品禁用于 16 岁或 16 岁以下病人机械通气时的镇静。

五、咪达唑仑

（一）药理作用

是短效的苯二氮䓬类中枢神经系统抑制剂。据文献报道，本品肌内给药吸收迅速完全，生物利用度高达 90% 以上。本品在体内完全被代谢，主要代谢物为羟基咪达唑仑，然后迅速与葡萄糖醛酸结合，呈无活性的代谢物。60% ～70% 剂量由肾脏排出体外。半衰期为 1.5 ～2.5 小时。

（二）临床应用

（1）麻醉前给药。用于手术前镇静、抗焦虑。

（2）全麻醉诱导和维持。

（3）椎管内麻醉及局部麻醉时辅助用药。

（4）诊断或治疗性操作（如心血管造影、心律转复、支气管镜检查、消化道内镜检查等）时病人镇静。

(5)ICU病人镇静，尤其是对气管插管及机械通气的镇静。

(三)用法与用量

本品为强镇静药，注射速度宜缓慢，剂量应根据临床需要、病人生理状态、年龄和使用药物情况而定。

1. 注射　肌内注射用0.9%氯化钠注射液稀释。静脉给药用0.9%氯化钠注射液、5%或10%葡萄糖注射液、5%果糖注射液、林格液稀释。

2. ICU病人镇静　先静脉注射2~3mg，继之以0.05mg/(kg·h)静脉滴注维持。

(四)不良反应与禁忌证

1. 不良反应

(1)较常见的不良反应为嗜睡、镇静过度、头痛、幻觉、共济失调、呃逆和喉痉挛。

(2)静脉注射还可发生呼吸抑制及血压下降，极少数可发生呼吸暂停、停止或心搏骤停。有时可发生血栓性静脉炎。

2. 禁忌证　对苯二氮䓬类药物过敏的病人、急性闭角型青光眼病人、重症肌无力病人、精神分裂症病人、严重抑郁状态病人禁用。

(五)用药监护

1. 静脉注射咪达唑仑，突然停药可引起戒断综合征，推荐逐渐减少剂量。

2. 慎用于体质衰弱者或慢性病、肺阻塞性疾病、慢性肾衰竭、肝功能损害或充血性心力衰竭病人，若使用咪达唑仑应减小剂量并进行生命体征的监测。

3. 咪达唑仑与任何能抑制中枢神经系统作用的药物，特别是麻醉性镇痛药(例如吗啡、哌替啶、芬太尼)，以及司可巴比妥和氟哌利多合用时会增加其镇静效果，因此必须根据合并用药的种类和数量以及所需的临床反应来调整咪达唑仑的剂量。

4. 咪达唑仑与细胞色素酶 P450-3A4 系统抑制药，如西咪替丁(不是雷尼替丁)、红霉素、地尔硫草、维拉帕米、酮康唑和伊曲康唑合用时应谨慎，这些药物相互作用会使咪达唑仑血浆清除率下降，使其镇静作用延长。

5. 接受红霉素治疗的病人应慎咪达唑仑，因为琥乙红霉素会使咪达唑仑的血浆清除率下降。

六、地西泮注射液

(一)药理作用

本品为长效苯二氮草类药，为中枢神经系统抑制药，可引起中枢神经系统不同部位的抑制，随着用量的加大，临床表现可自轻度的镇静到催眠甚至昏迷。具有抗焦虑、镇静催眠作用、遗忘作用、抗惊厥作用和骨骼肌松弛作用。

(二)临床方用

1. 可用于抗癫痫和抗惊厥。静脉注射为治疗癫痫持续状态的首选药，对破伤风轻度阵发性惊厥也有效。

2. 静脉注射可用于全身麻醉的诱导和麻醉前给药。

（三）用法与用量

1. 成人常用量 基础麻醉或静脉麻醉，10～30mg。镇静、催眠或急性乙醇戒断，开始10mg，以后按需每隔3～4小时加5～10mg。24小时总量以40～50mg为限。癫痫持续状态和严重频发性癫痫，开始静脉注射10mg，每隔10～15分钟可按需增加甚至达最大限用量。破伤风可能需要较大剂量。静脉注射宜缓慢，每分钟2～5mg。

2. 小儿常用量 抗癫痫、癫痫持续状态和严重频发性癫痫，出生30日至5岁，静脉注射为宜，每2～5分钟0.2～0.5mg，最大限用量为5mg。5岁以上每2～5分钟1mg，最大限用量10mg。如需要，2～4小时后可重复治疗。重症破伤风解痉时，出生30日至5岁，1～2mg，必要时3～4小时后可重复注射，5岁以上注射5～10mg。小儿静脉注射宜缓慢，3分钟内按体重不超过0.25mg/kg，间隔15～30分钟可重复。新生儿慎用。

（四）不良反应与禁忌证

1. 不良反应

（1）常见的不良反应有嗜睡、头晕、乏力等，大剂量可有共济失调、震颤。

（2）罕见的有皮疹、白细胞减少。

（3）个别病人发生兴奋、多语、睡眠障碍，甚至出现幻觉。停药后，上述症状很快消失。

（4）长期连续用药可产生依赖性和成瘾性，停药可能发生撤药症状，表现为激动或忧郁。

2. 禁忌证　孕妇、妊娠期妇女、新生儿禁用或慎用。

（五）用药监护

1. 对苯二氮䓬类药物过敏者，可能对本药过敏。

2. 肝肾功能损害者能延长本药清除半衰期。

3. 癫痫病人突然停药可引起癫痫持续状态。

4. 严重的精神抑郁可使病情加重，甚至产生自杀倾向，应采取预防措施。

5. 避免长期大量使用而成瘾，如长期使用应逐渐减量，不宜骤停。

6. 对本类药耐受量小的病人初用量宜小，逐渐增加剂量。

7. 下列情况慎用。

（1）严重的急性乙醇中毒，可加重中枢神经系统抑制作用。

（2）重度重症肌无力，病情可能被加重。

（3）急性或隐性发生闭角型青光眼可因本品的抗胆碱能效应而使病情加重。

（4）低蛋白血症时，可导致易嗜睡难醒。

（5）多动症者可有反常反应。

（6）严重慢性阻塞性肺部病变，可加重呼吸衰竭。

（7）外科或长期卧床病人，咳嗽反射可受到抑制。

（8）有药物滥用和成瘾史者。

第二节　血管活性药物的监测

一、扩张血管药物

（一）硝普钠

硝普钠为一种速效和短时作用的血管扩张药，对动脉和静脉平滑肌均有直接扩张作用，血管扩张使周围血管阻力降低，因而有降压作用。血管扩张使心脏前、后负荷均降低，故对心力衰竭有益。

1. 药理作用　静脉给药→使静脉扩张→增大静脉血流→回心血量减少→左室舒张末期容量和压力↓→前负荷↓→动脉扩张→体循环血管阻力↓→心脏后负荷↓→心排血量↑。

2. 临床应用　心脏泵功能衰竭、心脏前后负荷较高。

（1）用于高血压急症，如高血压危象、高血压脑病、恶性高血压、嗜铬细胞瘤手术前后阵发性高血压等的紧急降压，也可用于外科麻醉期间进行控制性降压。

（2）用于急性心力衰竭，包括急性肺水肿。

亦用于急性心肌梗死或瓣膜(二尖瓣或主动脉瓣)关闭不全时的急性心力衰竭。

3. 用法 硝普钠50mg + 5%葡萄糖或生理氯化钠溶液50ml中，通过微量注射泵输入。起始量为0.5 ~ 1μg/(kg·min)，根据临床情况逐渐追加药量，直至出现满意的临床效应。极量为400μg/(kg·min)。

4. 不良反应

(1)血压降低过快过剧，出现眩晕、大汗、头痛、肌肉颤搐、神经紧张或焦虑，烦躁、胃痛、反射性心动过速或心律不齐，症状的发生与静脉给药速度有关，与总量关系不大。

(2)硫氰酸盐中毒或逾量时，可出现运动失调、视力模糊、谵妄、眩晕、头痛、意识丧失、恶心、呕吐、耳鸣、气短、血压下降、鼻塞、胃肠道反应、氢化物中毒。

(3)氰化物中毒或超量时，可出现反射消失、昏迷、心音遥远、低血压、脉搏消失、皮肤粉红色、呼吸浅、瞳孔放大。

(4)皮肤：光敏感与疗程及剂量有关，皮肤石板蓝样色素沉着，停药后经较长时间(1 ~ 2年)才渐退。其他过敏性皮疹，停药后消退较快。

5. 禁忌证 代偿性高血压如动静脉分流或主动脉缩窄时禁用本品。

6. 用药监护

(1)本品对光敏感，溶液稳定性较差，滴注溶液应新鲜配制并注意避光。新配溶液为淡棕色，如变为暗棕色、橙色或蓝色，应弃去。溶液的保存与应用不应超过 24 小时。溶液内不能加入其他药品。

（2）对诊断的干扰：用本品时血二氧化碳分压、pH 值、碳酸氢盐浓度可能降低；血浆化物、硫氰酸盐浓度可能因本品代谢后产生而增高，本品逾量时动脉血乳酸盐浓度可增高，提示代谢性酸中毒。

（二）硝酸甘油

1. 药理作用　本品是以降低心脏前负荷为主要的静脉扩张药物，但静脉给药时，对动脉也有扩张作用，从而也使心脏后负荷下降。动脉扩张使心肌耗氧量减少，缓解心绞痛。对心外膜动脉也有扩张作用。

2. 临床应用　治疗心脏泵功能衰竭和肺动脉高压的病人。在心脏手术中，本品可用来迅速控制高血压。在外科手术过程中，本品可用来降低血压，保持一种可控性的低血压状态。在心脏血管手术过程中或术后，本品可用来控制心肌缺血。对于不稳定型心绞痛，用 β 受体阻滞剂和舌下含硝酸盐制剂无效时，可以用本品治疗。用于急性心肌梗死后继发的隐匿性充血性心力衰竭的治疗。

3. 使用用法　硝酸甘油 20mg + 5% 葡萄糖或生理氯化钠溶液 16ml 中，通过微量注射泵输入。起始量为 0.2 ~ 3μg/（kg·min）。

4. 不良反应 和其他硝酸盐类药物相同，在用药过程中可能会出现头痛和恶心，可能出现的副作用还有低血压、心动过速、干呕、出汗、忧虑、坐立不安、肌肉震颤、胸骨后不适、心悸、眩晕和腹痛，也可出现异常的心动过缓。

5. 禁忌证 以下情况不能使用本品：对硝酸盐过敏；严重贫血、重症脑出血，未纠正的低血容量和严重的低血压；患者有闭角型青光眼倾向者。

6. 用药监护

（1）在使用本品输注的过程中必须密切注意病人的脉搏和血压。

（2）甲状腺功能低下、严重肝病或肾病，低体温和营养不良的病人应慎用本品。

（3）药物配制后在推荐的容器中置室温下放置近 24 小时稳定。药物一经开启应立即使用，不要用任何丢弃的药物。

（4）本品含有硝酸油和其他药物未见不相容性的相容性，本品与聚氯乙烯（PVC）不相容，如果用这种材料制作容器盛装，硝酸甘油会有明显丢失。不要使用聚氯乙烯做的输液袋，本品可以用玻璃输液泵或硬塑料制作的输液器来缓慢输注。静脉使用本品时须采用避光措施。

（三）酚妥拉明

1. 药理作用 α 受体阻断剂，对血管平滑肌有直接松弛作用，对动静脉均有扩张作用，对小动脉的扩张作用远超过小静脉。通过降低射血阻抗和减低充盈压而影响右心室功能。

2. 临床应用　高血压危象。

3. 用法　酚妥拉明 20mg + 5% 葡萄糖或生理氯化钠溶液 18ml 中，通过微量注射泵输入。起始量为 $0.2 \sim 0.5\mu g/(kg \cdot min)$。

4. 不良反应　血压下降、头疼。

二、收缩血管药物

（一）多巴胺

1. 药理作用　拟交感神经药。兴奋 α、β 及多巴胺受体。

（1）小剂量　$1 \sim 5\mu g/(kg \cdot min)$，兴奋多巴胺受体，使冠状动脉、肾及内脏血管扩张，改善心肌血液供应，增加肾血流量，达到利尿作用。

（2）中剂量　$5 \sim 15\mu g/(kg \cdot min)$，兴奋 β 受体，使心肌收缩力增强，心排血量增多，心率加快。

（3）大剂量　$> 15\mu g/(kg \cdot min)$，兴奋 α 受体，使外周血管收缩，血压升高。

2. 临床应用　适用于心肌梗死、创伤、内毒素败血症、心脏手术、肾衰竭、充血性心力衰竭等引起的休克综合征；补充血容量后休克仍不能纠正者，尤其有少尿及周围血管阻力正常或较低的休克。由于本品可增加心排血量，也用于洋地黄和利尿剂无效的心功能不全。

3. 用法　多巴胺(病人体重×3)mg+5%葡萄糖或生理氯化钠溶液至50ml,通过微量注射泵输入。

4. 不良反应　常见的有胸痛、呼吸困难、心悸、心律失常(尤其用大剂量)、全身软弱无力感;心跳缓慢、头痛、恶心呕吐者少见。长期应用大剂量或小剂量用于外周血管病病人,出现的反应有手足疼痛或手足发凉;外周血管长时期收缩,可能导致局部坏死或坏疽;过量时可出现血压升高,此时应停药,必要时给予 α 受体阻滞剂。

5. 禁忌证　尚不明确。

(二)多巴酚丁胺

1. 药理作用

(1)对心肌产生正性肌力作用,主要作用于 β_1 受体,对 β_2 及 α 受体作用相对较小。

(2)能直接激动心脏 β 受体以增强心肌收缩和增加搏出量,使心排血量增加。

(3)可降低外周血管阻力(后负荷减少),但收缩压和脉压一般保持不变,或仅因心排血量增加而有所增加。

(4)能降低心室充盈压,促进房室结传导。

(5)心肌收缩力有所增强,冠状动脉血流及心肌耗氧量常增加。

(6)由于心排血量增加,肾血流量及尿量增加。

小剂量:1~5μg/(kg·min),为正性肌力作用。

中剂量：5～15μg/（kg·min），为正性肌力作用，使心率加快。

大剂量：5～15μg/（kg·min），心率增快，血压升高，使外周血管增大。

2. 临床应用　用于器质性心脏病时心肌收缩力下降引起的心力衰竭，包括心脏直视手术后所致的低排血量综合征，作为短期支持治疗。

3. 用法　多巴酚丁胺(病人体重×3)mg＋5%葡萄糖或生理氯化钠溶液至50ml，通过微量注射泵输入。

4. 不良反应　可有心悸、恶心、头痛、胸痛、气短等。如出现收缩压增加，心率增快者，与剂量有关，应减量或暂停用药。

5. 禁忌证　尚不明确。

(三)肾上腺素

1. 药理作用　对 α、β 受体都有作用。0.5～2μg/min，兴奋 β 受体，增强心肌收缩力。2～10μg/min，兴奋 α、β 受体。10～16μg/min，兴奋 α 受体。起始量为 0.15μg/（kg·min）

2. 临床应用　主要适用于因支气管痉挛所致的严重呼吸困难，可迅速缓解药物等引起的过敏性休克，亦可用于延长浸润麻醉用药的作用时间。为各种原因引起的心博骤停进行心肺复苏的主要抢救用药。

3. 用法　肾上腺素 1mg＋5% 葡萄糖 19ml，

通过微量注射泵输入。

4. 不良反应

（1）心悸、头痛、血压升高、震颤、无力、眩晕、呕吐、四肢发凉。

（2）有时可有心律失常，严重者可由于心室颤动而致死。

（3）用药局部可有水肿、充血、炎症。

5. 禁忌证 高血压、器质性心脏病、冠状动脉疾病、糖尿病、甲状腺功能亢进、洋地黄中毒、外伤性及出血性休克、心源性哮喘等病人禁用。

6. 用药监护

（1）下列情况慎用：器质性脑病、心血管病、青光眼、帕金森病、噻嗪类引起的循环虚脱及低血压、精神神经疾病。

（2）用量过大或皮下注射时误入血管后，可引起血压突然上升而导致脑出血。

（3）每次局麻使用剂量不可超过 $300\mu g$ 否则可引起心悸、头痛、血压升高等。

（4）与其他拟交感药有交叉过敏反应。

（5）可透过胎盘。

（6）抗过敏休克时，须补充血容量。

（四）异丙肾上腺素

1. 药理作用 本品为 β 受体激动剂，对 $β_1$ 和 $β_2$ 受体均有强大的激动作用，对 α 受体几无作用。

（1）作用于心脏 $β_1$ 受体，使心收缩力增强，心率加快，传导加速，心排出量和心肌耗氧量增加。

（2）作用于血管平滑肌 β_2 受体，使骨骼肌血管明显舒张，肾、肠系膜血管及冠脉亦不同程度舒张，血管总外周阻力降低。其心血管作用导致收缩压升高，舒张压降低，脉压变大。

（3）作用于支气管平滑肌 β_2 受体，使支气管平滑肌松弛。

（4）促进糖原和脂肪分解，增加组织耗氧量。

2. 临床应用　治疗心源性或感染性休克。治疗完全性房室传导阻滞、心搏骤停。

3. 用法　异丙肾上腺素 1mg + 5% 葡萄糖 18ml，通过微量注射泵输入。

4. 不良反应　口咽发干、心悸不安；少见的不良反应有头晕、目眩、面潮红、恶心、心率增速、震颤、多汗、乏力等。

5. 禁忌证　心绞痛、心肌梗死、甲状腺功能亢进及嗜铬细胞瘤病人禁用。

6. 用药监护　与其他拟肾上腺素药物合用可增效，但不良反应也增多。并用普萘洛尔时本品的作用受到拮抗。

第三节　抗心律失常药物的监测

一、利多卡因

1. 药理作用　本品为酰胺类局麻药。血液吸收后或静脉给药，对中枢神经系统有明显的兴奋和抑制双相作用，且可无先驱的兴奋，血药浓度较低时，出现镇痛和嗜睡、痛阈提高；随着剂量加大，作用或毒性增强，亚中毒血药浓度时有抗惊厥作用；当血药浓度超过 5μg/ml 可发生惊厥。本品在低剂量时，可促进心肌细胞内 K^+ 外流，降低心肌的自律性，而具有抗室性心律失常作用；在治疗剂量时，对心肌细胞的电活动、房室传导和心肌的收缩无明显影响；血药浓度进一步升高，可引起心脏传导速度减慢，房室传导阻滞，抑制心肌收缩力和使心排血量下降。

2. 临床应用　本品为局麻药及抗心律失常药，主要用于浸润麻醉、硬膜外麻醉、表面麻醉（包括在胸腔镜检查或腹腔手术时作黏膜麻醉用）及神经传导阻滞。本品可用于急性心肌梗死后室性期前收缩和室性心动过速，亦可用于洋地黄类中毒、心脏外科手术及心导管引起的室性心律失常。本品对室上性心律失常通常无效。

3. 用法

（1）第一次 1～1.5mg/kg 做首次量静注 2～3min，必要时每 5 分钟后重复静脉注射 1～2 次，但 1 小时之内的总量不得超过 300mg。

（2）静脉滴注一般以 5% 葡萄糖注射液配成 1～4mg/ml 药液滴注后继续以每分钟 1～4mg/ml 速度滴注，但每小时之内的总量不得超过 100mg。

（3）用纯的利多卡因微量注射泵输入。维持量 15～50μg/（kg·min）。

4. 不良反应　本品可作用于中枢神经系统引起嗜睡、感觉异常、肌肉震厥昏迷及呼吸抑制等不良反应。可引起低血压及心动过缓。血药浓度过高可引起心房传导速度减慢、房室传导阻滞、抑制心肌收缩力和心排出量下降。

5. 禁忌证　心绞痛、心肌梗死、甲状腺功能亢进及嗜铬细胞瘤病人禁用。

6. 用药监护

(1)与西咪替丁以及与β受体阻滞剂如普萘洛尔、美托洛尔、纳多洛尔合用，利多卡因经肝脏代谢受抑制，利多卡因血浓度增加，可发生心脏和神经系统不良反应。应调整利多卡因剂量，并应用心电图监护及利多卡因血药浓度监测。

(2)巴比妥类药物可促进利多卡因代谢，两药合用可引起心动过缓、窦性停搏。

(3)与普鲁卡因胺合用，可产生一过性谵妄及幻觉，但不影响本品血药浓度。

(4)异丙基肾上腺素因增加肝血流量，可使本品的总清除率升高；去甲肾上腺素因减少肝血流量，可使本品总清除率下降。

(5)与下列药品有配伍禁忌：苯巴比妥、硫喷妥钠、硝普钠、甘露醇、两性霉素 B、氨苄西林、美索比妥、磺胺嘧啶钠。

二、盐酸胺碘酮（可达龙）

1. 药理作用　抗心律失常特性；降低窦房结

自律性，该作用不能用阿托品逆转；非竞争性的α和β肾上腺素能抑制作用；减慢窦房、心房及交界区传导性，心律快时表现更明显；不改变心室内传导；延长不应期，降低心房、交界区和心室的心肌兴奋性；减慢房室旁路的传导并延长其不应期。无负性肌力作用。

2. 临床应用　当不宜口服给药时应用本品治疗严重的心律失常，尤其适用于下列情况：房性心律失常伴快速室性心律；W－P－W 综合征的心动过速；严重的室性心律失常；体外电除颤无效的室颤相关心脏停搏的心肺复苏。

3. 用法　盐酸胺碘酮 0.3 ＋ 5% 葡萄糖注射液 24ml。

4. 不良反应　心动过缓、甲状腺异常、注射部位炎症反应、中度和一过性血压下降、恶心等。

5. 禁忌证　未安置人工起搏器的窦性心动过缓和窦房传导阻滞的病人；未安置人工起搏器的窦房结疾病的病人(有窦性停搏的危险)；未安置人工起搏器的高度房室传导障碍的病人；双或三分支传导阻滞，除非安装永久人工起搏器；甲状腺功能异常；已知对碘、胺碘酮或其中的辅料过敏；妊娠、循环衰竭、严重低血压；静脉推注禁用于低血压、严重呼吸衰竭、心肌病或心力衰竭(可能导致病情恶化)。

6. 用药监护

(1)联合使用不同种类的抗心律失常物可以

从中获益，但通常需要进行密切的 ECG 和临床监测。严禁合并使用可以诱导尖端扭转型室速的抗心律失常药物(丙吡胺、奎尼丁、索他洛尔等)。

(2)除了某些特殊情况，不建议合并使用同种类的抗心律失常药，因为此种做法会增高发生心脏不良反应的风险。

(3)合并使用具有负性肌力、减慢心率和(或)减缓房室传导效应的药物时需进行密切的临床和心电图监测。

第四节　药物应用的护理管理

一、使用血管活性药物病人的护理

1. 血管活性药物的输入应单独用一条深静脉，不要在此液路上测 CVP 或静脉注射其他药。

2. 应用扩血管药应先补足血容量。

3. 药物使用应从起始剂量开始，逐步增至满意效果，减量也应逐步减至起始浓度方可停药。

4. 用药期间严密观察生命体征，及时调整药量。

5. 药物配置后输入，应根据不同药物性能及时更换，避免因药液配置时间过长而降低药效或引起毒副反应。

二、微量注射泵输入计算公式

用血管活性药物要求有精确的剂量，通用单

位为每分钟，每千克体重多少微克，这种剂量的应用就要借助微量注射泵，每小时泵入液量毫升数的计算公式：

$$1mg = 1000\mu g；1h = 60min$$

每小时泵入液量(ml)

$$= \frac{剂量[\mu g/(kg \cdot min)] \times 60(min) \times 体重(kg)}{浓度(\mu g/ml)}$$

$$= \frac{剂量 \times 0.06 \times 体重(kg)}{浓度(mg/ml)}$$

[例1] 50mg硝酸甘油(共10ml)溶于40ml溶液中，要求给一位体重50kg病人以0.2μg/(kg·min)的剂量通过微量注射泵输入。

则每小时输入 $= \dfrac{0.2 \times 0.06 \times 50}{50/50} = 0.6ml$

即以每小时0.6ml的速度输入。

[例2] 要求给一位体重50kg病人以0.2μg/(kg·min)的剂量通过微量注射泵输入硝酸甘油，需抽取硝酸甘油20mg(共2ml)溶于16ml溶液中。

则每小时输入 $= \dfrac{0.2 \times 0.06 \times 50}{20/20} = 0.6ml$

即以每小时0.6ml的速度输入。

[例3] 要求给一位体重60kg病人以2μg/(kg·min)的剂量通过微量注射泵输入多巴胺，需抽取多巴胺多少毫克溶至50ml溶液中。

多巴胺 $= 60 \times 3 = 180mg$

需抽取多巴胺180mg溶至50ml溶液中，使1ml=1μg，即以每小时2ml的速度输入。

第十四章　危重症病人的营养支持

　　临床营养是 20 世纪医学重大进展之一，涉及多个临床学科综合治疗；现代重症医学与临床营养支持理论和技术的发展几乎是同步的，危重病人营养不良的问题更为突出。大量的数据表明，在住院重症病人中，由于疾病及进食的影响使营养不良发生率非常高，而这种营养不良，导致免疫功能和抗应激反应能力有不同程度下降。特别是低蛋白性营养不良，不仅增加了住院病人的死亡率，而且显著增加了平均住院时间和医疗费用的支出，早期适当地给予营养支持治疗，则可显著地降低相应时间与费用。重症病人营养支持是供给细胞代谢所需要的能量与营养底物，维持组织器官结构与功能，通过营养素的药理作用调理代谢紊乱，调节免疫功能，增强机体抗病能力，从而影响疾病的发展与转归。虽然营养支持并不能完全阻止和逆转重症病人严重应激的分解代谢状态和人体组成改变，但合理给予营养支持，可减少蛋白的分解及增加蛋白合成，改善潜在和已发生的营养不良状态，防治其并发症。因此，临床营养支持作为重症病人综合治疗的重要组成部分，是实现重症病人营养支持的总目标，各临床科室应给予足够的重视。

第一节 概 述

虽然危重症医学近年来发展迅速，但住院重症病人营养不良的发生率却未见下降，其原因包括：社会人口老龄化；ICU 医学水平的提高使重症病人生命延长、病人病情复杂迁延；应激时的缺氧代谢使各种营养底物难以利用；严重的病理生理损害(意识、体力、消化器官功能)妨碍重症病人进食；部分慢性病人往往存在长期的基础疾病消耗；病理性肥胖病人的增多；入院时忽视对危重病人营养状态风险的评估、干预治疗等。任何代谢紊乱或营养不良都可影响组织、器官功能，而营养状态的进一步恶化又可使器官功能衰竭，因此，营养支持已经成为重症病人治疗中不可缺少的重要内容。

一、营养支持概念

早期的临床营养支持多侧重于对热量和多种基本营养素的补充，随着对机体代谢过程的认识加深以及对各种营养底物代谢途径的了解，人们发现各种营养底物在不同疾病的不同阶段通过不同的代谢途径给予，对疾病的预后有着显著不同的影响。如不同蛋白质(氨基酸)对于细胞生长与修复、多种酶系统活性、核酸代谢以及众多炎性介质和凝血过程有着不同的作用；碳水化合物在不同疾病状态和疾病不同时期的代谢也不一致，而一些维生素与微量元素除了作为多种辅酶起作用之外，还具有清除氧自由基的功能。因此，现代临床营养支持已经超越了以往提供能量、恢复"正氮平衡"的范畴，而是通过代谢调理和免疫功能调节，从结构支持向功能支持发展，发挥着"药理学营养"的重要作用，成为现代危重病治疗的重要组成部分。

二、危重症病人的代谢和营养变化

为能合理地实施营养支持治疗，首先应该充分了解重症病人的受损器官的耐受能力及代谢和营养变化，使营养支持适应病人的代谢状态，既有效又能够减少并发症发生。

（一）急性期反应

急性期反应是人体对于急症或创伤最基本的防御反应。从发生过程上看，是最初级的防御反应，其主要表现与创伤、烧伤、感染所造成的损害相似。该过程会发生氨基酸分布及代谢的变化，出现急性期球蛋白合成增加，糖异生增加，血清铁、锌水平的下降，血清铜、血浆铜蛋白水平的增高等，之后还会出现发热和负氮平衡等一系列的机体变化。

（二）激素变化

1. 胰岛素抵抗 严重创伤的一个后果，是很多没有糖尿病病史的病人在创伤后出现以高血糖为表现的胰岛素抵抗综合征，全身葡萄糖氧化反应降低，饥饿状态的肝糖原合成增加。许多没有糖尿病病史的创伤病人，在给予常规量的葡萄糖溶液输注或营养(肠内或肠外)后，若病人血糖升高($>8.8mmol/L$)即可诊断胰岛素抵抗。创伤引起肾上腺、交感神经节分泌激素增加，直接导致体内儿茶酚胺水平增高。大多数类型的创伤都会引起胰高血糖素和生长激素水平增高，但其机制尚不清楚。

2. 甲状腺素 在创伤后机体将甲状腺素由储存形式的 T_4 向活化形式的 T_3 转化的能力受到破坏，可能属于严重创伤或疾病后的能量储备反应，这样可以减少 T_3 所引起的静息能量消耗。临床研究证明，给予重症病人外源性甲状腺素以恢复 T_3 水平，对于病人的康复没有明显良性作用。由此看出，急症中出现的"低 T_3 综合征"(病态甲状腺功能正常综合征)是机体为减低静息状态的能量消耗而产生的自适应反应。

(三)新陈代谢和尿素氮

据估算，平均一个成年人每天分解和合成的蛋白质有300g，这是维持人体代谢需要的重要来源。而重症病人多呈高代谢状态，高代谢是由于机体对外来侵袭过度急性反应的结果，在重症病人中分解代谢高于合成代谢。危重营养不良急性期蛋白、白细胞、补体、免疫球蛋白合成增加，造成蛋白质合成加强，同时在感染期间，白细胞的半衰期为 4~6 小时，要维持白细胞的功能需要足够的营养支持，如不及时给予营养支持，将会导致更严重的代谢紊乱。危重症病人机体损伤引起蛋白质分解而代谢增强，一个重症成年病人平均每天经尿排出 16~20g 尿素氮(UN)(正常人 10~12g/d)。一些感染病人每日排出的尿素氮甚至高达 24g。1g 尿素氮相当于 6.25g 蛋白质的含氮量，丢失 1g 尿素氮相当于丢失 28.35g 瘦体组织(无脂组织群 lean body mass，LBM)。每日丢失 16g 尿素氮相当于每日损失 0.454kg 肌肉组织或其他瘦体组织。特殊部位瘦体组织的丢失可能引起各种功能障碍，如呼吸肌(包括膈肌)、心肌、胃肠黏膜等，可能促进呼吸功能衰竭、心功能衰竭、腹泻的发生和发展。一个 100% 理想体重的 ICU 病人，如体重丢失大于 30% 往往不能存活。由于重症病人体液变化较大，所以要注重分辨病人的体重是由于体液原因还是 LBM(无脂组织群)的改变所致(根据尿肌酐估计)。

第二节　营养评估

对危重病人营养状态的评定，既可判断其营养不良程度，又是营养支持治疗效果的客观指标。营养不良主要分为蛋白质营养不良和蛋白质 – 热量营养不良两大类，均可发生于重症病人。蛋白质营养不良以情感淡漠、内脏蛋白合成降低为特征，而内脏蛋白的合成减少主要表现为血浆蛋白、转铁蛋白下降、肌体水肿、消瘦及总淋巴细胞数下降；蛋白质－热量营养不良表现为短期内体重减少 10% 以上，肌肉萎缩、腹胀和厌食。通过以下各方面的评估可确定病人对营养支持的需要。

一、了解饮食史

详细询问病人在最近数月是否食欲良好并保持体重稳定是非常重要的，应尽早获取病人的饮食史，包括饮食种类、食欲改变、体重改变或者进食困难（倦怠、疲劳、情感淡漠）等，均应予以记录。

二、人体测量

体重变化可反映营养状态，但应排除脱水或水肿等影响因素。用物理的方法测量皮褶厚度以评价机体脂肪贮存及热能缺乏的程度，临床上一般用皮褶计测量三头肌、二头肌、肩胛下和髂骨上的皮褶厚度，正常参考值是：男性 8.3mm，女性 15.3mm，测得值为正常值的 80%～90% 为轻度体脂消耗，60%～80% 为中度体脂消耗，60% 以下为重度体脂消耗，以此分别表示不同程度的热量摄入不足。

血清蛋白测定包括血清白蛋白、转铁蛋白及前白蛋白的浓度测定。在大多数疾病情况下，血清白蛋白水平可以代表机体和内脏器官蛋白储备情况，是预测营养不良状况最好的指标之一，但是血清白蛋白半衰期为 20 天且体内贮存量大，对急性营养改变不敏感。转铁蛋白半衰期为 8 天，较血清白蛋白对营养支持的反应更快，是连续检测的首选。前白蛋白半衰期为 2 天且体内含量极少，在蛋白质和热能摄入不足或体内急需合成蛋白时，如创伤、急性感染等，其含量于短期内即有变化。血清蛋白测定能反映短期内的营养状态变化（表 14 - 1）。

表 14 - 1   脏蛋白正常值及营养不良指标

项目	参考值	营养不良危重症病人		
		轻	中	重
清蛋白（g/L）	>35	28~34	21~27	<21
转铁蛋白（g/L）	2.5~2.0	1.8~2.0	1.6~1.8	<1.6

三、免疫学测定

营养不良、应激和疾病可降低机体对感染的抵抗力。皮肤迟发性超敏反应可评定细胞免疫功能，常用结核菌素、腮腺炎病毒、念珠菌素为皮试抗原，皮试部位 48 小时后，若两个以上皮肤硬结直径 >5mm 为免疫功能正常，仅一个硬结 >5mm 为免疫功能减弱，三种抗原结节均 <5mm 提示无免疫反应，可由营养不良引起。周围血淋巴细胞计数可反映机体免疫状态，计数 <1500 常提示营养不良。

四、氮平衡试验

氮平衡是评价蛋白质在体内合成与分解代谢的重要参数，是通过摄入氮与排泄氮之差而计算出来的。在没有消化道及其他额外体液丢失的情况下，机体蛋白质分解后基本是以尿素形式从尿中排出。因此测定尿中尿素氮含量，加常数 2 ~ 3g（表示以非尿素氮形式排出的含氮物质和经粪便、皮肤排出的氮）即为出氮量，应注意要精确收集 24 小时尿液并计量。入氮量则是静脉输入的氨基酸液的含氮量，其公式为：

$$氮平衡 = \frac{蛋白质摄入量(g)}{6.25 - 尿素氮 + 4(每日必须丢失的氮)}$$

氮平衡值为零时，肌肉蛋白和内脏蛋白耗损与修复处于动态平衡之中，正值为蛋白合成状态；负值为蛋白分解状态。以此可测量病人对氨基酸和蛋白质的需要。

五、判断营养需要

判断病人的营养需要是营养评估的最后阶段，常用基础能量的需要估计对营养的需要。

1. 基础能量消耗（basal energy expediture, BEE）指禁食条件下，维持基础代谢所需要的能量，可由 Harris - Benedict 公式计算：

男性 BEE（kcal）= 66.5 + 13.7 × W + 5.0 × H - 6.8 × A

女性 BEE（kcal）= 655.1 + 9.56 × W + 1.8 × 5H − 4.68 × A

式中，W 为体重(kg)；H 为身高(cm)；A 为年龄(岁)。

2. 在不同的应激状态下能量的需求，在计算出基础能量消耗后，须予修正：

经轻度应激及外科小手术 1.3×基础能量消耗

中等应激及外科大 1.5×基础能量消耗

严重应激 2.0×基础能量消耗

癌肿 1.6×基础能量消耗

3. 通过营养筛查、评估一旦确认营养缺乏是急性或潜在的问题后，在治疗中应尽早提供营养支持，以维持生命及促进愈合。危重病人的营养支持适应证如下。

（1）高代谢患者　如严重创伤、严重烧伤、败血症等。

（2）营养吸收障碍　如急性胰腺炎、肠瘘、消化道梗阻、短肠综合征、消化性溃疡、消化道发育异常等。

（3）营养摄入障碍　如肺部疾病应用机械辅助呼吸的病人、禁食 5 天以上、吞咽困难、神经性厌食、昏迷等。

第三节　危重病人营养支持途径与选择

根据营养素补充途径，临床营养支持分为肠

外营养支持(parenteral nutrition，PN，通过外周或中心静脉途径)与肠内营养支持(enteral nutrition，EN，通过喂养管经胃肠道途径)两种方法。随着临床营养支持的发展，营养支持方式已由 PN 为主要的营养供给方式，转变为通过鼻胃/鼻空肠导管或胃/肠造口途径为主的肠内营养支持(EN)。只要有胃肠道解剖与肠功能允许，并能安全使用，应积极早期采用肠内营养。如胃无张力或血容量不稳定，内脏血流量减少的病人，应限制肠内营养量以防止胃滞留或误吸。任何原因导致胃肠道不能使用或应用不足，则应考虑肠外营养或联合应用肠内营养(PN，PN + EN)。

一、肠外营养支持（PN）

不能耐受肠内营养和肠内营养禁忌的重症病人，应选择完全肠外营养支持(total parenteral nutrition，TPN)的途径。

（一）适应证

1. 胃肠道功能障碍的重症病人。

2. 由于手术或解剖问题胃肠道禁止使用的重症病人。

3. 存在尚未控制的腹部情况，如腹腔感染、肠梗阻、肠瘘等。

对于肠内营养禁忌的重症病人，如不及时有效地给予 PN，其死亡的风险将增加三倍。胃肠道仅能接受部分营养物质补充的重症病人，可采用部分肠内与部分肠外营养(partial parenteral nutrition,PPN)相结合的联合营养支持方式,目的在于支持肠功能。一旦病人胃肠道可以安全使用时,则逐渐减少乃至停止肠外营养支持,联合肠道喂养或开始经口摄食。但存在以下情况时,不宜给予肠外营养支持。

(1)早期复苏阶段、血流动力学尚未稳定或存在严重水、电解质与酸碱失衡。

(2)严重肝功能衰竭、肝性脑病。

(3)急性肾衰竭存在严重氮质血症。

(4)严重高血糖尚未控制。

(二)营养素及其应用原则

1. 葡萄糖 是肠外营养的主要能源物质,能够在所有组织中代谢,提供所需要的能量,每天需要量 >100g,但葡萄糖的应用也有不少缺点。首先是用于 PN 的往往是 25% 及 50% 高浓度的葡萄糖溶液,其渗透量(压)分别高达 1262mmol/L 及 2525mmol/L,对静脉壁的刺激很大,不可能经周围静脉输注。其次是机体利用葡萄糖的能力有限,为 5mg/(kg·min),过量或过快输入可能导致高血糖、尿糖,甚至高渗性非酮性昏迷。应激时机体利用葡萄糖的能力下降,多余的糖将转化为脂肪而沉积在器官内,如肝脂肪浸润,损害其功能。过多热量与葡萄糖的补充(overfeeding),增加 CO_2 的产生,增加呼吸肌做功、肝脏代谢负担和淤胆发生等。特别是对合并有呼吸系统损害的重症病人，其葡萄糖供给量对于CO_2产生量的影响胜于葡萄糖∶脂肪比例。因此，目前 PN 时已不用单一的葡萄糖能源，葡萄糖的供给应参考机体糖代谢状态与肝、肺等脏器功能。随着对严重应激后体内代谢状态的认识，降低非蛋白质热量中的葡萄糖补充，葡萄糖∶脂肪保持在 60∶40 ~ 50∶50，以及联合强化胰岛素治疗控制血糖水平，已成为重症病人营养支持的重要策略之一。

2. 脂肪乳剂 脂肪可供给较高的非蛋白质热量。危重成年病人脂肪乳剂的用量一般可占非蛋白质热量（NPC）的 40% ~ 50%，其中亚油酸（ω－6PUFA，必需脂肪酸）和 α－亚麻酸（ω－3FA）提供能量分别占总能量的 1% ~ 2% 和 0.5% 时，即可满足人体的需要。成人需要量为 1 ~ 1.5g/（kg·d），目前临床上常用的脂肪乳剂有长链脂肪乳剂（18 碳链）和中链脂肪乳剂（6－12 碳链），其浓度有 10% 和 20%。脂肪乳剂与葡萄糖同时使用，有进一步的节氮作用。应注意高龄及合并脂肪代谢障碍的病人，补充量应减少。脂肪乳剂的 pH 为 6.5，且为等渗溶液，可从周围静脉输入，但单位时间输注速度不宜过快，偶有病人会出现体温升高和寒战等现象，可能与输注过快有关。关于脂肪乳剂静脉输注要求，美国 CDC 推荐指南指出，含脂肪的全营养混合液（total nutrients admixture，TNA）应 24 小时内匀速输注，如脂肪乳剂单瓶输注时，输注时间应 >12 小时。

3. 氨基酸/蛋白质 一般以氨基酸液作为肠外营养蛋白质补充的来源，静脉输注的氨基酸液，含有各种必需氨基酸（EAA）及非必需氨基酸（NEAA）。EAA 与 NEAA 的比例为 1∶1～1∶3。重症病人肠外营养时蛋白质供给量一般为 1.2～1.5g/（kg·d），相当于氮 0.20～0.25g/（kg·d）。鉴于疾病的特点，氨基酸的需要（量与种类）也有差异。临床常用剂型有：为一般营养目的应用的配方为平衡型氨基酸溶液，它不但含有各种必需氨基酸，也含有各种非必需氨基酸，且各种氨基酸间的比例适当，具有较好的蛋白质合成效应。特殊氨基酸溶液专用于不同疾病，配方成分上作了必要调整。如用于肝病的制剂中含支链氨基酸较多，而含芳香氨基酸较少；用于肾病的制剂主要是含 8 种必需氨基酸，仅含少数非必需氨基酸（精氨酸、组氨酸等）；用于严重创伤或危重病人的制剂含更多的支链氨基酸或含谷氨酰胺二肽等。关于谷氨酰胺，由于其水溶性差，而且在溶液中不稳定，容易变性。为此，目前用于肠外营养的谷氨酰胺制剂都是用谷氨酰胺二肽（如甘氨酰-谷氨酰胺、丙氨酰-谷氨酰胺），此二肽物质的水溶性好、稳定，进入体内后可很快被分解成谷氨酰胺而被组织利用。

4. 水、电解质 营养液的容量应根据病情及每个病人具体需要，综合考虑每日液体平衡与前负荷状态确定，并根据需要予以调整。水的入量为 2000ml/d，或按 1～1.5ml/（kcal·d）计算。每日常规所需要的电解质主要包括钾、钠、氯、钙、镁、磷，营养支持时应经常监测。

5. 维生素和微量元素　重症病人血清抗氧化剂含量降低，肠内和肠外营养时可添加维生素 C、维生素 E 和 β 胡萝卜素等抗氧化物质。

（三）全营养混合液

肠外营养所供的营养素种类较多。从生理角度来讲，将各种营养素在体外先混合在 3L 袋内（称全营养混合液）再输入的方法最合理。混合后高浓度葡萄糖可被稀释，渗透压降低，使经周围静脉输注成为可能。混合后输注，使单位时间内的脂肪乳剂输入量大大低于脂肪乳剂的单瓶输注，可避免因脂肪乳剂输注过快的副反应。全营养混合液是在无菌环境下配制，使用过程中无需排气及更换输液瓶，全封闭的输注系统大大减少了污染的机会。全营养混合液的配制过程要符合规定的程序，由专人负责，以保证混合液中的脂肪乳剂的理化性质仍保持在正常状态。在基本溶液中，根据病情及血生化检查，酌情添加各种电解质溶液。由于机体无水溶性维生素的贮备，因此肠外营养液中均应补充复方水溶性维生素注射液。短期禁食者不会产生脂溶性维生素或微量元素缺乏，因此只需在禁食时间超过 2～3 周者才予以补充，溶液中可加胰岛素适量（胰岛素：葡萄糖 = 1U：8～10g）。

(四)肠外营养的输入途径

肠外营养支持途径可选择经中心静脉和经外周静脉营养支持,如提供完整充分营养供给,ICU病人多选择经中心静脉途径。营养液容量、浓度不高,或接受部分肠外营养支持的病人,可采取经外周静脉途径。经中心静脉途径包括经锁骨下静脉、颈内静脉、股静脉和外周中心静脉导管(peripherally inserted central venous catheter,PICC)途径,首选锁骨下静脉途径。全营养混合液常需 12~16 小时输完,也可 24 小时连续输注。

(五)肠外营养的并发症

充分认识肠外营养的各种并发症,采取措施予以预防及积极治疗,是实行肠外营养的重要环节。并发症可分为技术性、代谢性及感染性三类。

1. 技术性并发症 这类并发症与中心静脉导管的放置或留置有关。包括穿刺致肺损伤产生气胸;穿刺致血管损伤产生血胸、纵隔血肿或皮下血肿;神经或胸导管损伤等。空气栓塞是最严重的并发症,空气可在穿刺置管过程中、液体走空或导管接头脱开时逸入静脉,一旦发生,后果严重,甚至导致死亡。

2. 代谢性并发症 从其发生原因可归纳为三方面:补充不足、糖代谢异常,以及肠外营养本身所致。

(1)补充不足所致的并发症 ①血清电解质紊乱:在没有额外丢失的情况下,肠外营养时每天约需补充钾 50mmol、钠 40mmol、钙及镁 20 ~ 30mmol、磷 10mmol；从合成代谢角度，机体特别需要钾、镁及磷。由于病情而丢失电解质如胃肠减压、肠瘘，则应增加电解质的补充量。低钾血症及低磷血症在临床上较常见。此外，低钾、低氯血症可导致代谢性碱中毒，应予纠正。②微量元素缺乏：较多见的是锌缺乏，易发生于高分解状态并伴明显腹泻者，临床表现有口周及肢体皮疹、皮肤皱痕及神经炎等，血锌浓度下降有诊断价值；长期肠外营养还可能因铜缺乏而产生小细胞性贫血；铬缺乏可致难控制的高血糖发生；对病程长者，在肠外营养液中常规加入微量元素注射液，可预防缺乏症的发生。③必需脂肪酸缺乏（EFAD）：长期肠外营养时若不补充脂肪乳剂，可发生必需脂肪酸缺乏症，临床表现有皮肤干燥、鳞状脱屑、脱发及伤口愈合迟缓等，只需每周补充脂肪乳剂一次，就可预防缺乏症的发生。

（2）糖代谢紊乱所致的并发症　①低血糖及高血糖：低血糖是由于外源性胰岛素用量过大或突然停止输注高浓度葡萄糖溶液（内含胰岛素）所致。因很少单独输注高浓度葡萄糖溶液，这种并发症已少见。高血糖则仍很常见，主要是由于葡萄糖溶液输注速度太快或机体的糖利用率下降所致。后者包括糖尿病病人及严重创伤、感染者。严重的高血糖（血糖浓度超过 40mmol/L）可导致高渗性非酮性昏迷，有生命危险。对高糖血症者，应在肠外营养液中增加胰岛素补充(1U：1～4g 不等)，随时监测血糖水平，重症者应立即停用含糖溶液，用低渗氯化钠溶液(0.45%)以 250ml/h 速度输入，降低血浆渗透压，同时输入胰岛素(10～20U/h)，促使糖进入细胞内，降低血糖水平，需注意常同时存在低钾血症，亦应予以纠正。②肝功能损害：肠外营养引起肝功能改变的因素很多，其中最主要的原因是葡萄糖超负荷引起的肝脂肪变性，临床表现为血胆红素浓度升高及转氨酶升高，为减少此种并发症的发生，应采用双能源，以脂肪乳剂替代部分能源，减少葡萄糖用量。

(3)肠外营养本身引起的并发症　①胆囊内胆泥和结石形成：长期全肠外营养(total parenteral nutrition，TPN)治疗，因消化道缺乏食物刺激，胆囊收缩素等肠激素分泌减少，容易在胆囊中形成胆泥，进而结石形成。实施 TPN 3 个月者，胆石发生率可高达 23%，尽早改用肠内营养是预防胆石最有效的措施。②胆汁淤积及肝酶谱升高：部分病人 PN 后会出现血清胆红素、ALT、AKP 及 r－GT 值的升高，引起这种胆汁淤积和酶值升高的原因是多方面的，如葡萄糖超负荷、TPN 时肠道缺少食物刺激、体内的谷氨酰胺大量消耗以及肠屏障功能受损使细菌及内毒素移位等均可影响肝功能。复方氨基酸溶液中的某些成分(如色氨酸)的分解产物以及可能存在的抗氧化剂(重硫酸钠)等对肝也有毒性作用，通常由 TPN 引起的这些异常是可逆的，TPN 减量或停用(改用肠内营养)可使肝功能恢复。③肠屏障功能减退：肠道缺少食物刺激和体内谷氨酰胺缺乏是使肠屏障功能减退的主要原因，其严重后果是肠内细菌、内毒素移位，损害肝及其他器官功能，引起肠源性感染，最终导致多器官功能衰竭。为此，尽早改用肠内营养，补充谷氨酰胺，是保护肠屏障功能的有效措施。

3. 感染性并发症　主要是导管性脓毒症。其发病与置管技术、导管使用及导管护理有密切关系。临床表现为突发的寒战、高热，重者可致感染性休克。在找不到其他感染灶可解释其寒战、高热时，应考虑导管性脓毒症已经存在。发生上述症状后先做输液袋内液体的细菌培养及血培养，更换新的输液袋及输液管输液，观察 8 小时，若发热仍不退，则需拔除中心静脉导管，并作导管头培养。一般拔管后不必用药，发热可自退。若24 小时后发热仍不退，则应选用抗生素。导管性脓毒症的预防措施有：放置导管应严格遵守无菌技术；避免中心静脉导管的多用途使用，不应用于输注血制品、抽血及测压；应用全营养混合液的全封闭输液系统；置管后的定期导管护理等。

二、肠内营养（EN）

凡胃肠道功能正常，或存在部分功能者，营养支持时应首选肠内营养(enteral nutrition，EN)。

通常早期肠内营养是指"进入 ICU 24 ~ 48 小时内"，并且血流动力学稳定、无肠内营养禁忌证的情况下开始肠道喂养。肠内营养制剂经肠道吸收入肝，在肝内合成机体所需的各种成分，整个过程符合生理：肝可发挥解毒作用，食物的直接刺激有利于预防肠黏膜萎缩，保护肠屏障功能；食物中的某些营养素（谷氨酰胺）可直接被黏膜细胞利用，有利于其代谢及增生；肠内营养无严重并发症。但存在以下情况时，不宜给予肠内营养支持，如当重症病人出现肠梗阻、肠道缺血时，肠内营养往往造成肠管过度扩张，肠道血运恶化，甚至肠坏死、肠穿孔；严重腹胀或腹腔间室综合征时，肠内营养增加腹腔内压力，高腹压将增加反流和吸入性肺炎的发生率，并使呼吸循环等功能进一步恶化。因此，在这些情况下避免使用肠内营养。对于严重腹胀、腹泻，经一般处理无改善的病人，建议暂时停用肠内营养。

（一）肠内营养的优越性

1. 营养全面、均衡，符合生理，操作简便。

2. 维护肠道功能，促进肠蠕动恢复和胃肠激素分泌，保护肠道屏障，防止细菌移位，促进肠黏膜修复。

3. 有利于改善肝胆功能，没有 TPN 长期应用导致肝脏功能障碍。

4. 有利于免疫调控。

5. 经济又安全。

(二)肠内营养途径与营养管放置

肠内营养的途径根据病人的情况可采用鼻胃管、鼻肠管、经皮内镜下胃造口(percutaneous endoscopic gastrostomy, PEG)、经皮内镜下空肠造口术(percutaneous endoscopic jejunostomy, PEJ)、术中胃/空肠造口,或经肠瘘口等途径进行肠内营养。

1. 经鼻胃管途径 适用于胃肠功能正常、非昏迷以及经短时间管饲即可过渡到口服饮食的病人。优点是简单、易行。缺点是反流、误吸、鼻窦炎、上呼吸道感染的发生率增加。

2. 经鼻空肠置管喂养 适用于有误吸风险、胃动力障碍的病人。优点在于因导管通过幽门进入十二指肠或空肠,使反流与误吸的发生率降低,病人对肠内营养的耐受性增加。但要求在喂养的开始阶段,营养液的渗透压不宜过高。

3. 经皮内镜下胃造口(PEG) 适用于昏迷、食管梗阻等长时间不能进食,但胃排空良好的重症病人。PEG 是在纤维胃镜引导下经皮胃造口,将营养管置入胃腔。优点是去除了鼻管,减少了鼻咽与上呼吸道的感染并发症,可长期留置营养管。

4. 经皮内镜下空肠造口术(PEJ) 适合于有误吸风险、胃动力障碍、十二指肠淤滞等需要胃十二指肠减压的重症病人。PEJ 是在内镜引导下经皮胃造口,并在内镜引导下,将营养管置入空肠上段，可以在空肠营养的同时行胃腔减压，可长期留置。其优点除减少了鼻咽与上呼吸道的感染并发症外，还减少了反流与误吸风险，并在喂养的同时可行胃十二指肠减压。重症病人往往存在胃肠动力障碍，EN 时容易导致胃潴留、呕吐和误吸。与经胃喂养相比，经空肠喂养能减少上述情况与肺炎的发生、提高重症病人的热量和蛋白的摄取量，同时缩短达到目标肠内营养量的时间，但留置小肠营养管需要一定的设备和技术条件。因此，有条件的单位可常规经空肠营养，在条件受限的单位，对不耐受经胃营养或有反流和误吸高风险的重症病人选择经空肠营养，包括胃潴留、连续镇静或肌松、肠道麻痹、急性重症胰腺炎病人或需要鼻胃引流的病人。

（三）肠内营养制剂

为适合机体代谢的需要，EN 制剂的成分均很完整，包括碳水化合物、蛋白质、脂肪或其分解产物，也含有生理需要量的电解质、维生素和微量元素等。制剂分为粉剂及溶液两种，前者需加水后使用。两种溶液的最终浓度为 24%，可供能量 4.18kJ（1kcal）/ml。根据病情需要，EN 制剂大致可分成以下两类。

1. 以整蛋白为主的制剂　其蛋白质源为酪蛋白或大豆蛋白，碳水化合物源为麦芽糖、糊精，脂肪源为玉米油或大豆油，不含乳糖，溶液的渗透量（压）较低（约 320mmol/L），适用于胃肠道功能正常者。

2. 以蛋白水解产物（或氨基酸）为主的制剂
其蛋白质源为乳清蛋白水解产物、肽类或结晶氨基酸，碳水化合物源为低聚糖、糊精，脂肪源为大豆油及中链甘油三酯，也不含乳糖，渗透量（压）较高（470～850mmol/L），适用于胃肠道消化、吸收功能不良者。

谷氨酰胺是人体内丰富的游离氨基酸，肠黏膜和免疫细胞的能量来源，具有促进氮平衡、保持肠黏膜完整、防止细菌移位和肠毒素入血的作用，是一种必需氨基酸。

有些制剂中还含有膳食纤维等，是指可溶性果胶，具有调整肠动力、刺激肠黏膜增生的作用。纤维素在结肠内被细菌分解为短链脂肪酸（SCFA），可被吸收供能。辅助治疗，使用益生菌可以改善特殊重症病人的预后（减少感染）。

（四）肠内营养的实施

营养液常用间隙输入法或持续输入法，间隙缓慢滴注喂养每日 4～6 次，每次 30～60 分钟，持续输入在输入泵控制下可保证稳定的流速，可允许营养液在小肠内得到吸收，更利于重症病人。成人每日用量为 2000～3000ml，滴速由 50ml/h 渐增至 120ml/h，温度为 37℃左右。

（五）肠内营养管理

1. 保持头高位可以减少误吸及其相关肺部感染的可能性。

2. 经胃营养病人应严密检查胃腔残留量，避免误吸的危险，通常需要每 4~6 小时抽吸一次残留量，如果潴留量≤200ml，可维持原速度，如果潴留量≤100ml 增加输注速度 20ml/h，如果残留量≥200ml，应暂时停止输注或降低输注速度。

3. 增加对肠内营养的耐受性：给予促胃肠动力药物或镇静药拮抗剂；肠内营养开始营养液浓度应由稀到浓；使用动力泵控制速度，输注速度逐渐递增；2 次/日氯己定漱口（降低呼吸机相关肺炎风险）。或在喂养管末端夹加温器（起到保温效果）。

（六）并发症的防治

肠内营养的常见并发症主要如下。

1. 呼吸道误吸　常见于昏迷、年老体弱病人。由于病人年老体弱、昏迷或存在胃潴留、喂养管移位、胃张力降低，当通过鼻胃管输入营养液时，可因呃逆后误吸而导致吸入性肺炎，这是较严重的并发症。预防措施是病人取 30~45°半卧位，输营养液后停输 30 分钟，若回抽液量 > 150ml，则考虑有胃潴留存在，应暂停鼻胃管灌注，可改用鼻肠管输入。

2. 腹胀、腹泻　发生率为3%~5%。与输入速度及溶液浓度有关，与溶液的渗透压也有关。输注太快是引起症状的主要原因，故应强调缓慢输入。因渗透压过高所致的症状，可酌情给予阿片酊等药物以减慢肠蠕动。

3. 代谢紊乱 糖、电解质紊乱。

4. 鼻饲管造成的鼻咽部损伤(如鼻饲管出现管部的阻塞或脱落)都会造成病人损伤。

5. 必需脂肪酸的缺乏等。

第四节 不同危重病人的代谢特点与营养支持原则

一、脓血症和多器官功能障碍综合征病人的营养支持

脓血症(Sepsis)和多器官功能障碍综合征(multiorgans dysfunction syndrome, MODS)是创伤、休克、心肺脑复苏后、感染等的严重并发症,其发病率和病死率高,目前对其发生机制尚未完全阐明,学说较多,主要有炎症失控理论、缺血-再灌注损伤理论、胃肠道理论、应激基因理论等。

(一)Sepsis和MODS病人的代谢特点

Sepsis病人处于高代谢状态,且代谢途径异常,对外源性营养底物利用率低,主要靠分解自身组织获取能量,其中对蛋白的消耗增幅最大,可在短期内导致蛋白-能量营养不良(protein-energy malnutrition)。对严重Sepsis病人的研究中发现,LBM的丢失速度为每天0.5%~1%。前10天,2/3的氨基酸利用来自骨骼肌,以后更多地转向内脏,即使提供充足的营养,也不能完全阻止LBM的分解。Sepsis常可导致MODS的发生。

由于机体的高代谢率，MODS病人胃肠道系统对缺血极度敏感，在胃肠道系统功能正常的情况下，肠道内的细菌未浸润和感染机体之前，可发生肠道内细菌的移位（易位）。在MODS病人，肠道的作用已越来越受到重视，对于是否清除胃肠道内容物以防止细菌的移位目前仍存在着较多的争议。有研究表明清除胃肠道并不能降低病人的死亡率，但早期保持胃肠道功能的稳定是十分必要的，早期给予营养支持可以减少分解代谢。

（二）Sepsis和MODS病人的营养支持原则

Sepsis与MODS病人营养支持中非蛋白质热量与蛋白质的补充应参照重症病人营养支持的原则，以应激性高血糖为突出的代谢紊乱及器官功能障碍，常常限制营养素的补充，应密切监测器官功能与营养素的代谢状态，并注意补充支链氨基酸和谷氨酰胺，有利于促进蛋白质的合成、抑制蛋白质的分解及增强病人免疫细胞功能。国外临床实践表明，对于MODS实施胃肠外营养的病人，可从消化道滴入营养液以保持胃肠道的完整性。

二、创伤病人的营养支持

严重烧伤病人的胃肠屏障功能损害十分严重，肠内营养对维护病人的胃肠黏膜屏障功能具有特殊意义和重要性。烧伤后6小时内给予肠内营养是安全、有效的，能够更快地达到正氮平衡。颅脑创伤病人的胃瘫发生率较高，大多数脑外伤病人在一周内均有胃排空延迟，半数以上病人在伤后第二周内仍有胃排空延迟，过早进行肠内营养应用不当可增加吸入性肺炎的发生。虽然颅脑损伤可以导致胃瘫，但对空肠功能没有太大影响，颅脑损伤病人可以较好地耐受空肠营养，故对颅脑损伤病人宜选择经空肠实施肠内营养。

三、急性肾衰竭病人的营养支持

（一）急性肾衰竭病人的代谢特点

急性肾衰竭（acute renal failure，ARF）是指肾脏排泄功能的可逆性的急剧恶化，发展过程中出现多种代谢改变，影响机体容量、电解质、酸碱平衡以及蛋白质与能量的代谢。已经存在的或医院获得性的营养不良是导致 ARF 高死亡率的一个重要因素，因此营养支持被认为是其治疗的一个重要部分。以最大限度地减少蛋白分解，减缓 BUN、BCr 升高，有助于肾损伤细胞的修复和再生，提高 ARF 病人的生存率。对于未接受肾脏替代治疗的 ARF 病人，应注意血清必需氨基酸/非必需氨基酸比例失衡，肾替代治疗对营养支持没有显著的不良影响。

（二）急性肾衰竭病人的营养支持原则

尿毒症本身和由急性疾病引起的应激反应可以引起营养底物利用的明显变化。在营养支持过程中必须考虑蛋白质（氨基酸）、碳水化合物、脂肪代谢异常以及电解质、液体负荷、酸碱平衡等改变的规律。目前基本认为 ARF 本身对能量代谢没有直接影响，热量需要量更多地决定于基础疾病和当前病人状态。为减少血浆中尿素的蓄积，通常采用限制蛋白质摄入的方法，控制在 20～40g/d。肾功能不全的病人，要限制液体量，宜用高浓度、高热量的能量低物，如脂肪乳剂、肾用氨基酸等为病人提供能量。

四、肝功能不全病人的营养支持

（一）肝功能不全病人的代谢特点

肝脏是营养物质代谢的中心器官，随着慢性肝病的病情进展，蛋白质能量营养不良逐渐加重，在肝功能代偿期发生率为 20%，而在肝病失代偿期发生率达 60%，营养不良使肝病病人腹腔积液、出血、感染及肝性脑病发生率增加，并影响肝脏功能，加速疾病进程。合理的营养干预能减缓病人全身衰竭的进一步发展和改善肝细胞代谢。

（二）肝功能不全病人的营养支持原则

在早期肝硬化病人，蛋白质分解增加，低蛋白血症加速了肝细胞损害及肝功能不全的进展，此时补充蛋白质（氨基酸）能促进正氮平衡而不导致肝性脑病，可根据肝功能代偿情况给予蛋白质 1.3～1.5g/(kg·d)。在肝病终末期，增加蛋白的摄取可能导致血氨增加，加速肝性脑病的发生，蛋白摄入量可减至 0.5～1g/(kg·d)。对于儿童，即使肝性脑病，蛋白摄入也不必过多限制，原因是分解代谢亢进和生长发育对蛋白的需要增加，蛋白质摄入量可为 $2.5 \sim 3g/(kg \cdot d)$。补充支链氨基酸能改善肝脏蛋白合成，减少分解代谢，减轻肝性脑病。危重症病人肝功能不全合并大量腹腔积液时，需限制钠盐摄入及提高热量摄入，以减少机体水分潴留，需特别注意补充脂溶性维生素及微量元素。

五、急性呼吸窘迫症病人的营养支持

急性呼吸窘迫综合征(acute respiratory distress syndrome，ARDS)是由肺部原发疾病或肺外疾病导致的肺部炎症反应，进一步导致肺泡渗液增加、血氧下降、呼吸窘迫的一种综合征。不同于其他类型的急性呼吸衰竭(如急性肺栓塞、支气管哮喘急性发作)，ARDS 存在着明显的全身炎症反应，并伴随着体内各种应急激素及多种细胞因子和炎症介质的释放。

（一）ARDS 病人的代谢特点

ARDS 病人多存在严重的高分解代谢，短期内即可出现混合型营养不良，和其他重症病人(如重症胰腺炎、Sepsis、创伤等)类似，其 REE 可达到预计值的 $1.5 \sim 2$ 倍。ARDS 的原发病如系重症急性胰腺炎、Sepsis、创伤等疾病时，伴有 REE 不同幅度的明显增加，由于大多 ARDS 病人需要机械通气治疗，也可使 REE 增加。ARDS 病人体内的肌糖原和肝糖原分解加速，脂肪大量氧化，随即瘦体组织大量分解，各种结构及功能蛋白被迅速消耗，并同时伴随着血糖的升高，机体对糖的利用减低，血清白蛋白下降，谷氨酰胺明显减少，血中氨基酸比例失调。另外，严重的氧化应激也可消耗大量的抗氧化物质。ARDS治疗过程中常因限制液体的输入而影响早期的营养支持，大量含磷的能量物质（ATP）被消耗、各种离子消耗的增加、摄入的不足、分布的异常，可使病人出现低钾、低钙、低磷、低镁、低钠、低氯等表现和对某些微量元素的需求增加。

（二）ARDS病人的营养支持原则

如病人肠道功能允许，应早期给予肠内营养，给予高脂肪低碳水化合物制剂，并采取充分的措施避免反流和误吸，因为误吸本身就可导致ARDS的发生。应避免过度喂养，特别是碳水化合物补充过多将导致的二氧化碳的产生过多，加重病人的呼吸负荷。有研究表明ARDS病人的营养支持中添加鱼油和抗氧化剂，有助于降低肺血管阻力与通透性，改善肺功能，降低死亡率，缩短机械通气时间与住ICU时间等。

六、重症急性胰腺炎病人的营养支持

（一）重症急性胰腺炎病人的代谢特点

重症急性胰腺炎（severe acute pancreatitis，SAP）早期的代谢特点主要表现为静息能耗（REE）

增加(可达 1.5 倍)，出现高分解代谢，病人很快出现严重负氮平衡和低蛋白血症。糖代谢方面，糖利用率降低、糖耐量下降、糖异生的增加，大部分病人出现高血糖。蛋白质代谢方面，蛋白质分解增多、尿氮排出增加，机体处于负氮平衡，每日尿氮排出增加 20～40g，同时由于骨骼肌对支链氨基酸的摄取增加，其血浆浓度下降而芳香族氨基酸相应升高。脂肪代谢方面，高脂血症是 SAP 常见的临床表现，同时机体脂肪分解增加成为重要的能量来源。此外 SAP 病人早期尚存在低钙、低镁等代谢紊乱。

(二)重症急性胰腺炎病人的营养支持原则

为使"胰腺休息"，减少胰腺分泌，禁食是 SAP 早期治疗的基本原则。但禁食可迅速导致营养不良，因此 SAP 病人需早期给予营养支持。尽管肠外营养不会刺激胰腺分泌，但高血糖和感染并发症发生率明显增高，EN 不仅能维护肠道结构和肠黏膜屏障的完整性，从而有助于降低感染性并发症发生率，利于高血糖控制，而且价廉。对于 SAP 病人可采用鼻肠管或空肠造口进行肠内营养，要求将空肠营养管置于屈氏韧带以下 30～60cm 处，给予氨基酸和短肽为氮源、低甘油三酯的预消化制剂较为适宜，胰酶不足时可添加外源性胰酶制剂。部分病人因严重肠麻痹或腹部并发症不耐受或部分不耐受肠内营养时，可由肠外营养替代或补充，大多数人对葡萄糖及脂肪乳剂的耐受良好。碳水化合物替代脂肪作为主要的能量来源，能抑制糖异生，减少蛋白的分解和高脂血症的危险，但是必须监测血糖水平，同时应用胰岛素控制血糖。不含脂肪乳剂的 PN 不应超过两周，否则可能造成必需脂肪酸的缺乏，SAP 病人输注脂肪乳剂并非禁忌，但应该严密监测血脂水平，如血清甘油三酯高于 4.4mmol/L，应该慎用脂肪乳剂。SAP 是全身炎症反应极其严重的疾病，需要补充谷氨酰胺。已有大量动物实验证实，补充谷氨酰胺能避免肠黏膜细胞的萎缩，保护肠黏膜屏障，减少感染的并发症。

七、心功能不全病人的营养支持

（一）心功能不全病人的代谢特点

心功能不全是指在有适量静脉血回流的情况下，由于心脏收缩及（或）舒张功能障碍，心排血量不足以维持组织代谢需要的一种病理状态，是一种以心排血量不足，组织血液灌注减少，以及肺循环或体循环静脉系统淤血为特征的临床综合征。心功能不全常导致不同程度的营养不良，严重者可出现体重下降、消瘦、低蛋白血症等心脏恶病质表现，其营养代谢改变主要表现为胃肠道淤血导致营养摄入和吸收障碍，这是慢性充血性心力衰竭病人营养不良的主要原因；交感神经系统的代偿性兴奋引起的热量消耗增加，且分解代谢明显大于合成代谢；肝脏淤血导致白蛋白合成减少，肾脏淤血引起的蛋白尿以及合并感染导致血浆蛋白水平的进一步降低，机体能量储备减少；慢性缺氧致血管舒缩功能长期失调，组织氧供不足；肾上腺的慢性淤血导致的继发性肾上腺皮质功能减退；应用洋地黄、利尿剂以及过分地限制水钠导致的电解质紊乱。

（二）心功能不全病人的营养支持原则

适量的营养补充对心功能不全病人是重要的。存在心脏恶病质或潜在危险因素的病人，均应进行正规的营养评估并给予营养支持治疗，根据病人的营养状态及代谢状况确定适宜的营养需要量，且营养支持中需监测各项营养指标。危重症病人的早期肠内营养符合正常生理，营养底物从门脉系统供给，同时满足肠道黏膜的营养需要，并可有效避免肠外营养相关的感染和代谢并发症。心衰病人经肠内营养可促进肠道运动、消化和吸收，改善肠黏膜细胞营养。肠内营养不能达到所需摄入热量要求，并且需严格控制液体量的情况下，可选择部分或全部使用肠外营养。营养支持可选择热量较高的营养配方，在进行肠外营养过程中需加用抑酸剂，并监测心脏功能及肝脏功能指标，及时调整肠外营养的剂量和配方。一旦胃肠道功能恢复，既应逐渐减少或停止肠外营养，尽早过渡到肠内营养或经口摄食。

（三）营养支持的配方

心功能不全病人往往需要控制液体入量，应综合考虑根据病人应激程度和心衰症状，调整肠外营养底物及非蛋白热量的摄入量，提供的非蛋白热量一般取决于病人的静息能量消耗及其活动情况，可采用高热量密度（1.0～1.5kcal/ml）的营养配方。一般提供20～30kcal/（kg·d）。过高的葡萄糖/胰岛素摄入通常认为能增加心脏葡萄糖供应，糖：脂比例通常选择7：3或6：4；氮0.16g/（kg·d），热氮比一般为100～150：1。中长链（MCT/LCT）混合脂肪乳剂、充足的维生素和微量元素更有益于心功能不全病人。

（四）特殊并发症及其监测

心功能不全病人的营养支持应兼顾心脏负荷能力和营养状态两者的平衡，避免因限制水钠摄入和过度利尿引起的低钠血症、低镁血症、低钾血症等电解质紊乱，应经常监测血清电解质（钠、钾、氯、碳酸氢盐）直至稳定；心功能不全时发生肝脏淤血易致肝功能损害，应密切监测肝功能指标，避免因营养底物过多造成肝功能进一步损害，尤在全胃肠外营养支持（TPN）实施时更应重视；合并糖尿病或其他原因导致血糖升高的病人，应减慢输注葡萄糖溶液的速度，同时严密监测血糖、尿糖。心功能不全病人营养支持过程中应严密监测与心功能相关的临床指标，包括心率、血压、中心静脉压、24小时出入液体量等。

八、营养支持的监测

（一）营养支持期间监测的意义

1. 通过监测了解营养支持的治疗效果，以便及时发现问题并调整治疗方案，使其更适合病人的需要，提高营养支持的效果。

2. 通过监测及时发现、预防和处理可能发生的并发症。

（二）监测内容

1. 了解营养支持的治疗效果 密切观察不良反应，评估治疗效果，动态调整治疗方案，需要注意个体差异。监测内容包括：体重、AMC、TSF、迟发型过敏皮肤试验、总淋巴计数、尿3-甲基组氨酸（反映机体肌肉蛋白分解程度）、肌酐/身高指数、氮平衡、内脏蛋白质的测定。

2. 针对营养支持并发症的监测

（1）体温 可及时发现感染的并发症。

（2）24小时出入量 保持水、电解质平衡。

（3）微生物的培养 配制静脉营养液的空气净化台、周围的空气采样做细菌、真菌的培养；导管入口处皮肤创口的微生物培养；导管头的微生物培养。

（4）肝胆B超 评定肝胆系统损害及淤胆情况。

（5）血气分析 了解酸碱平衡情况。

（6）实验室检查 包括血常规、血糖、尿糖、血清渗透压、电解质、肝功能、血脂、血磷等指标。

第十五章 ICU 常用实验室检验值及临床意义

第一节 血液生化检验

一、血清钾（K）

1. 正常参考值 成人：3.5～5.5mmol/L；儿童：3.4～5.7mmol/L；婴儿：4.1～5.3mmol/L；新生儿：3.7～5.9mmol/L。

2. 临床意义

（1）增高

①经口及静脉摄入增加：应用大剂量青霉素钾盐（尤其是肾功能不全时）或长期应用保钾利尿药。

②排钾减少：肾衰竭、少尿症、闭尿症、尿路阻塞、排泄困难。

③释放过多：严重溶血、大量输入陈旧库存血、挤压综合征、感染、烧伤、组织破坏、剧烈运动、胰岛素缺乏等。

④组织缺氧：心功能不全、呼吸障碍、急性肺炎、休克、全身麻醉时间过长等。

⑤肾上腺皮质功能减退。

⑥大剂量服用洋地黄。

（2）降低

①经口摄入不足：长期禁食、厌食或少食而未补钾。

②丢失过多：频繁呕吐、长期腹泻、大量胃肠液丢失、长期应用排钾利尿剂等。

③钾转入细胞内：注入大量无钾葡萄糖（尤其是与胰岛素合用时静脉滴注）、应用胰岛素纠正糖尿病酮症酸中毒时补钾不足、周期性瘫痪、碱中毒时钾转移至细胞内。

④肾上腺皮质功能亢进症：过多使用皮质激素、原发性醛固酮增多症等。

二、血清钠（Na）

1. 正常参考值　成人：137～147mmol/L；儿童：138～146mmol/L。

2. 临床意义

（1）增高

①严重脱水、大量出汗、高热、烧伤、糖尿病性多尿等。

②肾上腺皮质功能亢进、原发及继发性醛固酮增多症等。

③过多补钠且伴有肾功能不全。

（2）降低

①胃肠失钠：如呕吐、腹泻、胃肠道引流、出汗过多而未补充钠盐等。

②肾脏失钠：如肾皮质功能不全、重症肾盂

肾炎、慢性肾炎尿毒症、糖尿病酮症酸中毒、钠由尿中排出过多等。

③抗利尿激素过多等。

④严重肝病、肝硬化等。

三、血清氯（Cl）

1. 正常参考值　99～110mmol/L。

2. 临床意义

（1）增高　常见于高钠血症、呼吸性碱中毒、高渗性脱水、高血氯性代谢性酸中毒、摄入食盐或输生理氯化钠溶液过多（特别是肾功能不全时）、肾炎少尿及尿道梗死等。

（2）降低　常见于低钠血症，严重呕吐，腹泻，胃肠液、胰液、胆汁液大量丢失，肾功能减退及艾迪生病等。

四、血清钙（Ca）

1. 正常参考值　成人：2.11～2.25mmol/L；儿童：2.23～2.8mmol/L。

2. 临床意义

（1）增高　常见于甲状旁腺功能亢进、骨肿瘤、急性骨萎缩、维生素 D 摄入过量、肾上腺皮质功能减退等。

（2）降低　常见于维生素 D 缺乏、佝偻病、软骨病、小儿手足抽搐症、老年骨质疏松、甲状旁腺功能减退、慢性肾炎、尿毒症、低钙饮食及吸收不良等。

五、血清镁（Mg）

1. 正常参考值 成人:0.75~1.02mmol/L;儿童:0.56~0.76mmol/L。

2. 临床意义

（1）增高 常见于尿毒症、慢性肾炎少尿期、肾上腺功能不全、甲状腺功能减退、甲状旁腺功能减退、糖尿病昏迷、严重脱水、多发性骨髓瘤等。

（2）降低 常见于先天家族性低镁血症、慢性腹泻、长期禁食、吸收不良、长期胃液引流、甲状腺功能亢进、醛固酮增多症、糖尿病酮症酸中毒、急性胰腺炎、长期应用糖皮质激素和利尿剂、高钙血症等。

六、血清尿素氮（BUN）

1. 正常参考值 成人:2.9~8.2mmol/L;儿童:1.8~6.5mmol/L。

2. 临床意义

（1）增高

①肾前因素或全身性疾病:如急性大出血造成低血压和休克、脱水症(呕吐、幽门梗阻、长期腹泻等)，或循环功能衰竭，引起尿量显著减少，甚至闭尿症，使血中BUN升高;严重的急性传染病累及肾功能、大面积烧伤、大手术后及甲

状腺功能亢进等，因蛋白分解代谢过甚，也可使BUN 升高。

②肾脏疾病：如急性肾小球肾炎、肾衰竭、慢性肾盂肾炎、中毒性肾炎、肾动脉硬化症及肾结核晚期等。

③肾后因素：如尿路结石、前列腺肥大、尿道狭窄、膀胱肿瘤等使尿路梗阻，因尿液排出障碍而使 BUN 升高。

(2)减低　见于重型肝炎、中毒性肝炎、肝硬化、妊娠后期等。

七、血清肌酐（Cr）

1. 正常参考值　成年男性：53 ~ 106μmol/L；成年女性：44 ~ 97μmol/L；儿童：27 ~ 62μmol/L。

2. 临床意义

(1)增高

①严重肾功能损害或尿液排泄障碍：如急、慢性肾炎，肾衰竭，尿潴留，尿毒症等。

②流行性出血热少尿期。

③其他：如巨人症、肢端肥大症、水杨酸盐治疗、二度至三度充血性心力衰竭等。

(2)降低　常见于肌肉量减少（如营养不良、高龄者）、白血病、多尿等。

八、内生肌酐清除率（CCr）

1. 正常参考值　1.3 ~ 1.7ml/s。

2. 临床意义

（1）当病人 CCr < 1.0ml/s 时，表示肾功能降低。

（2）当病人 CCr < 0.67ml/s 时，表示肾功能严重低下。

（3）当病人 CCr < 0.33ml/s 时，表示尿毒症晚期。

九、血清尿酸（UA）

1. 正常参考值　成年男性：208～428μmol/L；成年女性：155～357μmol/L；儿童：180～300μmol/L。

2. 临床意义

（1）增高　常见于痛风；子痫；慢性白血病；真性红细胞增多症；多发性骨髓瘤，急、慢性肾小球炎，重型肝炎、铅及三氯甲烷中毒等。

（2）降低　常见于恶性贫血、糖皮质激素等药物治疗后。

十、血氨（NH₃）

1. 正常参考值　18～72μmol/L。

2. 临床意义　增高常见于肝昏迷、急性重型肝炎、末端门静脉性肝硬化、重型肝炎、某些先天性酶缺损、出血性休克、先天性高氨血症及婴儿暂时性氨血症等。摄入过多蛋白质膳食、服用氯化铵后以及输入储存较久的库血，也可引起血氨升高。

十一、血清总胆红素（TBIL）

1. 正常参考值

脐带：$< 34\mu mol/L$。

1～2日：早产儿$< 137\mu mol/L$；足月儿$< 103\mu mol/L$。

3～5日：早产儿$< 274\mu mol/L$；足月儿$< 205\mu mol/L$。

6～8日：早产儿$< 34\mu mol/L$；足月儿$< 3.4～17\mu mol/L$。

成人：$0～26\mu mol/L$。

2. 临床意义　总胆红素增高常见于：

（1）肝脏疾病　如原发性胆汁性肝硬化、急性黄疸型肝炎、慢性活动期肝炎、病毒性肝炎、阻塞性黄疸、肝硬化等。

（2）肝外疾病　如溶血性黄疸、新生儿黄疸、闭塞性黄疸、胆石症、胰头癌、输血错误等。

十二、血清总胆固醇（TC、CHOL）

1. 正常参考值　成人：$< 5.17mmol/L$。

2. 临床意义

（1）增高

①常见于原发性胆固醇血症、动脉粥样硬化、高血压、肾病综合征、类脂性肾病、甲状腺功能减退、重症糖尿病、肝外性阻塞性黄疸等。

②心、脑血管病危险因素的判断：当TC值在5.17~6.47mmol/L时，为动脉粥样硬化危险边缘；6.47~7.76mmol/L为动脉粥样硬化危险水平；大于7.76mmol/L时为动脉粥样硬化高度危险水平。

（2）降低　常见于低胆固醇血症、恶性贫血、溶血性贫血、甲状腺功能亢进、急性感染、急性重型肝炎、肝硬化、急性胰腺炎、结核、长期营养不良。

十三、血清淀粉酶（AMY）

1. 正常参考值　0~40U/L。

2. 临床意义　增高常见于急性胰腺炎、胰腺癌。慢性胰腺炎、胆总管疾患（如结石、癌肿等）、肠梗阻、十二直肠穿孔等，LPS也可增高。

第二节　尿液检验

一、尿酸碱度（尿pH）测定

1. 正常参考值　随机尿pH 5.5~6.5；24小时尿pH 6.0左右。

2. 临床意义

（1）强酸性尿　主要见于代谢性酸中毒、发热、慢性肾小球肾炎、痛风、糖尿病酮症酸中毒、肾结石、Ⅳ型肾小管性酸中毒、白血病、维生素C缺乏病及服用酸性药物如氯化铵等。

（2）强碱性尿　主要见于代谢性碱中毒、原发性醛固酮增多症、肾小管性酸中毒、泌尿系变形杆菌感染及服用碱性药物等。

二、尿比重（SG）测定

1. 正常参考值　1.015~1.025。

成人随机尿：1.003~1.030；晨尿：1.020。

新生儿随机尿：1.002~1.004。

2. 临床意义

（1）增高　表示尿液浓缩，见于急性肾炎、蛋白尿、糖尿病、高热、脱水、心功能不全、周围循环衰竭等。

（2）降低　表示肾脏浓缩功能减退，见于慢性肾小球肾炎、肾盂肾炎，精神性多饮、多尿症、尿崩症、原发性醛固酮增多症、流行性出血热多尿期及恢复期等。

（3）固定　尿比重变化不大，一般固定在1.010左右，呈等张尿，表示肾实质有严重的损害。

三、尿蛋白（U-Pro）测定

1. 正常参考值

（1）定性　阴性。

（2）定量　儿童：<40mg/24h；成人休息状态：20~80mg/24h；运动状态：<250mg/24h。

2. 临床意义　尿蛋白质含量>100mg/L或>150mg/24h，蛋白质定性试验呈阳性反应，称蛋白尿。

（1）生理性蛋白尿　主要见于剧烈运动、长时间直立、精神过度兴奋、高温和受寒等。

（2）病理性蛋白尿　主要见于急慢性肾小球肾炎、肾盂肾炎、间质性肾炎、肾小管性酸中毒、重金属（汞、镉、铋）中毒、应用庆大霉素、多黏菌素 B、肾移植术后发生排异反应、系统性红斑狼疮的肾损害、妊娠与妊娠高血压综合征等。

四、尿糖（U-GLU）测定

1. 正常参考值

（1）定性　阴性。

（2）定量　新生儿：＜1.11mmol/L；儿童：＜0.28mmol/L；成人：0.56~5.0mmol/24h。

2. 临床意义

（1）尿糖阳性　常见于糖尿病、肾性糖尿病（如慢性肾炎和肾病综合征糖尿、妊娠糖尿、家族性糖尿、新生儿糖尿等）、甲状腺功能亢进症、肢端肥大症等。

（2）应激反应　如颅脑外伤、脑血管意外、急性心肌梗死等；内服或注射大量葡萄糖等，也可引起尿糖阳性。

五、尿亚硝酸盐（NIT）定性

1. 正常参考值　定性：阴性。

2. 临床意义　阳性常见于泌尿系细菌感染，如膀胱炎、肾盂肾炎，但要排除标本放置过久或受污染的可能。

六、尿红细胞（RBC）

1. 正常参考值 0~5 个/HPF（高倍镜视野）。

2. 临床意义 尿中 RBC 增多，主要见于血尿或血红蛋白尿，如肾炎、膀胱炎、肾结石、肾结核、肾盂肾炎等。

七、尿白细胞（WBC）

1. 正常参考值 0~5 个/HPE（高倍镜视野）。

2. 临床意义 尿中 WBC 增多，主要见于泌尿系统有化脓性炎症，如肾小球肾炎、肾盂肾炎、肾脓肿、膀胱尿道炎，前列腺炎等。

八、尿胆红素（BIL）

1. 正常参考值 阴性。

2. 临床意义 阳性可见于梗阻性黄疸胆道蛔虫、胆石症、胆道肿物、胰头癌以及肝细胞性黄疸如肝癌、肝硬化、肝细胞坏死、急慢性肝炎。

九、尿酮体（KET）

1. 正常参考值 阴性。

2. 临床意义 阳性常见于糖尿病酮症酸中毒、妊娠剧烈呕吐、子痫、禁食过久、腹泻、全身麻醉等。

第三节 痰液检验

一、一般检查

1. 颜色 正常参考值：呈无色或灰白色。

临床意义：

（1）咖啡色多见于卫氏并殖吸虫病、阿米巴肺脓肿。

（2）黄色或黄绿色多见于呼吸系统化脓感染。

（3）绿色见于铜绿假单胞菌感染、肺癌。

（4）红色见于肺结核。

2. 性状 正常参考值时呈稍黏稠状。

临床意义：

（1）浆液脓性多见于肺组织坏死、支气管哮喘、肺脓肿。

（2）黏液性见于支气管哮喘、大叶性肺炎。

（3）血性见于肺结核、肺吸虫、支气管扩张、肺梗死、肺癌。

（4）脓性见于肺脓肿、穿透性脓胸、支气管扩张。

二、显微镜检查

1. 细胞 正常参考值：正常人痰液有少量柱状上皮细胞及白细胞，无红细胞及心力衰竭细胞。

临床意义：

（1）红细胞增多为血性痰，常见于肺或气管出血。

（2）白细胞增多见于呼吸道炎症。

（3）嗜酸性粒细胞增多见于过敏性支气管哮喘、卫氏并殖吸虫病等。

（4）柱状上皮细胞多见于急性支气管炎或支气管哮喘。

（5）心力衰竭细胞见于肺炎、心力衰竭、肺栓塞等。

2. 寄生虫和细菌　正常参考值：正常人痰液无寄生虫卵及致病菌。

临床意义：

（1）寄生虫卵痰液中有肺吸虫卵及蛔虫卵、钩虫卵可分别诊断为卫氏并殖吸虫病、蛔虫病、钩虫病。

（2）致病菌有肺炎双球菌可诊断为肺炎，有放线菌块可诊断为放线菌病。

第四节　脑脊液检验

一、脑脊液压力

1. 正常参考值　病人取侧卧位时测定，成人：0.78 ~ 1.76kPa（80 ~ 180mmH$_2$O）；儿童：0.49 ~ 0.98kPa（50 ~ 100mmH$_2$O）。

2. 临床意义

（1）增高

①颅内各种炎症性病变：化脓性脑膜炎、结

核性脑膜炎、真菌性脑膜炎、病毒性脑膜炎、乙型脑炎、脊髓灰质炎。

②颅内非炎症性疾病：脑膜血管梅毒、麻痹性痴呆、脑肿瘤、脑脓肿（未破者）、脑出血、蛛网膜下隙出血、硬膜下血肿、硬膜外血肿、颅内静脉窦血栓形成、脑积水、脑损伤、癫痫大发作、铅中毒性脑病等。

③颅外因素：高血压、动脉硬化、某些眼病、头部局部淤血或全身淤血性疾病等。

④其他因素：咳嗽、喷嚏、压腹、哭泣、深呼吸时等。

（2）降低

①脑脊液循环受阻：枕大区阻塞、脊髓压迫症、脊髓蛛网膜下隙粘连、硬膜下血肿。

②脑脊液流失过多：颅脑损伤后脑脊液漏、短期内多次放脑脊液、持续性脑室引流。

③脑脊液分泌减少。

二、脑脊液比重

1. 正常参考值　1.005～1.009。

2. 临床意义　比重增高常见于脑系炎症、肿瘤、出血性脑病、尿毒症、糖尿病。

第五节　鼻咽拭子检查

正常人鼻咽喉部有正常菌群。

一、一般标本采集方法

1. 口咽部标本 先用一个拭子揩去溃疡或创面表面的分泌物，用第二个拭子采集溃疡边缘或底部，常规培养2小时内送到实验室。检查脑膜炎奈瑟菌和白喉棒状杆菌时如在咽部肉眼见有明显发红和有假膜存在时，应在局部涂抹。

2. 鼻腔标本 用无菌棉拭子，伸进一侧鼻孔约2.5cm，与鼻黏膜接触，轻轻旋转拭子，蘸取黏膜上分泌物，缓慢抽出，置运送培养基或将拭子直接送检。

二、临床意义

鼻咽拭子标本微生物学检验有助于猩红热、风湿热、急性肾小球菌肾炎、脑膜炎、鼻窦炎的诊断。最常见病原菌为淋病奈瑟菌、葡萄球菌、链球菌、结膜干燥棒状杆菌、铜绿假单胞菌、肠道杆菌等。鼻咽部的感染多见于金黄色葡萄球菌、化脓性链球菌、铜绿假单胞菌，鼻窦炎也可由厌氧菌感染所致；百日咳鲍特菌发病初期检出率高，3~4周后则不易检出；白喉病人可从喉头分泌物内检出白喉棒状杆菌；急性咽喉炎以链球菌为最常见，其次为金黄色葡萄球菌、流感嗜血杆菌、肺炎链球菌混合感染；溃疡性咽喉炎可由奋森螺旋体和梭形杆菌引起。

参考文献

[1] 郑彩娥，李秀云．心肺康复护理技术规程．北京：人民卫生出版社，2020．

[2] 杨惠云，王蓉．ICU 专科护理．北京：人民卫生出版社，2020．

[3] 王育珊．急救医学．2 版．北京：人民卫生出版社，2020．

[4] 宋春丽．小儿临床护理学与标准化护理管理．西安：陕西科学技术出版社，2020．

[5] 葛均波，徐永健，王辰．内科学．9 版．北京：人民卫生出版社，2019．

[6] 王立红．实用手术室护理手册．北京：化学工业出版社，2019．

[7] 李秀华．手术室专科护理．北京：人民卫生出版社，2019．

[8] 刘丽娜．临床护理管理与操作．长春：吉林科学技术出版社，2019．

[9] 宋爱玲．实用临床疾病护理常规．2 版．长春：吉林科学技术出版社，2019．

[10] 王锦帆，尹梅．医患沟通．2 版．北京：人民卫生出版社，2018．

[11] 王卫平，孙锟．儿科学．9 版．北京：人民卫生出版社，2018．

[12] 陈孝平，汪建平，赵继宗. 外科学. 9 版. 北京：人民卫生出版社，2018.

[13] 金静芬，刘颖青. 急诊专科护理. 北京：人民卫生出版社，2018.

[14] 黄霞，魏丽丽，冷敏. 心血管内科专科护士手册. 北京：科学出版社，2018.

[15] 吴永佩，蔡映云. 临床药物治疗学：营养支持治疗. 北京：人民卫生出版社，2017.